眩晕 临床诊疗

XUAN YUN
LINCHUANG
ZHENLIAO

周文华　著

 吉林科学技术出版社

图书在版编目（CIP）数据

眩晕临床诊疗 / 周文华著. -- 长春：吉林科学技术出版社，2018.4（2024.1重印）
ISBN 978-7-5578-3871-3

Ⅰ.①眩… Ⅱ.①周… Ⅲ.①眩晕—诊疗 Ⅳ.①R764.34

中国版本图书馆CIP数据核字(2018)第075515号

眩晕临床诊疗

出 版 人 李 梁
责任编辑 孟 波 孙 默
装帧设计 陈 磊
开 本 787mm×1092mm 1/16
字 数 269千字
印 张 14
印 数 1-3000册
版 次 2019年5月第1版
印 次 2024年1月第2次印刷

出 版 吉林出版集团
吉林科学技术出版社
发 行 吉林科学技术出版社
地 址 长春市人民大街4646号
邮 编 130021
发行部电话/传真 0431-85635177 85651759 85651628
85677817 85600611 85670016
储运部电话 0431-84612872
编辑部电话 0431-85635186
网 址 www.jlstp.net
印 刷 三河市天润建兴印务有限公司

书 号 ISBN 978-7-5578-3871-3
定 价 78.00元
如有印装质量问题 可寄出版社调换
版权所有 翻印必究 举报电话：0431-85659498

前　言

　　随着人口老龄化和生活节奏的加快，工作紧张、竞争压力增大，环境中高速、震动、电磁、辐射波、化学物质等刺激因素增多，使眩晕症有增多趋势，且近几年来眩晕症的研究与诊治方法又有所进展。为适应这一现状，作者结合自身多年的临床工作经验撰写了《眩晕临床诊疗》一书。

　　本书从无听力障碍的周围性眩晕、合并听力障碍的周围性眩晕、前庭中枢性眩晕、中枢性眩晕、精神源性眩晕、儿童眩晕等多个部分着重介绍了眩晕疾病的诊断及治疗技术。本书内容丰富，语言简明扼要，实用性强，能反映当前眩晕医学的最新进展，可供进修医师和实习医师参考。

　　本书编写过程中，参阅了大量相关专业文献书籍。但由于作者编写经验不足，加之时间仓促，疏漏或不足之处恐在所难免，希望诸位同道不吝批评指正，以期再版时予以改进、提高，使之逐步完善。

目　　录

第一章　眩晕概述

　　眩晕确切的发病率目前尚缺少较为一致的流行病学结论。德国在 5000 名居民中随机调查的患病率为 7.8%,发病率高达 4.9%;西班牙瓦伦西亚地区 10000 名居民随机调查的发病率 1.78%;意大利伦巴第地区急诊就医患者中头晕占 3.5%;我国江苏省在 6000 人的随机调查中,眩晕的患病率为 4.1%。全美目前虽无眩晕的准确流行病学资料,但针对头晕显示,在全美范围内,急诊就医的患者中有 2.5%~3.3% 为头晕患者,即每年有近 8000000 名患者。最近更有报道头晕的患病率高达 35.4%,从某种程度上反映出头晕的发病率可能比原先了解的更高。女性比男性更容易患眩晕;随着年龄增长,眩晕的患病率呈增长趋势。

　　眩晕指的是自身或环境的旋转、摆动感,是一种运动幻觉,往往是前庭系统病变的结果。头晕指的是自身不稳感,既可以是前庭病变的恢复期或后遗症期的结果,也可以是深感觉或视觉系统病变的结果。头昏指的是头脑不清晰感,通常是皮质功能障碍的结果。眩晕和头晕的发病机制各异,有时两者是同一疾病在不同时期的两种表现。

一、眩晕的病因分类

　　无论眩晕还是头晕,仅仅都是一种症状,其病因众多。根据疾病发生的部位,眩晕或头晕往往分为耳源性(周围性前庭病变)、中枢性(各种位于脑干、小脑和颅颈交界区的病变)、心理疾病相关性(主要是广场恐怖、焦虑和抑郁)、运动病(晕车、晕船、晕机和登高性眩晕)、全身性疾病相关性(血液病、内分泌疾病、心脏疾病、低血压、电解质紊乱和眼部疾病等)和原因不明性。耳源性眩晕占 30%~50%,其中良性位置性眩晕(BPPV)发病率居首病种首位,其次为梅尼埃病和前庭神经炎;中枢性眩晕占 2%~30%;心理疾病相关性头晕占 15%~50%;全身性疾病相关性头晕为 5%~30%;在现有的医疗技术水平下,至少有 15%~25% 的眩晕,原因不明。

二、眩晕的主要辅助检查技术

1.眼震电图(ENG) 是诊断前庭病变的最重要的辅助检查,眼震视图(VNG)的应用使得眼震的观察更加清晰和容易。检查包括扫视、平衡跟踪、凝视、位置试验和冷热试验等步骤,通过定量分析,判断前庭的功能;其中冷热试验是检查半规管功能的主要手段。冷热试验中的刺激程度大致与旋转试验中的 $0.002\sim0.004\,Hz$ 相当。

2.转椅试验 是对眼震电图技术的重要补充,并佐证 ENG 结果的正确性。对双侧前庭功能低下者效果更好。转椅试验常用的刺激相当于 $0.01\sim1.28\,Hz$。

3.前庭自动旋转试验(VAT) 与 ENG 和转椅试验不同,VAT 主要根据高频旋转($1\sim5\,Hz$)刺激原理,检测前庭-眼反射功能。

4.听力检查 常用的有纯音听阈检查、声阻抗测试、耳蜗电图和听性脑干反应。

5.内听道薄层 CT 或 MRI 内耳水成像 从解剖上了解前庭和耳蜗的形态结构。

6.前庭诱发肌源性电位(VEMPs) 主要用于前庭下神经、前庭侧核、前庭丘脑束及同侧胸锁乳突肌运动神经元通路病变的检查,目前在评价前庭下神经(相对于 ENG 主要用于评价前庭上神经)有一定价值。要求病人密切配合,目前主要在一定规模或有经验的眩晕科研单位使用。

7.其他 神经及内耳影像学、血液和脑脊液的常规、生化和免疫学检查对诊断眩晕病因有重要的价值。

三、眩晕的一般治疗

病因治疗至关重要,但遗憾的是,目前近 33% 甚至更多的眩晕难以明确其病因。对症治疗的目的是为了减轻眩晕发作期的眩晕感受、镇吐、控制心悸等。目前临床上常用的前庭抑制药主要分为抗组胺药(异丙嗪、苯海拉明、美克洛嗪)、抗胆碱能(东莨菪碱)和苯二氮䓬类,上述药物既可能控制眩晕症状又可以镇吐。镇吐药有苯酰胺衍生物(甲氧氯普胺)、吩噻嗪类(氯丙嗪)等,有时可与前庭抑制药合用控制某些严重眩晕症状。前庭抑制药主要通过抑制神经递质而发挥作用,但如果应用时间过长,就会抑制中枢代偿机制的建立,所以当患者的急性期症状控制后就应停用;不能用于前庭功能永久性损害的患者,非前庭性头晕一般也不用前庭抑制药。对于药物难以控制的持续性重症眩晕患者,需考虑内耳手术治疗。

前庭康复训练主要针对因前庭功能低下或前庭功能丧失而出现平衡障碍的患者,这些平衡障碍往往持续了较长时间,常规药物治疗无效。常用的训练包括适应、替代、习服、Cawthorne-Cooksey训练等,其目的是通过训练,重视视觉、本体觉和前庭的传入信息整合功能,改善患者平衡功能、减少振动幻觉。

四、眩晕的外科治疗

当眩晕由周围迷路或前庭神经引起时,起初患者症状较为强烈,随后症状慢慢消失。如果病变为自限性或病情稳定(如急性病毒性迷路炎),一般不会发生症状波动或进行性前庭功能障碍。在多数病例中,前庭中枢通过适应从外周传入的感觉信号变化,起到代偿作用,从而缓解眩晕症状。然而某些不良因素可能阻碍这种代偿或导致晚期的失代偿。与此类似,在一些疾病,如前庭神经鞘瘤中,前庭功能代偿尽可能使前庭功能丧失的症状变得最轻,而导致隐匿的进行性前庭功能下降。然而如果病情变化不稳定或者呈快速进展,就不可能进行中枢代偿,只能通过药物或手术治疗。梅尼埃病就是这类疾病中的典型代表,耳功能波动在正常迷路功能和导致严重前庭蜗神经功能障碍之间。通过消除根本的病因或毁损患侧耳的前庭功能,稳定功能波动的内耳,这种前庭手术多数都会取得成功;然而,如果患者的迷路病变稳定但不能进行中枢性前庭功能代偿,那么前庭手术基本不会取得成功。

某些去除单侧前庭功能的手术,对于治疗任何一种外周性前庭疾病都是有效的,如迷路切除术和前庭神经切断术。医生必须明确迷路功能波动或恶化的原因,并准确鉴定出哪侧为患侧。如症状加重是由于中枢代偿较差或外周前庭功能受损后的晚期代偿所致,前庭功能毁损手术可能不会有效。

1.前庭神经切断术　当患侧耳仍然保留有效听力,手术治疗应要考虑选择性切断前庭神经,保留骨迷路的结构和听觉纤维。早在20世纪30年代,Dany和McKenzid就各自报道了通过枕下开颅选择性切断第Ⅷ对脑神经的一组病例。Dandy的枕下前庭神经选择性切断的长期随访显示,眩晕的完全缓解率为90%,这种手术现在仍然被广泛应用。在20世纪70年代,Fisch和Glasscock推广了颅中窝入路内听道内前庭神经切断术。目前常用的手术入路为经乙状窦后-内听道入路、经迷路后入路及联合迷路后-乙状窦后入路前庭神经切断术。

以经枕下外侧入路为例,距耳后行直切口,切开软组织达枕骨鳞部。钻孔后成形骨窗,向上显露横窦下缘,向外显露乙状窦后缘,为此,乳突可切除些。瓣状切开硬脑膜,切开蛛网膜,看到听神经和面神经进入内耳孔。寻找听神经中前庭神经和蜗神经之间的裂面,辨识这一解剖标志需用手术显微镜高倍率下观察,有以下几点有助于分辨两者间的裂面:①前庭神经略呈灰色,蜗神经则偏白色;②前庭神经较细,蜗神经较粗;③裂面之间常有微血管;④裂面常常在听神经前面更易看出,并在裂面内可看到中间神经。如在小脑脑桥三角区看清此裂面,即应用显微刀将前庭神经纤维切断,保留蜗神经纤维。如在小脑脑桥三角区无法看清裂面,即将内耳道后壁上的硬脑膜切开,应用高速微型钻磨除内耳道后壁。在内耳道内前庭神经与蜗神经之间的裂面比较恒定、容易辨出,即可准确地切断前庭纤维。

主要并发症有感音性聋,主要是由于蜗神经损伤时;脑脊液漏及颅内感染发生率较低;面瘫多为暂时性,由于过分牵拉所致;低颅压综合征由术中脑脊液丢失较多引起,经输液可好转。

2.迷路切除术　任何原因引起的持续性或复发性单耳迷路功能障碍并伴有严重的感音性聋,可考虑行迷路切除术治疗。患者必须认可经过评估患侧耳的听力已经无效,因为迷路切除术会使残存的听力完全丧失。

经乳突入路迷路切除术能够完全显露和切除全部半规管椭圆囊和球囊,从而最有效地缓解眩晕症状。经卵圆窗迷路切除术虽然很少能够完全切除前庭神经上皮,但是由于能从外耳道进入内耳,该手术仍受到一些人的青睐。经颞叶入路的手术技术性要求很高,需要熟练掌握颞骨特别是前庭迷路的解剖。

迷路切除术的缺点是同侧听力丧失和术后一段时间的眩晕,眩晕最终可以被前庭功能所代偿。迷路切除术的并发症包括由于神经上皮不完全性破坏所引起的持续眩晕症状、脑脊液漏及面神经损伤。

3.外淋巴瘘修补术　如果患者确诊为外淋巴瘘且对非手术治疗效果不佳,可考虑行鼓室探查术。探查术应尽量在局部麻醉下进行。翻起鼓膜耳道皮瓣后,从骨性外耳道的后上壁切除骨质直到完全暴露卵圆窗。尽量切除黏膜皱褶及圆窗龛中吸出蓄积的液体以观察是否存在渗漏,虽然一般这种现象是由于局部麻醉和组织液渗出所引起。单独出现这种现象不能确诊外淋巴瘘,医生应该检查在骨迷路中是否存在异常裂隙,特别是在卵圆窗的前方和圆窗的下方。任何怀疑有病变的位置或者明显缺损的地方,应该使用周围黏膜修补,并用结缔组织填补以保证修补可靠。

4.良性阵发性位置性眩晕的手术治疗　Gacek 提倡单神经切除术治疗 BPPV,其手术方式为选择性切断前庭下神经中支配后半规管的分支。从内听道后方至后半规管壶腹部之间的单孔处切断神经分支。然而,这种手术对术者的技术要求较高,但已逐渐被操作更简单的后半规管阻塞术所取代。

Parnes引入了外科阻塞后半规管治疗BPPV的概念。乳突全切除后,水平半规管和颅后窝硬膜之间可见后半规管的顶部。可使用金刚石磨钻磨除后半规管骨性部分,直到通过残留的薄层骨质可看到一条暗线为止。用精细的手术器械切除剩余骨质并打开半规管腔,注意避免损伤膜半规管或抽吸外淋巴液。通过在迷路切开处放置一小块条状可吸收材料,轻轻移开外淋巴。通常可以看到膜半规管管腔,其中一块朝向壶腹部,另一块朝向半规管总脚。将乳突切开时收集的湿骨粉填入腔内以修补迷路切开部分。在半规管顶部上置入骨蜡或大块的鼓膜以巩固上述修补。

在半规管阻塞术后,患者可能出现轻至中度的站立不稳,但通常在24~48h就能适应并出院。骨迷路开放后存在反应性迷路炎及感音性聋的风险。

总之,一定的外科手术方法仅能用于特定的疾病。其中一些手术被广泛认可是合理有效的,如行后半规管阻塞术治疗顽固性BPPV。其他特异性手术,如治疗梅尼埃病的内淋巴囊手术、外淋巴瘘修补术及听神经微血管减压术都存在很大争议。治疗的成功依靠正确的诊断和有效术式的选用。

第二章　前庭系统的生理功能

一、前庭系统生理学研究历史回顾

1824 年 Flourens 用鸽子试验,发现半规管破坏后引起平衡障碍,任一半规管损害,可引起同一平面的眼震及头摆动,外半规管损害引起水平眼震;前、后半规管损害引起垂直及旋转型眼震,现称之为 Flourens 定律,遗憾的是他的重要发现被遗忘半个世纪,直到 1874 年前后 Breuer、Mach 及 Brown 三位学者在 Flourens 研究基础上,提出前庭功能的流体动力学说,认为三个半规管壶腹是旋转运动的感受器,椭圆囊斑及球囊斑维持静息状态头位。1892 年 Ewald 在鸽子外半规管做小孔,用小管插入孔内并固定,小管另端连接一泵,加压时引起头和眼球向对侧移动,减压时出现相反反应,结论是加压或减压引起内淋巴流动,刺激壶腹嵴产生眼震,外半规管内淋巴流向椭圆囊侧的刺激远较背离椭圆囊侧强;前和后半规管则与之相反,现称之为 Ewald 定律。Breuer(1874)指出直线加速度与头位改变可刺激耳石器。Kreidl(1893)用铁砂置换虾的耳石获得成功,用磁铁刺激该动物,成功引起平衡障碍。Magnus(1923)提出耳石器与紧张性迷路反射、翻正反射有关。Flock (1964),Lindeman(1969)通过形态学研究,发现椭圆囊斑中央有 U 形、球囊斑上有 L 形微纹,双侧毛细胞呈向着或背离微纹排列,因而能感受任何头部位移刺激,产生相应的姿势反射。20 世纪初,Alexander 将前庭感受器称"内淋巴器"。声波刺激使外淋巴流动产生听觉,故耳蜗为"外淋巴器"。1903~1913 年 Barany 通过临床和实验,开展了前庭功能冷热和旋转试验、直流电和瘘管试验,加深了人们对前庭功能的理解,对冷热试验诱发的眼震,提出内淋巴液因"热胀冷缩"而流动的学说,并于 1915 年获诺贝尔奖。与视、听不同,前庭终器不接受外界直接刺激,只感受机体在空间的位置、重力加速度及角加速度刺激,属内在感受器,每时每刻都在有意无意地调整机体平,是无意识的感受器,人们并未察觉它的存在,只有前庭功能障碍时才发现它的重要,Wittmaack称之为第六感官,近40年来对前庭系统的基础研究及功能检查有了长足的进步,眼震电图、姿势图、前庭诱发肌源性电位(VEMP)先后问世,逐渐丰富了前庭功能的内涵,揭示了前庭系疾病发病机制,为临床治疗提供理论根据。

二、人体怎样维持平衡

日常生活中人体依靠前庭、视觉及本体觉组成的"平衡三联"维持平衡,其中前庭系统是专司平衡的器官,视觉和本体觉除协助维持平衡外,另有自己的主要功能。前庭系统又称静-动系统,既感知自己在空间的位置,又随时反射性调整姿势,达到新的平衡。人体经常受两种外力的影响,一是地心吸力,一是加速运动。加速度又分直线加速度和角加速度两种,直线加速度包括直线运动、振动和离心力,地心吸力也是一种向下的直线加速度。运动中,它们都是破坏人体平衡的外力,须通过人体平衡器加以察觉,并反射性调整体位始能维持平衡。当车辆启动时人体后倾,前庭感知后,产生眼球、颈肌、四肢及躯干肌反射来调整姿势维持平衡,在这种姿势反射及翻正反射中,前庭系的作用比视觉重要。在运动中保持清晰视觉有赖于前庭终器的调节,如示指在眼前以幅度20°、频率4Hz的速度摆动,即感示指模糊,反之若示指不动,头以同等速频摆动,示指仍有清晰形象,这就是前庭眼反射的调节作用。当氨基糖苷类抗生素中毒时,前庭功能受损,走动景物不清而感眩晕,停止走动眩晕则减轻,称视觉识别障碍性眩晕(Dandy综合征)。归纳人体平衡整合机制,前庭神经核是前庭反射的枢纽(图2-1),接受前庭终器、视觉、本体觉(含浅表感觉)来的冲动,反射到大脑感知,同时接受小脑、锥体外系和网状结构的调整,出现眼动、姿势调节等平衡反射。平衡三联中一项发生障碍,其他两项代偿仍能维持平衡,两个系统障碍就难以维持平衡,如前庭功能受损后,在黑暗中(前庭加视觉二项障碍)、在水中前庭和本体觉二项障碍就很难维持平衡。前庭系的整体功能是复杂的,滑冰、舞蹈、飞行等职业,需要对前庭功能深入了解。哪些前庭反应属生理性,哪些属病理性,各种反射生理生化基础尚不清楚,只有分别认识前庭系统各部的生理功能、反射产生的机制,才能了解前庭系的整体功能。

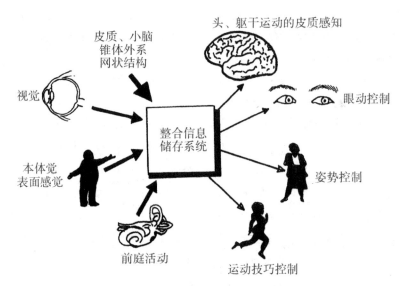

图 2-1　平衡感觉整合模型

三、半规管的生理功能

　　人体三个半规管在解剖上按三维空间排列,所围成的平面略呈互相垂直,可感受空间任何方向的角加速度刺激。每个半规管绕垂直于其中轴旋转时,加速度使内淋巴液流动,对壶腹嵴产生刺激,嵴顶是弹性膜,由黏多糖及胶原蛋白构成,其功能与耳蜗覆膜一样,毛细胞之纤毛伸入其中嵌顿在胶质内,嵴顶的比重与内淋巴液相等,合称壶腹顶-内淋巴系统,该系统相当阻尼扭摆系统。

　　嵴顶飘浮在内淋巴液内,随内淋巴流动力位移,嵴顶跨越壶腹形成一瓣膜将两侧隔开,膜半规管及壶腹壁较前庭膜及囊斑壁厚,不致因内淋巴液流动而变形,保证内淋巴液流动的机械力作用于壶腹嵴,形成嵴顶两俱4的压力差,作用于壶腹嵴基底力大于嵴顶。当一对半规管平面与身体旋转轴之夹角为 90°时,内淋巴液流速最强;小于或大于 90°时相应减弱,0°或 180°时则将静止不动。作用于内淋巴液的加速度力受嵴顶弹力、内淋巴液的黏稠度、液体和嵴顶质量所产生惯性三种力的阻挠,嵴顶的位移度与头转动速度成正比,与嵴顶弹性成反比。当半规管随角加速度旋转时,由于惯性作用,内淋巴液起初落后于旋转速度处于逆旋转方向流动;停止旋转时因惯性作用,内淋巴仍以较大速度顺原旋转方向流动,故旋转中与旋转后对壶腹嵴的刺激正好相反。双侧外半规管在同一平面,角加速度与其平行引起双侧外半规管综合反应,加速度方向与一侧前半规管对侧后半规管平行引起此两对半规管综合反应;人类日常生活多在平面上活动,主要刺激外半规管,临床前庭功能检查主要是外半规管,旋转刺激阈值明室为 $1°\sim2°/s$,暗室为 $0.1°\sim0.2°/s$,刺激壶腹嵴毛细胞所引起的反应有眩晕、眼震、倾倒、颈及肢体张力改变和自主神经系统反应,反应的强弱不仅与刺激强度有关,而且与嵴顶倾倒的方向有关。据 Ewald(1892)观察,角加速度刺激量不变,由于嵴顶倾倒的方向不同,引起不同强度的反应,以眼震持续时间为例,弱反应只是强反应的 $1/2\sim2/3$;当内淋巴向壶腹侧流动,外半规管是强刺激而前、后半规管为弱刺激;内淋巴背离外半规管壶腹流动时,刺激的强度与上述相反。近代解剖和生理研究证明,Ewalcl 的发现是正确的,用刺激的强弱解释反应程度不恰当,因刺激的量相等,只是因嵴顶偏倒的方向不同而引起的前庭兴奋或抑制反应。Lincleman 在阐述前庭器极化时指出,外侧半规管壶腹嵴动纤毛茌椭圆囊侧,垂直半规管壶腹嵴的动纤毛与外半规管相反在半规管侧,据电生理实验观察,壶腹嵴上能记录到静息电位及放电频率,在角加速度作用下嵴顶倾倒牵引毛细胞向动纤毛侧倾倒,则放电率增加,呈去极化即兴奋状态;背离动纤毛向静纤毛侧倾倒则放电率减少,呈超极化即抑制状态(图 2-2)。半规管感受器的兴奋或抑制能影响全身肌肉,最强烈而直接反射的是眼外肌和颈肌。头部很轻微的偏斜也会引起凝视方向的变化,为保持清晰的视觉,必须有精确的前庭眼反射,半规管是负责这种反射的感受器,头部受角加速度刺激时出现前庭眼反射,产生向旋转侧眼震,以补偿外力产生的角度偏斜,亦有学者认为这是耳石器的功能或两者共同作用的结果。地球恒速旋转对半规管无刺激,即半规管不感受恒速的刺激,其是否感受直线加速度尚无定论,多数学者持否定态度,Jongkess 发现角加速度刺激壶腹蜎的反应潜伏期为 $30\sim40s$,直线加速度刺激耳石膜的反应潜伏期仅 $0.1°$,两者差 300 倍,因壶腹嵴与耳石膜的比重不同,故无论从生理或物理角度分析,壶腹蜎不能感受两种不同形式的加速度刺激。

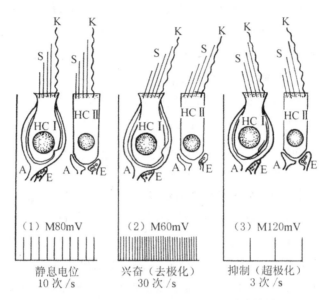

（1）M80mV   （2）M60mV   （3）M120mV

静息电位   兴奋（去极化）   抑制（超极化）
10次/s   30次/s   3次/s

图 2-2　壶腹脊毛细胞纤毛的倾倒与放电的关系

四、耳石器官的生理

耳石器官包括椭圆囊斑与球囊斑，是维持机体平衡的器官，除感受重力加速度与直线加速度外，球囊还可能感受次声及 800Hz 以下低音的功能。囊斑感觉毛细胞纤毛之上有一层胶状物质，与壶腹嵴顶相似，其上黏附无数耳石，称耳石膜。囊斑毛细胞的兴奋过程与壶腹嵴相似，毛细胞纤毛向动纤毛侧弯曲时呈兴奋状态，向静纤毛倒弯曲时呈抑制状态。两个囊斑位置互相垂直，与头部三个解剖平面相对应，故能感受三维空间的直线加速度及地心吸力，球囊前 2/3 对振动敏感，后 1/3 功能与椭圆囊相似，囊斑的纤维静止时即有自发放电，正常时两侧囊斑放电频率很接近。

（一）重力对毛细胞的影响

耳石重力是囊斑感觉毛细胞的主要刺激，耳石器的兴奋机制有偏位、压迫和牵引三种学说，各种力作用于毛细胞的方式有以下几种：

1.静止时耳石受重力作用加压予毛细胞产生刺激，这种持续而恒定的刺激，经神经冲动传至全身随意肌，反射性维持肌张力，保持人体静息平衡。人体倒立时，即从正常位倒转 180°，椭圆囊斑耳石膜牵引毛细胞产生剧烈刺激。

2.头向一侧倾倒,耳石重力不在纤毛长轴上,使纤毛向一侧倾斜,纤毛偏斜的程度与倾斜角度有关,在直角范围内倾斜角度越大,对囊斑的刺激越大。

3.直线加速度运动时,由于惯性作用耳石膜移动较内淋巴液慢,结果两者朝相反方向移动,直线加速度越大,耳石膜偏位越大,囊斑受刺激越强,囊斑每个毛细胞犹如一个微型换能器,将机械能转变为电能。从力的方向而论,朝向动纤毛侧,使毛细胞去极化放电率增加,达兴奋状态;反之放电率减少,呈抑制状态。

日常生活中当重力突然增强,如电梯突然上升时,椭圆囊斑毛细胞的压力增大,反射性引起屈肌兴奋,躯体呈屈曲状态;电梯下降时躯体呈伸展状态(图 2-3)。

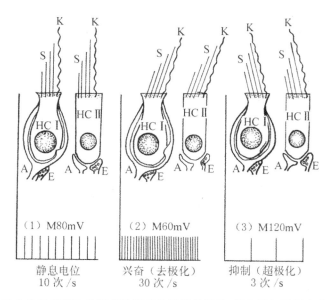

图 2-3　重力作用引起体位调节及眼球的反射性运动,箭头长短示重力作用的大小

(二)耳石感受空间各方向刺激及随意肌的控制

球囊斑呈卵圆形,前面弯起略扭曲,与同侧前半规管围成的面平行,动纤毛均背离微纹排列;椭圆囊斑呈长圆形,前 1/3 较宽并向上延伸,略与外半规管平行,动纤毛均向着微纹,两个囊斑夹角 70°～110°,大致组成互相垂直的平面(图 2-4),箭头示动纤毛排列的方向,椭圆囊斑向着微纹、球囊背离微纹以便感受空间各方向的重力加速度,球囊斑主要感受额状面上的静平衡和直线加速度,影响四肢内收和外展肌,两侧囊斑在球囊内侧壁,当头前倾后仰时,两侧球囊斑所受刺激相同,如头左右倾斜,两侧球囊斑所受刺激相反,当头向右肩倾斜 105°时,右球囊斑毛细胞受牵引力最大,左侧则受到压力最大;当头向左肩倾斜 105°时,两侧球囊斑感受的刺激

正好与向右倾相反。椭圆囊斑主要感受矢状面上的静态平衡和直线加速度刺激，影响躯体伸肌和屈肌的张力。静止时即头前倾 30°，椭圆囊受最小刺激，此时囊斑上耳石压力最大，四肢屈肌张力增强，膝和肘关节屈曲；头后仰 150°时，耳石对毛细胞有最大牵引力，椭圆囊斑受到最大刺激，头颈、躯干和四肢伸肌张力最强，眼球向头部运动反向移位，即向下移位。两侧椭圆囊斑在同一平面作用是相协同的，当头前倾后仰时，两侧颈肌收缩作用对称，两个囊斑对颈肌控制比较重要，当双侧囊斑受损时，颈肌张力明显受影响，卧倒时颈肌不能控制头部而突然落到枕上；四肢肌张力受影响，动作不准确而步态不稳。

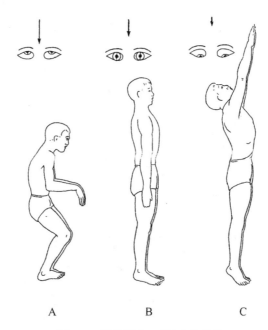

图 2-4 椭圆囊斑、球囊斑的位置

（三）囊斑对视觉的影响

视觉和视动反射是维持平衡的重要因素，通过视觉可以判断身体与外周环境的相互关系。视线调节是前庭的重要功能，由前庭眼反射和视动反射共同完成，两者共同眼肌运动，使眼球得以向所需方向转动，使视线能在身体运动中对准目标，前庭眼反射靠囊斑毛细胞感知头位变动，再通过前庭核、内侧纵束、动眼神经核相联系，并受锥体外系中介核的控制，产生眼球反向运动，其潜伏期 50ms，使目标很快落在黄斑部而保持清晰视觉；前庭受损时眼球反向运动障碍，只能靠视动反射调节视野，其潜伏期 125ms，故当头部迅速运动时出现视力模糊，称视觉识别障碍性眩晕,也可看作变位性眩晕。

日常生活中,前庭所受刺激是复合的,既有角加速度也有直线及重力加速度,壶腹嵴及囊斑往往同时受刺激,同时向中枢发信号,这种信号已经初步综合及协调,目前对半规管的研究较多,对耳石膜研究较少,两者的协同作用研究更少。

五、前庭神经核及其传导束的生理

前庭终器大部分冲动传至前庭神经核区,由此再传入大脑前庭中枢,核区不仅是平衡冲动传入、传出的中继站,也是综合、调整全身平衡冲动的场所。病变在前庭核区以下者,冲动首先传到前庭神经核,可出现眩晕、眼震、平衡障碍、恶心、呕吐等全部前庭异常反应,称前庭反应协调;若病变在前庭神经核以上者,很少有传导束受损,仅出现部分反应异常,另一部分反应正常,称前庭反应分离,临床上可利用此特点鉴别前庭中枢与末梢性病变。传导束包括:

(一)前庭脊髓束

其中前庭脊髓外侧束支配同侧上下肢及躯干抗重力肌(伸肌),使之收缩,将重心推向对侧,同时发出冲动沿侧纵束到对侧,抑制其伸肌的活动,维持躯体平衡;前庭脊髓内侧束将冲动传至颈肌,反射性支配头位。

(二)前庭眼束

交叉和不交叉眼束与眼球运动有关,三对半规管与三对眼肌所在平面基本一致,外半规管与内外直肌、前半规管与上下直肌、后半规管与上下斜肌相互平行,每条眼肌接受相同半规管来的冲动,角加速度刺激时,引起反射性运动即眼震。

(三)前庭与小脑、脑干间的联系

前庭-小脑、小脑-前庭及前庭核与脑干网状结构,无论在功能或解剖上均有密切联系,小脑对前庭作用尚不十分清楚,但对前庭反射有抑制和调整作用。

六、前庭中枢部的生理

前庭皮质中枢综合全身各处传来的平衡冲动,加以整合再经锥体束发出随意运动性冲动,纠正身体偏斜,保持平衡。前庭中枢各部位(大脑、小脑、网状结构)发出冲动,对终器传入的冲动加以抑制或改变,平衡中枢的许多生理现象尚未得到准确解释,现将这些现象简述如下:

（一）代偿作用

人类和动物一侧或两侧迷路受损后出现眩晕、平衡障碍及眼震，数日后症状消失，前庭神经核电位也先后恢复，这种现象称前庭代偿，与前庭中枢密切相关。有时这种代偿不完全，可出现在黑暗中行走不稳，地不平时或在堤上行走易跌倒，潜水时可发生定向障碍。代偿形成后在不利条件下，可再次出现眩晕及平衡障碍，称失代偿。动物试验证明，在缺氧条件下，见已形成前庭代偿的豚鼠又出现倾倒及头偏斜现象，为失代偿表现。

（二）疲劳现象

对持续刺激或反复刺激而引起前庭反应低下或消失称疲劳现象。Hallpike认为疲劳的特点是将刺激强度加大，疲劳的程度随之加重，刺激停止后疲劳现象消失缓慢，全程须以小时计算。

（三）适应和习惯现象

由于长时间刺激引起前庭反应减弱称适应，由于反射受到一系列相同刺激而发生反应减弱称习惯，前者全过程以分钟计算，后者以天计，适应与刺激强度并不绝对平行，临床上适应与习惯两词常混用。适应有特异性，如只给予旋转刺激则只产生旋转的适应，对冷热刺激或电刺激不发生或略有适应现象。

（四）前庭冲动的复制

当受到复杂而有节律性综合刺激时，中枢神经系统可将其作为母型加以复制，以便对抗和控制。在刺激消失后，这种前庭冲动复制品可保留数小时或数日，外来刺激虽已消失，还存在与受刺激时相同的前庭反应，如航海员在航行中受到暴风雨袭击，登陆后数日仍觉得似在剧烈晃动的海船上。慢性晕动病可能与前庭冲动复制有关。

七、前庭附属器的生理

前庭附属器包括淋巴液、血管纹、内淋巴囊、前庭小管及耳蜗小管，虽无直接前庭功能，但与前庭功能的产生有重要关系。

（一）淋巴液

内、外淋巴液的化学成分、产生与吸收、生物特性都不相同。

1.外淋巴液   位于骨迷路与膜迷路之间，一般认为外淋巴液来源于脑脊液，也有认为来源于毛细血管的超滤液，因其蛋白含量高于脑脊液而低于血液，小分子物质浓度与血液近似,故认为其来自血液。超滤作用主要在外淋巴腔表面毛细血管网螺旋缘血管进行。外淋巴液的半更新期为 10min,含氧总量为 2.7nmol/L,葡萄糖浓度为 7.22mmol/L(130mg/dl),外淋巴液的供氧量比内淋巴液大得多,内耳毛细胞氧和营养物质主要来自外淋巴液。外淋巴液可能是耳石器的代谢传递媒介,如自主神经紊乱可使外淋巴腔周围毛细血管血流量减少,外淋巴液伴更新期延长,对耳石供氧减少,引起耳石器缺氧。

2.内淋巴液　　内淋巴液的生成、循环、吸收的方式有许多争论,Guild(1927)最早提出纵流学说,即内淋巴在蜗管主要由血管纹处产生,在前庭由壶腹嵴和囊斑的暗细胞分泌,经内淋巴管液向内淋巴囊,在该处进行离子交换并吞噬代谢产物。Dohlman(1967)指出暗细胞有选择性吸收 Na^+ 的作用。将染料、同位素注入中阶或半规管,发现在内淋巴囊处聚积。Lawrance 等提出辐流学说,认为外淋巴液经前庭膜渗入蜗管形成内淋巴液,血管纹选择性再吸收,类似肾小管的离子交换功能,内淋巴液循环在耳蜗各回局部进行,纵流、辐流学说各有支持者,Landquist(1967)认为内淋巴液离子输送有两种方式,活跃交换的辐流保证内淋巴液高钾低钠的离子特性,纵流是缓慢过程,保证内淋巴液及代谢产生物的再吸收,近代研究证明内淋巴囊是活跃的代谢滤器,能吞噬代谢产物及细胞碎片。内淋巴液是高钾、低钠的液体,提供毛细胞氧和营养物质。

(二)血管纹

血管纹是内淋巴液的能量来源,内淋巴液测出的直流电位是血管纹代谢活动。Eustroun(1955)电镜观察,发现血管纹与肾小管输送液体的上皮结构相似,具有分泌作用,是产生内淋巴液的场所。血管纹有三种类型细胞,功能各不相同:

1.边缘细胞　　负责液体和电解质的代谢,含有丰富的线粒体,大量基底褶和囊状小泡围绕纹状血管排列。基本依赖线粒体氧化、磷酸化作用,主要能源为葡萄糖和糖类,产生足够的能量以完成液体和电解质的运转和代谢。

2.中间细胞　　含有丰富的高尔基体、滑面和粗面内质网,为血管纹的功能活动提供备用,但效率不甚高的能源,即过氧化物酶体氧化作用,主要利用脂类作为能源,提供解毒和氧化废物的处所。

3.基底细胞　　含线粒体甚少,代谢不活跃,可能起支持和固定细胞的作用,是血管纹的固定屏障,也是分隔内外淋巴液的屏障。血管纹有双重代谢系统,可保证在病变期间血管纹的正常工作,特别是有糖类和脂类两种代谢底物作为燃料,更加保证了其正常工作。血管纹代谢活性很高,对内淋巴液的形成、氧化代谢及直流电位产生起主要作用。

（三）内淋巴囊

内淋巴囊是内淋巴管的末端，分为近侧、中间、远侧三部分。中间部结构较为复杂，根据胞质内含物和细胞核差异将内淋巴囊上皮分为两型：Ⅰ型细胞是内淋巴囊中间部主要细胞，有很多微绒毛突入囊腔，主要功能是将囊内液体和电解质运转至细胞间隙，输送到上皮下组织再吸收；Ⅱ型细胞在中间部，数量较少，有不规则深陷细胞核，比Ⅰ型细胞小，小量微绒毛凸入囊腔，细胞质内有大量消化小泡、脂滴和吞噬泡，主要功能是吞噬内淋巴液循环中的碎片，排除囊腔中废物。内淋巴囊有复杂的血管分布，有利于水、电解质和高分子物质再吸收，故内淋巴囊是代谢旺盛的器官。

（四）前庭水管

位于前庭与内淋巴囊之间，其中心有一膝状弯曲，为前庭水管。水管分为上半部即前庭部，下半部即球囊部。上半部狭窄，其壁十分平滑，下半部具有不规则的栓塞物，内耳的各部分在出生后均已发育完成，与成人无任何差别，只有前庭水管出生后继续发育至 3～4 岁，甚至到青春期。前庭水管小，内淋巴囊的容积也小。前庭水管发育与乳突气化有关，前庭水管发育程度与梅尼埃病、大前庭水管综合征有关。

（五）蜗水管

为外淋巴间隙与蛛网膜下隙交通的小管，由胚胎时期的前软骨经过退行性变而发生，管腔内为脑蛛网膜层的延续部分，镜下观察为格状结缔组织，称之为耳周管。其功能是保持淋巴液静水压力平衡，是产生外淋巴液的通道，婴儿时期相当宽敞，由于颞骨气化及颈静脉球的增长，蜗水管逐渐变狭窄，整个蜗水管行径较直，在切面上呈椭圆形。

八、失重对前庭功能的影响

超重和失重是一个问题的两个侧面，有学者将其统称为重力生理学。随着载人航天事业的发展，失重使机体产生一系列生理变化，前庭系首当其冲，空间运动病发病率高达 40%～50%，因此失重对前庭器的影响受到医学界的重视。失重是物体有质量而不表现为重量的特殊状态，人进入失重状态后发生一系列变化，对前庭终器的影响为：

（一）体液向头部转移

失重后,由于血液流体静水压消失,血液和体液重新分布,下半身血液和体液向上半身转移,头、胸部血量增加,航天员立即感到血冲向头部而感头胀、眼胀、鼻塞等感觉,可看到面部水肿,皱纹消失,眼睑变厚,头颈部静脉怒张。由于静水压差消失,脑静脉回流受阻,导致前庭终器微循环及水盐代谢障碍,而出现眩晕和翻转幻觉。

（二）重力感受器的传入信息减弱

进入失重状态后,耳石器和肌肉、关节、本体觉传入信息大量减少,与原先印入的经验感觉相矛盾,彼此间发生冲突。如头部转动时半规管仍有强烈刺激,而耳石器传入冲动减弱甚至全无,导致平衡失调及运动病,限制头部运动可使症状减轻;睁眼头部运动,形成视觉-半规管-耳石器三者矛盾,加速或加重空间运动病的发生,闭眼可使症状减轻。

（三）失重后感觉-运动模式紊乱和重调

失重引起前庭终器传入变化,势必导致在地面长期形成并储存前庭各级神经中枢的感觉-运动模式紊乱,这种紊乱可塑性很大,适应速度很快,2～3d后平衡三联组成一种新的相对稳定的感受模式,取代原来存储的各种运动控制模式,即进行重调,以达到感觉与运动模式之间的协调,空间运动病的症状即可消失。所谓空间运动病或空间适应综合征并不是病,而是一种特殊生理反应,实质是空间定向和平衡控制的感觉-运动模式紊乱,3～5d适应后前庭症状完全消失,返回地面后,对地面的重力环境又需有一个适应过程,称之为再适应。

九、前庭系统的频率特性

前庭系统的主要功能是感觉头部运动,特别是非随意运动,并对头位变动引出前庭眼动反射和姿势调整,保持视觉清晰和身体平衡。当头部从中线位置向外侧摆动时,眼球向相反方向运动,两者的速度比为1∶1,以保证外界物体在视网膜的影像清晰。日常的自然活动中,头部的运动频繁和复杂,头动的频率为 $0\sim20Hz$;步行时,头部向上和向下的摆动频率约为 $2Hz$,速度约为 $90°/s$;在跑步时,头部的摆动速度可以达到 $550°/s$,加速度可以达到 $6000°/s^2$;正常人进行自主身体旋转时,速度达到 $800°/s$,频率达到 $15\sim20Hz$,身体仍然可以保持协调。如果乘坐交通工具,则会有更复杂和更大频率范围的头部运动,因此前庭系统具有宽动态范围的感知能力。对前庭系统的频率特性,目前有很多未知的领域,如频率特性的解剖生理基础,以及不同频率功能与疾病的关系等都值得进一步研究。

(一)平衡的感受系统

机体本身和相对于外界的运动感知主要由前庭系统、视觉系统和本体感受系统完成,它们互相补充,由中枢整合,比如肢体的本体感受系统可以感受身体垂直方向的运动,颈部的本体感受器可以弥补前庭眼动反射的不足。头部的运动也可以被视觉系统感知,在平稳追踪(基于视网膜中央凹的影像的反射)时,视网膜图像的移动会引发眼球移动以保持图像稳定地留在黄斑,但平稳追踪反射的神经传导通路很长,潜伏期达到100ms,而前庭眼动反射的反应时间仅为5～7ms,当速度超过50°/s或频率超过1Hz时,平稳追踪系统将无法完成跟踪。视动眼震(基于周围视野的运动跟踪的反射)可以帮助看清一排排移动的物体,它的频率和速度范围与平稳追踪系统类似。因此,在多数日常的头部运动中,视觉系统本身无法保持视觉的清晰。平稳追踪系统适合于低频低速的头部运动,而本体感受系统仅适合静止的和非常低频的情况,大多数情况下,特别是高频、高速和高加速度的情况下,需要前庭系统来维持视觉的清晰,不过半规管对0.05Hz以下的头部运动不敏感,但视觉系统对很低频率的视网膜图像的移动都很敏感,这三个系统在频率感受的范围方面可以互相补充。另外要注意,前庭系统只能感受加速度的变化,不能感受匀速运动。

(二)半规管和耳石系统的频率特性

壶腹嵴在内淋巴液中,头部运动的信息不能通过刚性连接传递到壶腹嵴,需要靠内淋巴管对内淋巴液的摩擦力,通过内淋巴液的黏滞性带动内淋巴的移动和壶腹嵴帽的偏移。如果黏滞性达到最大,那么内淋巴液可以随着半规管一起运动。壶腹嵴依靠自身弹性,偏移后可重新回到原位。半规管或者内淋巴的体积越小,对高频的感受越灵敏。对半规管内淋巴液的质量、黏滞性、内淋巴与管壁的摩擦力和壶腹嵴弹性,以及其他流体动力学参数的计算,半规管系统的最佳感受频率为0.012～27Hz。在这段频率范围,壶腹嵴的偏移和头部运动角速度匹配最佳,当低于和高于这一频率范围时,管壁的运动无法高效地带动内淋巴液的流动,造成嵴帽偏移不足,导致反应减弱。虽然这一频率范围包含了大部分头部自然运动,但要指出的是,半规管系统不能很好地转换非常低频的旋转,比如0.02Hz的慢速旋转,与平台中央相比,增益轻度下降(比平台低1.4dB),但相位的偏移是32°,半规管在这部分的不足可以通过中枢的速度存储机制得到弥补。中枢的速度存储可以存储速度信息并保持一段时间,因此可以更好地感受低频的运动,因为速度存储机制的参与,使半规管系统的敏感频率范围在低频方向可以延伸至 0.08Hz,这样前庭系统的感受频率范围就能与视觉系统部分重叠,不会出现运动频率感受的薄弱频段。

半规管感受旋转的最佳频率范围是 0.1～10Hz,加速度的最低阈值是 $0.1°/s^2$,速度的最低阈值是 $3°/s$。在 0.1Hz 以下,壶腹嵴的偏移程度和头部运动的加速度的比值最大,即壶腹嵴偏移对加速度变化的增益最大,相位接近 0,但在 0.1～10Hz,增益迅速下降,相位趋于 $-90°$,在这一频率范围,壶腹嵴的偏移代表了头部的加速度。在 0.1～10Hz,壶腹嵴的偏移程度和头部运动速度的比值最大,即相对于速度的增益最大,相位接近于零。因此,虽然半规管感受加速度,但在 0.1～10Hz,壶腹嵴的偏移程度体现头部的速度,在<0.1Hz,壶腹嵴的偏移程度体现头部的加速度,改变内淋巴的黏滞性和质量(如耳石脱落到半规管),将改变频率范围和半规管的敏感性,增加黏滞性,将使壶腹嵴偏移与头部运动速度之比的增益曲线变低平,平台频率范围增大。随着年龄增大,敏感性也逐渐降低。改变壶腹嵴的弹性(如耳石黏附),将改变低频的相位和增益。

有学者发现,半规管的半径越大,对高频刺激的敏感性越高,相位也更超前。Spoor 发现灵敏的动物(头动快速)半规管半径更大。

耳石系统中,囊斑感受头部运动的频率范围是 0～40Hz,球囊和椭圆囊是否有差异尚不清楚。对线性平移有一个高通的动力学特点(>1Hz),对头部翻滚和倾斜又有一个低通的特点(<4Hz)。因为不同的平移刺激方法(正弦、抛物线、线性和步进加速),加速度变化很大,对耳石系统感知平移的加速度阈值难以确定,用速度这个参数来比较差异较小。正常人对水平方向平移感知的速度阈值是 3.0～36.6cm/s,垂直平移的速度阈值还无测定数值。对线性运动的方向感知阈值的平均值是加速度 $6.5cm/s^2$($3～23cm/s^2$),速度 10.4cm/s(4.8～36.6cm/s)。耳石膜偏移和头部运动的速度比值,即速度增益的平台范围为 0.01～0.10Hz,耳石膜偏移相对于头部运动的加速度的增益平台频率范围是<0.01Hz。减小耳石的质量,将降低系统的敏感性。耳石膜的弹性和摩擦力减少,将增加耳石膜的移动性,增加敏感性。

耳石器官有时候不能很好地区分侧倾和平移,需要半规管的协助。半规管对侧倾感受的最低阈值是 3°,如果低于 3°,耳石系统无法感知,半规管对动态的侧倾比耳石系统更加敏感,本体感受系统对垂直方向上的侧倾也比耳石系统敏感。头直立位时,正常人对主观水平线和垂直线的判断能力为(0±1.1)°。

低等动物没有耳蜗,进化到鱼类和蛙类的椭圆囊和球囊既有前庭功能也有听觉功能。人类的耳石器官对声音频率的刺激也有反应。气导的声音选择性地刺激球囊,而骨导的震动可以刺激椭圆囊和球囊。耳石器官对声音刺激产生的前庭颈反射,可用前庭诱发肌源性电位(VEMPs)检测,VEMPs气导刺激的最佳频率是400~800Hz,骨导的最佳刺激频率是100Hz和200~250Hz。

(三)毛细胞及传入神经和频率的关系

前庭毛细胞根据细胞形态和支配神经纤维的不同分为Ⅰ型毛细胞和Ⅱ型毛细胞。Ⅰ型毛细胞的静纤毛明显多于Ⅱ型毛细胞,前者每个毛细胞超过60根,后者只有15~35根。所有的Ⅱ型毛细胞都表达独有的4-氨基吡啶敏感的钾通道,对高频刺激具有较高敏感性。

半规管的前庭传入神经编码头部旋转运动的信息,分为规则放电神经和不规则放电神经,后者直径较粗(图2-5,图2-6)。萼形终端的传入神经仅与Ⅰ型毛细胞连接,分布于壶腹嵴的中央,这些纤维是不规则放电的,在2Hz的正弦旋转时,相对敏感度较低,被称为低增益不规则传入神经,是最具不规则放电和相位性传送的传入神经类型。双形终端传入神经具有萼形终端,止于Ⅰ型毛细胞,纽扣形终端止于Ⅱ型毛细胞,这些双形传入神经支配壶腹嵴中央区域,是不规则放电神经,对2Hz的正弦旋转具有高敏感性,被称为高增益不规则传入神经,有相位性传送的特点,对高频头动有增益增强和相位提升。起始于壶腹嵴周边区域的双形终端纤维也是规则放电神经,对旋转的敏感性较低。纽扣形终端纤维是规则放电神经,起始于感觉神经上皮的周边区域的Ⅱ型毛细胞,敏感性低,放电规则,具有紧张性放电传送的特点,对高频头部运动的增益增强和相位提升的作用较弱。在椭圆囊和球囊的囊斑,不规则神经分布于中央的微纹沟附近。Hullar发现,当旋转频率增加时,所有传入神经的敏感性都增加,当频率为16Hz时,低增益的不规则放电的传入神经增加最多,接近高增益的不规则传入神经。随着高频刺激速度的增加,所有的传入神经的相位超前都增加,低增益的不规则放电的传入神经超前最多,规则传入神经超前最少。在测试的范围内,当高频到极端时,没有出现敏感度衰减和相位位移,低增益的不规则传入神经适合编码和传导快速的头部运动的触发,适合短潜伏期的反射启动,如前庭眼动反射。

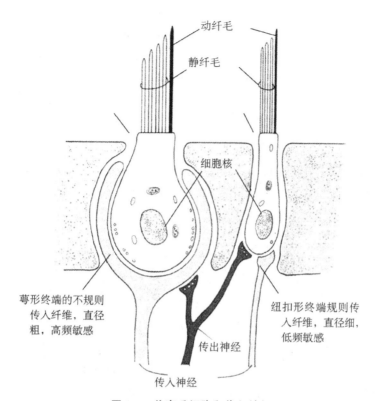

图 2-5　前庭毛细胞和传入神经

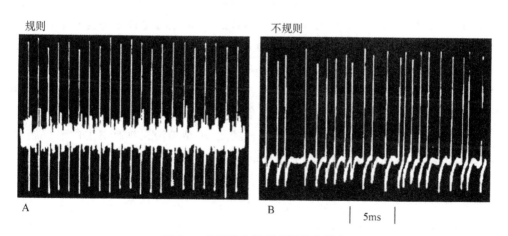

图 2-6　前庭传入神经纤维静息放电

传入神经对头部运动信号的传导并不是完全根据频率分工的,规则放电的神经也能传导高频高速的头部运动信息,只是不规则放电的纤维对高频高速的刺激更加敏感,不规则传入神经的这种敏感性对于快速头动引起的前庭眼动反射的启动是很关键的。对高频刺激,蔓形传入神经比双形神经具有更大的相位超前和更大的敏感度提升。规则传入神经则是提供一个较宽范围的与头部运动速度成比例的信号。另外,规则放电传入神经是正弦旋转稳态前庭眼动反射的主要信息来源,因为不规则传入神经会出现暂时性抑制,对低频和弱的头部加速运动无法产生前庭眼动反射。

Lasker 报道规则放电神经的静息平均放电率比不规则神经高,成年小鼠的不规则神经的比例比幼年的高,不规则神经的敏感性也高于幼年。规则放电神经在一个宽大的频率范围里都不会出现抑制性放电中止。相反,不规则神经容易出现抑制性中断。规则神经的平均静息放电在南美栗鼠是每秒 50~60 个峰,小鼠是每秒 55 个峰,不规则神经静息放电率南美栗鼠是每秒 40 个峰,小鼠是每秒 37 个峰。灵长类动物是啮齿类动物的两倍,前庭初级传入神经向中枢发出每秒 70~100 个峰的静息放电,可能的原因是灵长类动物的自然头部运动的峰值速度比啮齿类动物高,需要一个比较高的背景放电来防止抑制性中断。传入神经放电的节律和密度包含着神经所传送的头部运动频率和加速度的信息。

Tsuji 计算梅尼埃病患者颞骨前庭中毛细胞的数量,发现Ⅱ型毛细胞明显减少,而Ⅰ型毛细胞的数量和健侧一样,前庭神经炎病人的颞骨标本发现Ⅰ型和Ⅱ型毛细胞的数量都减少。而前庭功能检查梅尼埃病患者主要为冷热试验异常,前庭神经炎冷热试验和甩头试验都异常,冷热试验的刺激相当于头部低速运动,甩头试验相当于快速旋转,结合颞骨标本的毛细胞计数,推测Ⅰ型毛细胞可能负责低频感受功能,Ⅱ型毛细胞可能负责高频感受功能。Hirvonen 在南美栗鼠鼓室注射庆大霉素,发现可以破坏 99% 的蔓形终端纤维连接的Ⅰ型毛细胞,Ⅱ型毛细胞没有明显减少,这时候高频旋转前庭眼动反射受损,同时作者发现神经纤维本身的功能并没有受损,因此推测高频旋转前庭眼动反射的受损是由Ⅰ型毛细胞引起的。

大鼠前庭神经核有 A 型和 B 型两种神经元,A 型神经元具有更多的静息放电和紧张性反应,可能形成低频、低中幅度的线性信号。相反,B 型神经元具有更多的不规则放电和相位性反应,适合传送高频、高幅度非线性信号。虽然这些神经元在生理和功能有差异,但在神经元的空间分布并没有发现差异。那些纤维投射到眼外肌运动神经元的中枢前庭元主要接受规则传入神经,投射到前庭脊髓束的前庭神经元主要接受不规则传入神经。那些投射到小脑绒球的前庭神经元,接受相同比例的规则和不规则传入神经。前庭眼动的快速反应以保持视网膜成像的清晰,依赖于中枢前庭通路和锥体外系完成。完成前庭眼动反射只要 3 个神经元的反射弧。对前庭眼动反射已经做了许多不同频率和速度的研究,认为是速度依赖的非线性的和单一传入神经的生理机制有关。当正弦旋转的峰值速度小于 $20°/s$ 时,不管频率多少,前庭眼动反射的增益是个常数(线性的),当旋转的速度和频率升高时,前庭眼动反射增益随着刺激速度的增加而非线性地升高,步进加速的情况也是这样。这种非线性的调节只在高速和高频刺激的时候出现。

第三章　眩晕床边常规检查

第一节　生命体征检查

生命体征检查指全身一般性查体中与眩晕鉴别诊断有关的一些重要生命体征检查。眩晕是一个症状,很多疾病可以引起眩晕。其中有发病率高的最常见疾病,也有发病率不高但最危险的疾病。一些重要生命体征检查有助于抓住能区别最高发病因与最危险病因的症状体征。

一、血压

1.两臂血压测量　两臂血压之差较大提示锁骨下盗血综合征,这是引起椎-基底动脉或后循环缺血发作性眩晕的原因之一。

2.直立性血压测量　测卧位血压后,测站立位血压,检测是否存在直立性低血压。直立性低血压是诱发眩晕的原因之一。诊断标准为站立时收缩压比坐位或卧位时降低 20mmHg,或者收缩压在站立时低于 90mmHg(2008)。血压偏低导致不能把足够血送入脑中。当患者同时在服用抗高血压药物或有液体摄入不足的情况下也可以发生。

二、心脏

心脏病可引发心源性眩晕。据估计 63% 伴头晕的心血管病患者出现眩晕(95% CI,57%～69%),仅有头晕者 37%(95% CI,31%～43%)。

1.心率/心律。

2.心脏杂音。

3.心功能状态。

三、意识

1.意识模糊。

2.意识障碍　注意检查意识状态。中重度意识障碍或昏迷一般比较容易识别,但伴有意识模糊或一过性意识丧失(TLOC)的患者比较容易忽略。引发眩晕的心律失常或低血压很可能只持续数秒或数分钟,而较少持续数小时。较长时间脑灌注不足或代谢不足而没有短暂意识丧失很少见,通常会有 TLOC,例如一过性低血糖、心源性晕厥等(2013)。据报告 55%～71%的患者描述在晕厥前有不同程度的头晕。

四、颈部

注意检查以下方面:与头位—体位位置试验相关的内容,特别是颈性眩晕的筛查手法,将在位置性检查中详述。

1.颈部活动度及范围　如颈部活动范围严重受限,不适合进行头动检查。迷走张力或颈动脉窦高度敏感的患者,可在转颈时晕厥。

2.颈部压痛或后枕颈部疼痛　后颈枕部疼痛者要注意椎动脉夹层和后颅凹卒中的可能性。

3.颈部杂音　听诊。

五、视模拟尺(VAS)

确定患者眩晕或头晕的程度。用一个刻有 0～10 刻度的尺子(纸板),快速从患者眼前,先水平后垂直方向来回扫过,然后询问患者是否有以下的感觉:无感觉记录为 0,如有感觉,记录感觉的程度(1～10)。

1.眩晕,头晕。

2.视振荡。

3.不稳。

第二节　眼部检查

眼部检查是眩晕查体重要的组成部分之一。眩晕患者常常会有许多眼征,尤其在发作期间或者疾病早期。眼动检查是认识耳源性,眼源性以及神经源性疾病的窗口。及时捕捉这些异常眼征,有助于早期诊断。不认识这些眼征,可能会导致错失早期诊断的机会。眼部检查主要包括 3 个内容:视觉功能、眼球静止状态和眼球运动状态。部分与神内或眼科常规检查重叠的内容一带而过,在此重点介绍与眩晕相关的内容。

一、视觉功能

1.静态视敏度(视力)　检查患者读出正常视力表的能力。如果有屈光不正,需检查矫正后的视力,即戴眼镜读出视力表的能力。

2.动态视敏度(DVA)　检查患者在头动的同时读出正常视力表的能力。患者可以在 $1\sim2Hz$ 的频率摇头(左右),点头(上下)同时看视力,如果视力比静止时下降 3 行,则疑有前庭-眼动反射功能减退。双侧前庭病通常以视振荡的形式表现出来,因此 DVA 对此尤其具有检查诊断价值。

3.视野　使用手指法检测。

二、眼球静止状态

眼球静止状态是否正常,是否出现的一些异常眼征,是眩晕床边检查法的重要组成部分。注意观察异常眼征可提供重要诊断线索。

1.睁闭目检查　先睁目检查,再做闭目-睁开检测。主要检查内容如下:

(1)瞳孔:瞳孔大小和瞳孔对光反应。

(2)眼睑:眼睑是否有下垂。

(3)双眼固视功能:要分别在 9 个固视眼位检查固视功能。正中央直视前方称为原位(眼位 0),水平左右方向(眼位 1 和 2),垂直上下方向(眼位 3 和 4),其余为 4 个斜角方向眼位。这里主要涉及原位固视。其他眼位为离心眼位,即离开正前方平视中心的固视眼位。

(4)原位固视:双眼能持续稳定地注视正前方视靶(原位注视)而不被打断,属于固视功能正常。以下任何一种情况若能打断原位注视，均属于不正常：

1)自发性眼震：较强烈的眼震通常在原位固视时就能观察到。较弱的眼震仅在向眼震快相侧注视时才能观察到。

2)方波跳动：过多的眼球方波性跳动造成固视不稳。可以表现为小方波跳动，也可表现为巨大扫视性方波跳动。

3)扫视性视振荡：眼球快速的往返跳动，没有间歇期。仅表现在水平方向的叫作视扑动，表现在各个方向的叫作视阵挛。

这后两种情况统称扫视性侵扰由于眼球无法稳定固视出现多动而造成。扫视性侵扰的类型和机制在第4章中的前庭和眼动功能检测中详细介绍。

(5)闭目时是否引起眼球异常运动：让患者轻轻闭上眼，再迅速睁开，以确定是否在闭目或眨眼时有眼侧倾(OL)。通常患者闭目后眼球向一侧倾斜，在睁开眼睛固视的一瞬间可以观察到眼球经纠正性扫视，由倾斜的一侧回到正中位固视，患者眨眼时也可以见到眼球向一侧倾斜，但眨眼后张目注视时恢复。OL通常因下橄榄核-小脑通路损害所致(2006)，例如延髓外侧损害时，常可见到眼同侧侧倾，小脑上脚损害时，常可见到眼对侧侧倾。OL在前庭外周损害不出现，不受直立位或仰卧位体位改变影响，与耳石张力性影响关系不大，是中枢性损害定位体征。OL病变患者，由于眼向一侧倾斜之故，水平扫视时，倾斜一侧伴过冲，倾斜对侧伴欠冲。

2.自发性眼震　自发性眼震检查方法：应该在直立坐位分别在上述9个眼位检查眼震。向侧方注视检查眼震时，不要超过30°角，以免产生疲劳性终末性眼震。检查发现眼震时，注意观察和记录眼震的方向和强度，眼震的旋转轴，眼震的慢相波形，固视抑制等眼震特点。眼震由慢相(缓慢偏移)和快相(快速回位)组成，快相决定眼震方向。一个水平性眼震，如果快相朝向右侧，称为右向眼震。眼震强度分3级：仅在眼震快相方向注视时才能观察到眼震为1度眼震，在眼震快相方向注视和原位固视同时观察到眼震为2度眼震，在快相方向注视、原位固视以及慢相方向注视均可观察到眼震为3度眼震。

(1)假性自发性眼震(PSN)：直立坐位检查发现眼震，应注意眼震是否受头位前倾后仰改变的影响。PSN不是前庭单侧病变时由于两侧前庭张力不平衡造成的自发性眼震，也不是偶尔因耳石堵塞造成的自发性眼震，因此称之为假性自发性眼震。

(2)生理性终末性眼震：当眼睛向一侧极度注视时，因时间较长或疲劳，会出现终末性眼震。终末性眼震争议性较大，有人主张当其眼震慢相角速度低于$6°\sim7°/s$属于生理性眼震。但是也有人认为，不能单凭慢相角速度定义，如果持续时间超过 20s,或有明显不对称性,或有其他眼动异常,应视为病理性的。

(3)病理性自发性眼震:自发性眼震是前庭系统(外周或中枢)静态张力不平衡的表现。自发性眼震的特点有助于区分外周源性或中枢源性。自发性眼震特点如下:

1)固视对自发性眼震的作用:外周性眼震可被固视所抑制,不被固视抑制的眼震多为中枢性,因此在避免固视的条件下检查患者很重要。有 3 种比较有效的打断固视的办法:①使用 Frenzel 镜观察眼震,可以防止固视作用。不过 Frenzel 镜比较昂贵。②遮盖一侧眼睛以打断固视,用检眼镜观察另一侧眼底的视乳头是否有漂移,漂移方向通常与慢相方向相反,因视乳头位于眼球旋转轴的后方所致。而我们通常观察眼震和定义眼震方向时,是在眼球旋转轴的前方。③使用随身携带检查瞳孔反射的笔灯照在一侧眼睛观察眼震,同时间断的遮盖另一侧眼睛以打断固视作用。经临床验证,这个检查方法即可以省去 Frenzel 镜的昂贵费用,也可省去检眼镜的不方便,同时具有打断固视对前庭外周性眼震的抑制作用,是个更简单更方便的床边检查法。

2)眼震慢相速度波形:外周前庭性眼震的慢相速度波形一般呈常速型(图 3-1),但速度可因向不通方向注视时眼球位置不同而不同。根据 Alexander 法则,慢相速度在朝快相方向注视时最大。中枢源性眼震的慢相速度波形可为速度递增型、速度递减型或常速型。钟摆型眼震可见于中枢源性或先天性。例如,凝视性眼震可呈速度递减型或来回振荡的钟摆型慢相速度波形。

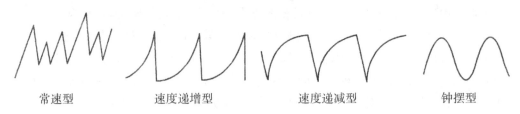

常速型　　　　　　速度递增型　　　　　　速度递减型　　　　　　钟摆型

图 3-1　眼震慢性速度波形

3)眼震慢相旋转轴向量:眼震慢相旋转轴决定眼震的旋转平面:水平性、垂直性和旋转性。一侧前庭外周性病变通常表现为混合性旋转平面眼震:水平加旋转的混合性眼震,慢相朝向病变侧。例如,一侧迷路毁损性病变大多同时累及一侧的水平半规管(水平性)及前后垂直半规管(上旋+下旋=旋转性),3 个半规管旋转轴综合向量为水平带有旋转的眼震。中枢源性眼震通常表现为单个旋转平面眼震:纯垂直性眼震,纯旋转性眼震,纯水平性眼震。纯垂直性眼震一般为中枢源性,因为外周性疾病很少仅累及双侧前半规管而不累及水平半规管。纯旋转性眼震一般为中枢源性,因为外周性损害很少仅累及一侧前半规管和对侧后半规管而水平半规管不累及。水平半规管传入纤维与前半规管和椭圆囊传入纤维共同组成前庭上神经。中枢源性自发性眼震的旋转轴方向很难完全归因于某个单一半规管或一侧迷路,因此混合性眼震少见,大多为完全性或纯粹性垂直眼震或旋转性眼震。

BPPV的眼震一般由于耳石碎片对特定半规管的兴奋性刺激造成,除非长期反复发作最终形成损害病灶导致毁损性病变。一侧刺激性病灶和一侧毁损性病灶均可因两侧前庭张力不平衡导致眼震,但眼震慢相的侧别不同,因此分清眼震是来自一侧功能丧失,还是来自另一侧异常性兴奋很重要。

4)眼震方向的变化:前庭外周损害多在一侧,因此前庭外周性眼震多为单侧性,无论向哪侧注视,眼震方向不变。如果是损害性病灶,慢相侧代表病侧。中枢性损害机制各有不同,眼震方向可随注视方向改变而改变。例如,脑干神经整合中枢损害或小脑神经整合中枢优化调节障碍,均可造成离心固视功能障碍导致凝视性眼震。凝视性眼震在向不同侧注视时,自发性眼震的方向会随之发生改变。因此若在原位注视或某一侧注视发现眼震,应常规检查向不同方向注视时,眼震方向是否改变。

5)眼震产生机制不同:前庭外周性疾病多因内耳或前庭神经导致两侧外周性静息电位张力不平衡导致:以水平眼震为例,静息性电位高的一侧通过对侧前庭核支配对侧外展核,眼球产生向对侧的慢相偏移,快相方向相反纠正慢相偏移。因此快相代表静息电位高的一侧,慢相则代表静息电位低的一侧。刺激性病灶造成静息电位增高,毁损性病灶造成静息电位降低。前庭中枢性疾病多因小脑或脑干某些病变导致两侧张力不平衡:一侧前庭小脑病变可导致一侧前庭核的抑制性降低,前庭核张力增高的一侧通过支配同侧外展核,眼球产生向同侧的慢相偏移,快相方向相反纠正慢相偏移。因此快相代表静息电位低的一侧,慢相则代表静息电位高的一侧。小脑的毁损性病变造成前庭核静息电位增高,小脑刺激性病变造成前庭核静息电位降低。临床可见中枢源性单向眼震,眼震方向可朝向病侧或健侧,此时应结合其他眼征和其他床边检查加以鉴别。凝视性眼震可因不同机制产生:多因脑干神经整合中枢的功能障碍所致,病损的整合中枢无力把眼球固定在凝视眼位上,眼球不断漂移回原位(慢相),又不断再向凝视眼位固视(快相)。如果凝视性眼震同时伴有前庭外周性眼震,朝前庭外周性眼震的慢相方向注视时,眼震可减弱或者消失。此时凝视性眼震与前庭外周性眼震由于方向相反而可能互相抵消。

常见中枢性自发性眼震类型。下向眼震、上向眼震、凝视性眼震、反跳性眼震等均属于固视性眼震,尤其在原位固视时出现,大多是中枢源性,常见于脑干和小脑病变。

反跳性眼震(RN)：较长时间向一方侧视，至少坚持 10 秒，然后迅速回到原位，注意观察是否出现与侧方固视方向相反的眼震。RN 必须是眼震方向与之前固视方向相反，常与凝视性眼震伴随出现，是小脑绒球和绒球旁叶异常的常见损害体征。周期性交替性眼震(PAN)：每几分钟周期性的改变眼震方向，即：眼震在一个方向逐渐减弱，出现一个眼震零区间，然后出现另一个方向的眼震，是小脑小结叶功能障碍的损害体征。Bruns 眼震：向病侧注视时，由于累及离心性固视功能，出现低频率大振幅眼震。向健侧注视时，由于累及一侧前庭造成张力不平衡，出现高频率小振幅眼震。通常见于桥小脑角较大的肿瘤，是神经整合中枢和前庭功能联合损害所致。中枢源性位置性眼震：头位改变(变位试验或位置试验)时所产生的垂直性或旋转性眼震，持续时间通常比较长，与半规管刺激平面不同，多见四脑室底部及背外侧部，小脑小结叶-舌叶及蚓部损害。跷跷板眼震：两眼交替出现向上内旋或向下外旋的眼震，见于脑干 INC 附近损害，钟摆型跷跷板眼震多见于视觉通路损害或先天性眼震。

外周性前庭自发性眼震可因病变演化转归而有所不同。急性期、由于眼震强烈，在光线下也可见到自发性眼震，但是随着中枢代偿机制产生，眼震强度会减弱，眼震甚至可被固视完全抑制。假如随着病情好转，病变侧功能有某种程度恢复，中枢代偿变得不必要了，慢相方向可能会发生改变，不再朝向病变侧了，这叫作恢复性眼震。恢复性眼震与 RN 或 PAN 中枢源性眼震完全不同。两者的区别在于，反跳性眼震是在一次观察中见到的，而不是在病程不同期间见到的。外周性前庭性自发性眼震在病程的某阶段会比较恒定，一般会持续一段时期，不会在一次观察中发生方向逆转性变化。中枢性眼震在某些情况下也可表现为单向或单侧，可经 VOR 抑制检查鉴别。因此了解病情变化和病程阶段对正确分析眼震性质很重要，结合临床有助区别外周源性与中枢源性眼震。

3.双眼一致性　分为水平一致性和垂直一致性。耳石眼动通路在维持双眼垂直一致性上起重要作用，这里重点讨论垂直一致性。眼垂直一致性指双眼在垂直方向是否一致。如果存在不一致，称为眼垂直错位，可由上斜肌滑车神经病变或耳石眼动通路病变引起。但双眼垂直一致性常常在眩晕头晕患者检查时遗漏或忽略。眼垂直一致性检查主要目的是：①是否存在不一致；②如果存在不一致，是眼肌或脑神经损害造成的斜视，还是耳石眼动通路损害造成的眼偏斜(SD)。眼肌或脑神经疾病产生为非协同性斜视，双眼的斜视不相等。SD 造成双眼协同性偏斜，因此产生协同性斜视，双眼的偏斜是平行的。这是两者间的重要鉴别点。

常用检查方法:①双眼角膜光反应对称性检查。②覆盖检查。盖住一眼观察另一眼,在两眼间反复交叉进行(交叉覆盖检查)。在同一只眼上遮盖然后再去遮盖(覆盖/去覆盖检查)。在去除遮盖时观察眼球是否有移动以及移动方向。正常情况下,没有斜视通常没有眼球移动。如有斜视,当被遮盖的眼去除遮盖恢复注视时,因需调节才能看清视靶,因此会产生轻微眼球移动。覆盖检查对眼震或过多扫视性侵扰的患者比较困难,眼震或扫视性眼动可能会干扰检查。③Maddoxrod检查:一只眼通过红线,另一只眼通过白光注视视靶。红线与白光重叠说明没有斜视,不能重叠说明有斜视。眼肌或脑神经性麻痹导致的双眼不重叠通常在眼肌或脑神经发生作用的方向较大,SD导致的双眼不重叠为平行性,不受不同眼位的影响。④双眼检眼镜检查:两眼视乳头是否在同一水平线上,如果不在同一水平线上,双眼视乳头是否平行性偏斜。斜视通常只有一只眼存在偏斜角度,SD双眼均存在偏斜角度而且为平行性偏斜。

其他鉴别方法:确定眼偏斜前需要与单个眼外肌麻痹(如上斜肌麻痹)、支配眼外肌的某个脑神经的麻痹(如滑车神经麻痹)、神经肌肉接口处疾病(重症肌无力)或先天性疾病鉴别。鉴别一般不难:①肌肉或脑神经的麻痹通常局限于某个眼外肌或某个脑神经,很难同时累及数个眼外肌数个脑神经。耳石传导通路损害通常牵涉多个与此通路相关的眼外肌和眼动核团,常伴其他异常症状。②直立-仰卧试验具有鉴别中枢与外周性损害的价值,敏感性为76%,特异性100%。耳石重力系统病变所致的眼偏斜,由直立位变为仰卧位时,重力作用减少,眼偏斜程度也随之减少≥50%。眼肌或脑神经麻痹为非重力性改变,体位改变不引起变化。③眼偏斜具有协同性双眼平行偏斜,而眼肌和脑神经所致斜视为非协同性,仅受累侧眼球有偏斜。

眼倾斜反应(OTR)OTR是耳石重力传导通路静态张力不平衡的重要体征,是眩晕头晕原因之一。耳石重力传导通路的动态功能一般需要设备检查,静态功能状态可通过查体检查OTR。OTR经典体征由三部分组成:①静态眼旋转(SOT):一只眼球向上内旋升高,另一只眼球向下外旋降低,两眼高低不同,不在一个水平上(双侧视乳头不在同一水平线);②眼偏斜(SD):双眼球不在正中垂直线上,从正中垂直线平行向一侧偏斜;③头倾斜(HT):头向一侧倾斜。由于一侧眼球向上并伴有内旋,另一眼球向下并伴有外旋,导致两眼垂直线发生偏斜,无法准确感知主观视觉垂直线(SVV)。也有把SVV算作OTR第4个体征,因此OTR涉及了知觉、眼动和姿势三方面异常在旋转(roll)平面上张力不平衡的表现。OTR三联征不总是同时出现,有时主要表现为眼偏斜,因此眼偏斜是耳石功能状态一个重要的眼征。

　　耳石功能研究在相当时间内滞后于半规管功能研究,导致对耳石功能及其损害的临床表现认识不足,不认为眼偏斜具有定位诊断价值。随着研究的进展及大量临床病例报告的验证,眼偏斜的定位诊断价值逐步得到认同。

　　外周耳石重力传导通路损害可见于椭圆囊和迷路病变,造成向病变同侧的张力性 OTR,但多伴有其他外周损害表现。外周性眼倾斜常因中枢代偿机制很快消失,单纯且持久的眼偏斜并不多见。

　　中枢耳石重力传导通路损害可见于丘脑,前庭皮质中枢,但以脑干和小脑病变为多见。丘脑病变造成的中枢耳石传导通路损害多见于脑血管病,多因累及邻近相连的中脑上端 Cajal 间质核。前庭皮质中枢是多种前庭感觉皮质的整合中枢,一侧前庭皮质病变通常造成对侧性 SVV 偏斜,但同时不伴有头和眼的偏斜。

　　脑干重力传导通路起自前庭核,在脑桥经内侧纵束(MLF)交叉至对侧抵达位于中脑上端的 Cajal 间质核(INC)。延髓和脑桥下部位于交叉之前,表现为同侧病变,OTR 通常独特,同侧眼外旋比对侧眼内旋更显著。脑桥上部至中脑由于在交叉之后,表现为对侧病变,但对侧的刺激性发作性病变,表现为向同侧偏斜。中脑上端 INC 核是垂直和旋转性眼球运动的神经整合中枢,是引起眼偏斜的重要神经核团。MLF 局灶病变是产生眼偏斜或 OTR 三联征的常见原因,MLF 是脱髓鞘病变的易发部位,但多为双侧性,单侧多为缺血性血管病,例如 AICA 梗死,眼偏斜同时伴有核间性眼肌麻痹(INO)时,眼球抬高的一侧多为病变侧,通常是脑桥交叉之后 MLF 上端病变。INO 伴复视时,常误认为是继发于眼内收的障碍,实际上,可能是临床不明显的眼偏斜造成。OTR 三联征同时伴跷跷板眼震时,通常累及了中脑上端 INC。眼偏斜大多数为核上性病变,最常见于脑干部位的病变。

　　小脑耳石传导通路损害。孤立性小脑局灶病变可产生 OTR 三联征或单纯眼偏斜:一侧小脑下蚓部活检损害小脑舌叶出现发作性交替性眼偏斜,5 例小脑半球或蚓部局灶病变出现眼偏斜,2 例一侧小脑病变出现对侧张力性不完全性 OTR。小脑齿状核损害产生病变对侧 OTR,左侧注视出现左侧上斜视右侧注视出现右侧上斜视可见于小脑下部损害。双侧前庭耳石眼动通路损害可导致侧方交替性眼偏斜,可见于颅底畸形和其他小脑疾病,大多因累及了邻近的前庭耳石眼动通路。

　　眼偏斜分为 3 大临床亚型,主要根据注视的不同眼位和角度,区分眼偏斜表现。①协同性眼偏斜:在每个不同注视眼位及角度时,向上抬高偏斜的大小基本相同。大多数的眼偏斜属于这一类。②侧方协同性眼偏斜:在向一侧注视的眼位及角度,无论向上或向下看,抬高偏斜的程度大致一致。但向另一侧注视时,向上或下看时,偏斜抬高的程度大致一样但与对侧注视时的偏斜程度不同。这实际上是一种两侧不协同性眼偏斜,只是在向某一侧的侧方注视时,向上或下看时的偏斜程度不变而已。这可能来自于耳石传导通路的不对称性损害。③侧方交替性眼偏斜(LASD):向两侧注视时眼偏斜抬高的眼不同。例如向一侧注视时,外旋眼抬高,向另一侧注视时,则为内旋眼抬高。也就是说向两侧注视时,两眼交替抬高,这可能由于双侧中枢性耳石传导通路的损害。

特殊类型:①发作性眼偏斜:指间歇性一过性短暂发作性眼偏斜,多见于刺激性病变,例如癫痫。从中脑至延髓的脑干胶质瘤,在早期形成刺激性病灶,发作时持续40～50秒,也可见于脑血管病变。不过,毁损性病灶与刺激性病灶造成的眼偏斜方向相反。②周期性或缓慢性交替性眼偏斜:一般持续数分钟,周期性交替出现,偏斜程度可不同,大多数来自于中脑病变。

眼偏斜多见于脑干和后颅凹病变,被称之为脑血管病基底动脉栓塞先兆。充分认识这个体征,可提供有价值的床边检查发现,成为早期诊断的敏感指标。与眼震和头脉冲一起合称为 HINTS 床边检查法,在发病 24 小时的急性前庭综合征中具有鉴别中枢和外周的价值。明显的眼偏斜征有助于剔除卒中患者的 HIT 假阳性。

三、眼球运动功能

眼球运动异常具有重要定位诊断价值,是眩晕床边检查法的重要组成部分。眼球接受前庭和视觉两个不同的感觉传入信号而产生眼球运动,形成两个眼球运动系统:视-眼动系统和前庭-眼动系统。由视觉目标诱发的眼球运动为视-眼动。由头动引发前庭刺激而诱发的眼球运动为前庭-眼动。前庭眼动检查法在头动检查中详述,这里重点介绍视-眼动系统检查方法。

1.眼球运动范围

(1)眼球运动范围是否正常:应在 9 个眼位的范围内检查眼球充分运动时可达的最大限度,这个限度是否正常。注意向某个方向时是否受限,是否有复视、眼肌或有关脑神经(Ⅲ、Ⅳ、Ⅴ)的麻痹。

(2)协同性运动是否正常:在向某一个方向运动时,双眼球是否能协同运动。

(3)非协同性眼球运动(异向运动)是否正常:注视一个由远至近的目标(如医生的手指)时,双眼会聚运动是否正常。

2.离心性固视力　眼球离开原位运动到某个方向角度后,维持在这个离心位置的能力。眼睛离开正中位视靶，注视离心视靶，叫作离心注视。一般水平位置 $10°\sim30°$，垂直位置 $10°\sim20°$，停留一定时间后再返回原位。在离心固视眼位，注意观察是否能够稳定固视一定时间，是否出现异常眼动。正常情况下，神经整合中枢正常运转，不断把速度性脉冲信号转换成张力性位置信号，达到维持离心性固视眼位的目的。当神经整合中枢病变时，不能有效转换信号来保持侧向凝视眼位，出现离心固视能力障碍，可见眼球从离心固视位置向原位漂移，严重时形成凝视性眼震。通常见于脑干、小脑病变，先天性眼震，以及镇静剂，抗抽搐剂治疗。

3.视跟踪　是由缓慢移动视觉目标诱发的慢速眼球运动。方法：移动的手指或笔灯均可作为缓慢移动的视靶，移动速度在 $10\sim200/s$，先水平方向移动检查水平视跟踪，后垂直方向移动检查垂直视跟踪。在跟踪移动视靶时，患者头不能动，只用双眼跟踪移动的视靶。如果视跟踪眼动慢于视靶移动，患者会启动代偿性扫视；如果视跟踪眼动快于视靶移动，患者会启动反代偿性扫视；视跟踪出现不平滑的快速跳动波。病变累及顶枕额皮质跟踪中枢，皮质下脑桥核、小脑，运动前核团（前庭核及舌下前核）以及眼球运动核团（最后传出通路）都会出现跟踪异常。例如，一侧小脑背蚓部病变产生同侧跟踪异常。视跟踪异常大多是中枢性功能障碍，但是也容易受注意力和药物影响。

低频 VOR 抑制功能主要来自视跟踪。正常人在头动的同时跟踪一个与头动同步的视靶，眼球基本不会产生异常运动。视跟踪功能障碍的患者常同时伴有前庭-眼动反射固视抑制功能损害，在头动的同时跟踪一个与头动同步移动的视靶，眼球会产生异常运动。如果每半个视跟踪周期按 1 个计算的话，$\geqslant3$ 个不能保持原位视为异常。这个功能是由小脑绒球和绒球旁叶调控的。固视抑制功能损害时，一侧的前庭外周源性眼震得不到抑制。前提是前庭功能尚存，如果前庭功能完全丧失了，就没有抑制可言了。可先做头脉冲（HIT）检查，确定 VOR 是否存在。

4.扫视　是由快速跳动的视觉目标诱发的快速眼球运动，当中心固视视靶消失的同时另一个非中心固视视靶出现启动扫视时，主要用于检测反射性扫视环路。反射性扫视环路是指不通过扫视皮质中枢，直接通过扫视运动前启动中枢诱发的扫视。方法：患者可注视医生的鼻子，以此作为中心视靶。医生用一个手指作为另一个视靶，手指可在上下左右各不同方向，$20°$ 的地方，检查不同方向的扫视。患者听医生的指令，通过扫视快速从一个视靶到另一个视靶。

注意观察扫视的一般状态：

(1)潜伏期：200ms。扫视启动困难时常伴有潜伏期延长。

(2)速度：扫视速度相当快，峰速可达 $500°\sim600°/s$，两眼相同。扫视速度降低称为慢扫视,看上去像跟踪一样。慢扫视可发生在水平或垂直方向,中脑病变累及垂直扫视启动中枢(riMLF)引起垂直慢扫视,脑桥病变累及水平扫视启动中枢(PPRF)引起水平慢扫视,如进行性核上性麻痹,多系统变性等。MLF病变因核间性眼肌麻痹可引起非协同性扫视,病变同侧眼在内收时(向鼻侧移动时)相较于外展时变慢。神经肌肉接头处病变如重症肌无力和Miiier Fisher综合征,眼肌病变如甲状腺眼病和进行性眼外肌麻痹也可出现慢扫视。

(3)准确度:在正常情况下,离心性扫视应该正常或不超过10%的欠冲,不应出现过冲。向心性扫视应该正常或不超过10%的欠冲或过冲。小脑及其传入传出纤维的损害是造成扫视不准(视辨距不良)的主要原因,小脑背蚓部病变引发欠冲,小脑顶状核引发过冲。

(4)扫视性侵扰:是过多的扫视性眼动,种类很多。皮质病变不能有效兴奋中止细胞,脑干病变累及终止细胞,以及小脑眼动区病变失去抑制功能均可导致扫视性侵扰,产生过多的扫视性眼球运动。

5.反扫视　是检测抑制一个反射性扫视同时启动一个随意性扫视的能力。反扫视能力的基础是皮质-皮质下扫视抑制环路和随意性扫视通路的完整和正常。随意性扫视的皮质启动中枢位于大脑各叶的皮质眼动中枢,通过发放兴奋性冲动至脑干反射性扫视中枢,从而启动随意性扫视。

方法:患者注视医生的鼻子,当医生在一侧出示其手指时,患者要向相反的方向(相同的位置)扫视。有皮质-皮质下扫视抑制性环路病变的患者,无法抑制其反射性扫视,不可抑制地向医生出示手指一侧的扫视。与此同时,也无法启动一个随意性扫视,向医生出示手指侧相反方向的扫视。大舞蹈病和帕金森病患者均因累及基底神经节出现反扫视错误。反扫视方法拓展了脑外伤、脑创伤以及其他累及皮质和皮质下的扫视环路疾病的检查方法。

第三节　头动检查

头动可引起内淋巴流体动力学改变,刺激前庭终末器官。前庭终末感受器感受到的刺激可通过前庭眼动反应表现出来。因此头动检查是重要的前庭动态功能状态检查方法。头动检查主要包括3部分内容:前庭动态功能检查、前庭动静态组合检查和前庭诱发性检查。要点:①是否有前庭-眼动反射异常;②如果有,是外周性异常还是中枢性异常。

一、正常前庭生理机制

准确理解这些检查的意义,正确解读其结果,需要了解所涉及的一些基本生理机制。重要的生理基础原则会专辟章节加以介绍,这里简要重点提几点。

1.静止性前庭张力　在头不动的静止状态,前庭外周传入的基线张力(静息放电率),在两侧之间处于平衡状态。当头旋转时就打破了这种平衡,例如水平头动时,同侧迷路的活动性增高(高于静息放电率)成为兴奋性状态,而对侧迷路的活动性降低(低于静息放电率)成为抑制性状态。这种活动性的改变所造成的两侧之间的差别就是脑所感知到的头动信号,从而产生"动"的感觉,并对"动"的信号作出必要的姿势调整和适当的反应性眼球运动(VOR 的慢相眼动)。当一侧前庭出现病变时,就造成了两侧静止性前庭传入张力的不平衡,从而导致"动"的感觉(眩晕)和眼震(快相朝向兴奋性高的一侧)。

2.中枢对前庭的抑制作用和代偿机制　前庭病变的急性阶段,出现典型的短暂性眼震,持续数天至数周。但是随着中枢对这种不平衡的代偿,眼震的强度会逐渐减弱,甚至消失。视觉,尤其是光线下的固视,对前庭外周源性的自发性眼震有抑制作用,需使用适当的方法,才能排除这种抑制机制把前庭外周性自发眼震检测出来。

3.高频高速检测写低频低速检测的差别　头脉冲试验(HIT)或甩头试验(HIT)检测高频高速 VOR,与低频低速检测方法不同。传统低频低速条件下做匀速旋转时,同一平面上的两侧半规管间存在着协同作用机制(Ewald 第二定律),无论向何侧旋转,协同作用的两侧半规管会同时受到刺激,因此旋转是一侧兴奋与另一侧抑制共同作用的结果,无法检测一侧病变。以水平旋转为例,根据 Ewald 第二定律,离壶腹方向内淋巴流动所产生的抑制性神经放电率不可能低于零,所以在低频低速时,一侧的兴奋性与另一侧的抑制性之间不完全相等,抑制受到更多的限制。但在高频高速时抑制性放电超负荷产生抑制性中断,一侧的协同作用消失,VOR 完全靠另一侧的有效刺激所产生的兴奋性来驱动,可探知病变侧。前庭眼动和视动跟踪反射间在高频旋转时无重叠,不存在视觉抑制作用,也不会因视跟踪的代偿作用而掩盖前庭损害。通过诱发前庭眼震检测的是间接 VOR 通路,不诱发前庭眼震的直接方法检测的是直接 VOR 通路。

4.了解和掌握各半规管和眼肌的解剖位置走向和关系　这有助于理解眼震慢相方向的来源,从而确定病变部位。原则上,在同一平面上的两个半规管间有协同作用,一侧兴奋,另一侧抑制。头向一侧水平转动(兴奋)时,慢相则向另一侧。例如,BPPV造成的后半规管兴奋性病灶,产生一个下向旋转性(混合性)慢相眼动。当多个半规管同时受刺激时,眼震的方向取决于所有涉及的半规管的向量和。一个完全性的单侧外周病变,眼震来自对侧的自发性活动,产生的眼震为水平(来自水平半规管)和旋转(前和后半规管)的混合性眼震。

二、前庭动态功能检查

眼部检查中提到的前庭源性自发性眼震是静止状态下的前庭张力不平衡的表现,这里主要讲通过头动检查前庭眼动反射(VOR)的动态功能状态。动态检查以能覆盖低频和高频为好,便于评估不同频率 VOR 的功能状态。最理想的 VOR 眼动反应是对头动刺激的完全相等量反应,所以眼速对头速的比值等于或者接近1。

1.低频 VOR 检查两种方式

(1)低频正弦式头动:患者注视医生鼻子,头稍向下低 20°～30°,先水平后垂直缓慢以 0.5Hz 频率来回转动患者头部。注意观察,如果出现与头动方向相反的代偿性扫视(扫视与 VOR 慢相方向相同),说明 VOR 慢相不足或低下。代偿性扫视是 VOR 缺损的征象。在低频转头时,视跟踪可以部分代偿 VOR 缺损,但在较严重 VOR 缺损时,即使在低频来回转头,还是会看到代偿性扫视,尤其在光线条件下。如果 VOR 呈异常高振幅反应,导致 VOR 慢相过快,可出现与头动方向相同的反代偿性扫视,以便把 VOR 慢相带回至头动轨迹,可见于小脑疾病。反代偿性扫视是 VOR 亢进的表现。代偿性扫视与反代偿性扫视的区别在于两者的方向性。前者与头动方向相反但与 VOR 慢相方向相同,后者与头动方向相同但与VOR 慢相方向相反。也可以在患者来回转动头部时,一只手不断遮盖固视眼,用检眼镜观察另一眼的视乳头:VOR 正常时视乳头不动,VOR 低下时视乳头移动。

(2)转圈式摇头:受试者用下巴在绕前后轴方向划圆圈的方式转动头,是 0.1Hz 以下低频范围内的旋转平面上的刺激,产生床边检查所需的低频常速旋转刺激。当头动停止时可看到旋转性眼震,以此评估 RollVOR 功能状态。两侧前庭功能损害的患者可出现眼震反应减弱或者完全消失不出现。不过,此法应用不广泛。

2.高频 VOR 检查　常见两种方法:

(1)头脉冲(HIT)或称甩头试验(HTT):通过快速旋转头部可分别进行水平半规管和垂直共轭平面半规管检查。方法:患者注视检查者的鼻子,头稍向下低,检查者双手从两侧抱住患者头部两侧,快速向左转动患者头部10°～15°的小角度(左侧VOR),注意观察患者的眼球运动。快速向右转动患者头部10°～15°的小角度(右侧VOR),注意观察患者的眼球运动。注视检查者的鼻子,头处于向右转30°～40°的位置,快速小角度(10°)上下转动患者头部,可检查LARP垂直共轭半规管。头处于向左转30°～40°的位置,快速小角度(10°)上下转动患者头部,可检查RALP垂直共轭半规管。

如果眼动平滑没有扫视,通常说明VOR功能正常(HIT阴性)。如果出现与头动方向相反的代偿性扫视,说明VOR慢相不足或低下,需要启动扫视来提高低下的VOR,代偿性扫视与VOR慢相方向一致,是VOR缺损的指征。HIT检查的要点是:转动角度不必大,但是转动速度必须很快,最好能够达到至少1000°/s²起始加速度或峰速100°/s以上。否则很难满足抑制性中断的效应,影响定侧作用。出现前庭性代偿性扫视是HIT阳性的指征,说明VOR功能不足或缺陷,在头转动时,患者不能把眼睛保持在视靶上,会随头动而动离开视靶,必须启动快速扫视(与慢相方向相同)把眼睛重新拉回到视靶上。小脑疾病会出现VOR反射亢进,可出现与头动方向相同的反代偿性扫视,以便把太快的VOR慢相眼动带回至头动轨迹。小脑疾病也会出现交叉耦联性VOR:水平头脉冲可见上向慢相偏移和下向纠正性扫视。代偿性扫视与反代偿性扫视的区别在于两者的方向性。前者与头动方向相反但与VOR慢相方向相同,后者与头动方向相同但与VOR慢相方向相反。

水平HIT在临床应用广泛,是VOR功能检查最常用的床边检查方法之一。HIT阳性说明VOR反射通路异常,异常侧为病变侧,提示外周性前庭疾病。病变累及内耳、脑外段前庭神经、前庭神经进入脑干和在脑干穿行区以及前庭核构成VOR反射弧的部分,均可造成前庭外周源性损害。老年人可能反应稍低,某些正常人可能下向反应稍低。HIT阴性对急性前庭综合征患者或急性眩晕患者可能是中枢性损害的指征。没有累及VOR反射弧的中枢源性疾病可以表现为HIT阴性。一组34例单纯小脑疾病患者中31例HIT正常,其余3例均因累及了脑干前庭神经穿行或前庭核VOR组成部分,HIT呈现阳性。小脑梗死未累及到VOR初级反射弧的完整性,HIT通常为阴性,急性前庭综合征患者,通过HIT正常提示中枢性损害的正确率达90%,早期识别卒中患者的敏感性高于48小时DW-MRI检出率。

HIT检查是鉴别前庭外周损害与中枢损害的重要床边方法,简单实用可靠,一般没有不良反应。1例个案报告HIT转颈时发生一过性心脏传导阻滞,提醒注意患者迷走张力以及是否使用β-受体阻滞剂。

（2）头 Heave 检查（HHT）：左右水平方向线性加速度对椭圆囊刺激引起的耳石眼动反应（OOR），也称作 Heave VOR，因此把通过快速水平方向移动头部进行的耳石器官线性脉冲检查叫作 Head Heave 检查。方法：患者注视检查者的鼻子，检查者双手从两侧抱住患者头部，快速向左水平性平移患者头部很小距离（左侧 OOR），注意观察患者的眼球运动。再快速向右水平性平移患者头部很小距离（右侧 OOR），注意观察患者的眼球运动。如果眼动平滑没有扫视，通常说明 OOR 功能正常（HHT 阴性）。如果出现与头动方向相反的代偿性扫视，说明 OOR 慢相不足或低下，需要启动扫视来提高低下的 OOR，代偿性扫视与 OOR 慢相方向一致，是 OOR 缺损的指征。HHT 检查与 HIT 检查原理相同，只是 HIT 用于半规管，所以必须给予旋转性角加速度刺激。HHT 用于耳石-眼动反射，所以给予直线加速度刺激。HHT 检查的要点是，平移距离不必太大，但是平移速度须快，否则很难满足抑制性中断的效应，影响定侧作用。出现前庭性代偿性扫视是 HHT 阳性的指征，说明 OOR 功能不足或缺陷，在头平移时，患者不能把眼睛保持在视靶上，会随头动而动离开视靶，必须启动快速扫视（与慢相方向相同）把眼睛重新拉回到视靶上。能够在床边检查使用的耳石.眼动动态功能检查不多，HHT 弥补了床边 OOR 动态功能检查的空白。方法如果使用恰当，检查结果可靠。

三、HINTS 组合检查

HINTS 是集静态前庭指征和动态功能检查于一体的快速床边检查法，由三个检查体征组成：①水平头脉冲检查；②凝视性眼震；③眼偏斜；合称 HINTS。HINTS 在诊断发病 24 小时的急性前庭综合征中具有简单快速敏感的优点，可鉴别外周和中枢，卒中检出率较高。

HINTS 是从系列检查组合中筛选出来的。在 40 例前庭神经元和 43 例假性前庭神经元炎中使用系列检查组合（凝视性眼震、眼偏斜、头脉冲、主观垂直线、视跟踪），比较区别中枢和外周的敏感性。研究发现联合使用的组合比单个方法效果好，敏感性和特异性均可达 92%。主观垂直线在两组间无差异，眼偏斜具有很高特异性，但敏感性仅 40%。在此基础上将系列检查重新组合为头脉冲-眼震-眼偏斜组成的 HINTS 床边检查法，并在 101 例发病 24 小时的急性前庭综合征患者中进行了对照研究。101 例中 25 例证实为外周性疾病，76 例证实为中枢性疾病，其中一半患者没有神经系统体征。HINTS 利用头脉冲检查正常来排除外周性疾病，辅以方向改变的凝视性眼震和眼偏斜征为中枢性异常指征，鉴别中枢与外周的敏感性达 100%,显著高于 DWI-MRI 48 小时敏感性 88%(12 例假阴性)。特异性达 96%,比 DWI-MRI 48 小时特异性(100%)低,但无统计学显著差异。HINTS 具有鉴别外周与中枢性疾病的准确性高,简单方便尤其适合急诊使用,大量文献报告肯定 HINTS 对孤立性血管源性眩晕的鉴别诊断价值,得到临床较广泛认可。

58% 后循环卒中不伴体征或者体征不明显,35% 以眩晕为主诉但无明显体征而发生临床误诊,太依赖 CT 等影像学检查加剧了误诊的可能,误诊所导致的不幸在一组误诊的小脑梗死患者高达 40%。误诊还可能更多的发生在相对年轻通常不认为有卒中风险的患者。椎动脉解剖发现,有明显致病原因的后循环卒中的年轻患者,其临床表现可以类似急性外周性前庭病。HINTS 简单快速,可及时在急性前庭综合征鉴别卒中,恶性眩晕检出率高于早期 MRI,值得在临床使用。

四、前庭眼震诱发性检查

有些时候,潜在的两侧前庭张力不平衡需要通过一些方法诱发出来才能以眼震的方式观察到。就像是一般条件下心电图正常,只有在二阶梯负荷试验时,心脏潜在的缺血才能表现出来一样,前庭的潜在张力不平衡也需要在一定的负荷条件下才能表现出来。这类检查分两大类:张力敏感性和压力敏感性诱发方法。

1.张力敏感性诱发方法 见于摇头、振动、深呼吸 3 种,诱发出以下 3 种眼震:

(1)摇头眼震(HSN)。HSN 不是在摇头之际而是在摇头之后诱发出来的眼震,确切地说应该叫作摇头后眼震。通过摇头检查迷路潜在动态平衡和速度储存整合性机制的潜在对称性。速度储存系统是一种中枢机制,在低频前庭刺激时,帮助维持其慢相速度得以持续。检查方法:闭目直立坐位,检查者被动水平摇动患者头部或患者主动水平摇动头部(水平 30°角),以 2Hz 频率持续 10s 钟左右(或 20 个来回),停止摇头后观察眼震。可用前面讲到的剔除固视抑制几种方法观察眼震。如果存在两侧潜在前庭张力不平衡(一侧减弱或者一侧增高),可看到典型的水平 HSN。开始慢相速度朝向张力弱的一侧(眼震方向朝健侧),在 30s 期间逐步衰减。之后可能看到一个时相倒转,眼震方向改变朝向患侧。这个时相的眼震较弱,衰减也比较慢。任何原因导致速度储存机制抑制,例如迷路疾病急性期,HSN 可能不会出现。因此,除了存在两侧外周前庭张力的潜在不平衡之外,速度储存机制是否健全也是能否诱发出 HSN 的因素之一,两者缺一不可。实际上,这种潜在的张力不平衡正是通过速度储存机制才得以释放出来的。速度储存机制产生的中枢性不对称也是诱发出摇头眼震的因素之一。HSN 方向与摇头方向不一致出现交叉偶联反应,称为倒转性摇头眼震,在单侧小脑病变出现较多,在水平摇头后出现下向眼震。HSN 既可来自外周病变,也可来自中枢性病变。摇头的主要作用在于把潜在的或表现不明显的前庭张力不平衡诱发出来。摇头时对水平半规管产生刺激,速度信息则在速度存储中枢内存储整合,摇头停止后,储存的速度信息再缓慢释放出来。如果两侧前庭张力存在不平衡(非对称性),则会产生 HSN。病因可以是损害性或者刺激性。双侧前庭病变时可减弱,若两侧均衡性损害,没有张力不平衡存在,则不会出现 HSN。HSN 对单侧前庭病变的敏感性达 46%,特异性达 75%。药物治疗和前庭康复 6 个月后,39%患者不再有 HSN。

(2)振动诱发性眼震(VIN):是由低频振动诱发的眼震。检查方法:患者直立坐位,在乳突头或颈部胸锁乳突肌肌肤部位放置振动器,振动 10s,然后观察眼震。乳突部位的振动经过骨传导对双耳刺激相等,正常人一般不会诱发出 VIN。单侧前庭病变诱发慢相朝向患耳的 VIN。VIN 可发生在前庭外周性疾病,也可发生在中枢性疾病。振动后出现垂直性眼震应怀疑中枢性病变。VIN 是单侧病变造成的前庭张力不平衡的有用检查方法,不过敏感性较 HSN 低。

(3)过度换气诱发性眼震(HIN):快而大深呼吸 30~60s 之后观察眼震。HIN 可来自于外周性疾病,如外周淋巴瘘、前庭神经胶质瘤和微血管压迫症。也可来自中枢性疾病,如多发性硬化和某些小脑疾病。桥小脑角肿瘤对过度换气比较敏感,84%桥小脑角肿瘤患者发现同侧 HIN,其他前庭病变 34%可见 HIN。机制不是很清楚,可能与过度换气引起的代谢变化有关,如钙离子的变化等。过度换气也可诱发焦虑性前庭症状,但不会诱发出眼震。出现 HIN 提示存在潜在的前庭张力不平衡或其他异常,而不单纯是前庭性焦虑症一类的疾病。单纯的焦虑性疾病一般没有前庭张力性不平衡。

2.压力敏感性诱发方法　见于中耳或中心静脉压力、声音造成的压力、外耳道压力 3 种。诱发以下 3 种现象,大多出现在内耳疾病,也可因压力使颅底畸形患者出现眼震。

(1)Valsalva 手法:通过两种方法来诱发眼震:患者可以抵住声门呼气(好像要抬起一个很重的东西似的),通过增加中心静脉压力提高颅内压,称作声门Valsalva。或者捏住鼻孔呼气(好像要把气压向耳朵似的),通过耳咽管提高中耳压力,称作捏鼻子 Valsalva。Valsava 诱发性眼震可见于颅底畸形,前半规管闭合不全,梅尼埃病,也见于外周淋巴瘘,胆脂瘤及听骨链异常。对压力敏感患者极有价值。

(2)Tullio 现象:通过电测听仪器等发声设备或装置对每一侧耳朵发出较大声

音,2s,然后观察是否出现眼震。Tullio 现象是指通过声音所诱发出眼震的现象,对压力敏感患者很有价值。强 Tullio 阳性现象主要见于前半规管闭合不全,弱 Tullio 阳性现象常见于外周淋巴漏。

(3)Hennebert 现象:通过外耳道压力试验诱发出眼震的方法。可经气耳镜给外耳道正负压力,可以通过按压耳屏改变外耳道压力。通过外耳道压力变化传导至中耳而诱发症状,可见于前半规管闭合不全和外周淋巴瘘,偶见于梅尼埃病。

第四节　听力检查

1.音叉检查:使用 256Hz 或 512Hz 的音叉振动产生的声音检测。

(1)Weber 试验:将振动的音叉置于患者前额正中,让患者识别音叉声音在哪一侧或是居中,正常情况,两耳感觉声音大致相等,因此居中。有感音性耳聋者,正常耳能听到,Weber 试验偏向健侧。有传导性耳聋者,Weber 试验偏向患侧。

(2)Rinne 试验:将振动的音叉分别置于患者耳后乳突处及耳前 2.5cm 处,由患者来辨别哪一个听得更清楚。正常情况下,由于声音的气导比骨导听力效果好,因此会感到耳前 2.5cm 处的声音大于乳突处的声音,但有传导性耳聋者,患者感知气导声音的能力下降,所以耳前处的声音小或听不到,感音性耳聋者,两者都降低。

对音叉检查有异常发现的患者,应结合临床考虑做进一步电测听等听力检测的需要。

2.语言检查法:包括耳语试验及话语试验。检查室长度应在 6m 以上。环境安静,受检者侧坐或侧立,受检侧耳朝向检查者,其外耳门与检查者口约在同一水平线上,对侧耳的外耳道口用手指堵住;闭眼,身体不可靠墙;在距离 6m 处检查者以耳语声讲话(低音词汇),请受检者复述,如不能复述,缩小检查者与受检者之间的距离直至能够正确复述为止。记下此距离,如 3m 作为分子,以正常的听距(通常为 6m)作为分母,取此分数的平方值 $(3/6)^2$,为其听敏度 1/4,则其丧失的听力为 3/4。同法测另一耳。如受检者听不到耳语,或只在很近的距离才能听到耳语,则改用话语(普通谈话声)检查。此时的听距应该增加为 12m。根据耳语及话语的音量可以了解听力损失的程度。低声耳语,一般相当于声强级 10~20dB,普通耳语相当于 30dB,低声话语相当与 40~55dB,普通话语相当于 60~70dB,而高声话语约相当于 85dB。

3.秒表检查法:受检者将非受试耳用手指塞住,检查者将秒表放于受试耳的外耳道水平延长线上,逐渐移近,直至听清为止。记录听到声音时的距离。同法测另一侧耳。以受试耳的听距定为分子,健耳或正常耳的听距为分母,计算方法同耳语实验),如双耳均听力减退,则先测定一般人对于该表的正常听距作为标准值(分母),再行计算。

为了鉴别传导性或感音神经性病变,应采取一系列实验方法:

1.林纳实验　目的测定同侧耳的气导和骨导能力的比率阳性(气导>骨导):为正常听力或内耳疾患(感音神经性聋)。阴性(骨导>气导):为外耳道或中耳疾患(传导性聋)。相等:为中度传导性聋或混合性聋。

2.韦伯实验　同时比较双耳的骨导听力,在正常人双耳应相等。正常人或两耳骨导能力相等者,感觉声音在中央,传导性聋:声音偏向患侧或较重的病侧。感音神经性聋:声音偏向健侧或较健侧。

3.施瓦巴赫实验　比较受检者与正常人的骨导听力。

4.盖莱试验　用以检查骨膜完整者的镫骨底板的活动情况。除上述方法外,诊断听力学方法还包括:纯音听阈及阈上功能测试,声导抗测试,成人言语测听,听觉诱发电位,耳声发射检查等。

世界卫生组织(WHO)1997年根据0.5kHz、1kHz、2kHz及4kHz气导平均阈值,将听力损失分为以下几级:

轻度听力损失:26～40dBHL;

中度听力损失:41～55dBHL;

中重度听力损失:56～70dBHL;

重度听力损失:71～90dBHL;

极重度听力损失:大于等于91dBHL。

第五节　步态检查

步态和躯体平衡是眩晕查体的重要内容。造成步态异常和躯体平衡障碍的因素很多,需要逐一检查的相关内容也很多。步态和躯体平衡检查涉及两部分:一般常规神经科查体检查内容和常规眩晕查体内容。

一、常用步态平衡检查方法

1.CTSIB(CTSIB)　患者双腿平行,自然站立,双手胸前交叉抱肩。先张目条件下观察患者是否站立平稳,再闭目条件下观察患者是否站立平稳。然后根据情况,可站立在海绵垫上或 Tandom Romberg 站立,分别在张闭目条件下观察患者维持平衡状态。在检查过程中要注意保护患者。通过张目(视觉-深感觉-前庭觉)、闭目(屏蔽视觉)、海绵垫上(屏蔽深感觉)等几种组合检查3大感觉系统对维持平衡是否正常,如果不正常,可能是哪个系统的问题。如果患者闭目时,身体摆动幅度增大,注意是在前后方向增大,还是在左右方向增大。倾倒时,是向侧方还是向后方。外侧部位脑干、小脑病变常向侧方倾倒,中线部位脑干及小脑病变常向后方倾倒。一侧前庭病变常会向患侧倾倒或有向患侧倾倒的倾向性。

2.双臂过指试验　医生伸出双手食指位于患者对面,患者看清楚后闭目双手举过头顶,然后双手从自己头顶快速向前向下,用双手食指达到记忆中医生的手指位置。应反复做几次,注意观察患者手臂是否会向病变侧偏移。

3.单腿站立试验(SLS)　患者交替分别以左右腿单独站立,观察患者在单腿站立时平稳程度。在检查过程中要注意保护患者。任何人不用手扶持辅助,能够闭目单腿站立,不太可能有客观躯体平衡障碍。SLS不仅与平衡也与肌力相关。

4.Tandem Romberg 站立　患者双脚前后成一线站立,在张闭目条件下观察患者的躯体平衡状态。至少维持30s属于正常。在检查过程中要注意保护患者。Romberg 阳性:患者倾向于真正跌倒。前庭病变,深感觉障碍,小脑疾病均会导致Romberg 异常。一侧前庭病变常会向患侧跌倒。

5.Fukuda 原地踏步　患者闭上眼睛,双手平举,原地踏步30s或者50步。如有单侧前庭性病变存在,患者在闭目原地踏步时,会逐渐偏离最初的原点位置,向病变一侧偏移,大于30°为异常。在检查过程中要注意保护患者。

6.Tandem 行走　患者先张目后闭目两脚前后成一线行走,观察患者行走的步态,是否失去平衡,是否倾向于跌倒。小脑病变即使睁开眼睛也不能行走,一走就会跌倒。前庭病变尚可行走,但是行走时会偏向一侧,通常偏向病侧。在检查过程中要注意保护患者。

7.行走转头检查　患者在向前行走过程中,边走边向左右转头。前庭疾病者在行走时通常无法快速转头,转头会增加其行走时的不平稳状态。在检查过程中要注意保护患者。

8.心力负载行走(WMW)　患者在行走的时候做计算,有认知功能障碍的患者,通常行走的速度会明显降低。

二、步态异常和平衡障碍的主要病因分析

平衡障碍或步态异常患者可有头晕或不稳的感觉。平衡障碍或步态异常受多种因素影响，涉及多种机制，临床表现相对比较复杂，分析主要原因时需从多个方面考虑。

1.肌力不足　肌病和累及运动系统的疾病是造成肌力减退的主要原因，这些患者需要查清和积极治疗原发病。由于活动减少缺乏锻炼，老年人常存在轻度肌力不足的问题。这种肌力减退常在不知不觉中产生，并且不十分明显。老年人的肌力减退尤以下肢为著，导致躯体持重力减弱，增加了维持躯体平衡的困难，在站立或行走时常感不易保持重心。对于这类患者的平衡不稳，加强肌力康复治疗是重要内容之一，而且疗效常常十分显著。这类原因造成的平衡步态问题由于轻微常常容易忽略，因此应在查体时给以足够的注意。

2.深感觉障碍　深感觉包括压力觉、位置觉、振动觉。人们依靠从下肢肌肉和关节得到的深感觉信息以及足部的压力感觉信息得知他们运动的速率和方向。深感觉，尤其是振动觉对保持站立时的平衡至关重要。因此，累及深感觉功能的疾病，例如外周神经病变、糖尿病性外周神经损害等，可造成平衡不稳。穿着厚底鞋或走在地毯上时会加重因深感觉导致的不稳感。

3.视觉障碍　视觉是维持平衡的重要条件。缺少视觉信息或视觉信息扭曲，常常导致错误信息，不能及时反馈调节，造成平衡功能障碍。应注意检查视觉，积极治疗原发病。

4.前庭功能障碍　前庭系统通过前庭脊髓对人体的维持平衡起重要作用。累及前庭系统的疾病，常常对患者的躯体平衡和步态异常造成严重影响。

5.小脑疾病　小脑通过小脑脊髓束对肢体运动进行调节，通过对前庭小脑之间的通路对躯体平衡进行调节。小脑病变，例如脊髓小脑变性，常常对步态和平衡造成严重影响。

6.基底神经节病变　基底神经节对肌张力有特殊影响和作用，从而也对躯体平衡产生影响，例如帕金森病。

7.脑白质病（WMD）　WMD是发生在脑白质的局灶性或弥散性疾病，常见于侧脑室周边区域、皮质下，以及脑干。过去十几年来WMD与平衡不稳和步态异常的关系得到日益广泛认同。尤其是脑干WMD可能与累及了前庭脊髓束、内侧纵束、前庭小脑及小脑前庭之间的传导通路，以及皮质脊髓束和脊髓小脑束

有关。

8.行为和精神异常　进入 21 世纪后大量研究证实恐惧-焦虑对平衡功能的影响和两者之间的交互关系。前庭系统受行为因素的影响,可表现为持续性姿势-知觉性头晕综合征(PPPD)。

步态异常和平衡不稳可能带来跌倒的高风险,应当及时进行跌倒风险评估,早期进行防跌倒康复。

第六节　位置性检查

位置性检查是指通过头位改变,体位改变,以及颈部位置改变进行检查的方法。位置性检查包括 3 部分内容:变位试验、位置试验和椎动脉-颈源性-前庭源性区别试验。在进行位置性检查之前,首先确定患者无颈部疼痛、颈部疾病或转颈及位置试验的禁忌证。变位试验还包括一些不造成颈椎过度伸展扭转的 BPPV 检测法,以便检测不适合经典性手法的患者。

一、变位试验

进行变位试验前,首先检查是否有自发性眼震存在,特别注意是否有假性自发性眼震。假性自发性眼震受头位改变的影响。

1.Dix-Hallpike 试验手法　由 Dix 和 Hallpike 于 1952 首先提出并且描述,是诊断后半规管 BPPV(PC-BPPV)重要且有效的检查方法。美国 AAO 在 2008 年发表的指南中指出,仅有病史对于准确诊断 BPPV 是不充分的。根据病史应先从健侧开始检查。

检测右侧 PC-BPPV 时,患者张目坐在检查床上,检查者站在患者右侧,将患者的头向右转 45°(图 3-2A),这个位置使左前和右后这一对半规管(LARP)处于垂直旋转轴平面,与重力方向一致。告诉患者下一步将把患者从坐位快速转至卧位,且于相同角度(右转 45°,右耳向下)将头垂悬于检查床 20°~30°(图 3-2B)。向下的快速变位使耳石因重力变化而移动,从而产生最大限度的刺激。

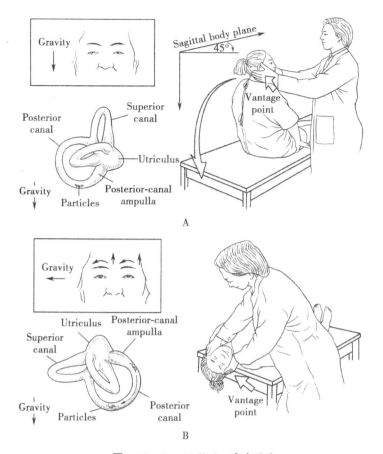

图 3-2B　Dix-Hallpike **试验手法**

　　向患者事先说明可能会因此引发眩晕,使患者有所准备。当用手支撑和保护快速将患者转至这个位置后,停留至少 30s 以观察是否出现眼震。5～20s 短暂潜伏期后,若有耳石在后半规管长臂内随重力变化移动,患者会出现眩晕和眼震,持续时间 10～40s,多在 60s 之内。眼震常为旋转性的上向眼震(上旋眼震):垂直成分表现为快相朝向前额,旋转成分以患者为视角表现为快相顺时针性旋转或者朝向受检耳一侧。此为 Dix-Hallpike 试验阳性,可诊为右侧 PC-BPPV。但若耳石黏附在嵴顶,由于重力作用于嵴顶,眼震可能在非悬头位的地平面头位时更强烈。然后再把患者扶起恢复到原先的坐位可能会看到反向眼震。

　　检测左侧 PC-BPPV 时,站到患者左侧并把患者头向左转 45°,再重复以上过程,快速将患者从坐位转至卧位,且在这个相同角度(左转 45°,左耳向下)将头垂悬于检查床 20°～30°的位置,以检查左侧后半规管。眼震常为旋转性的上向眼震(上旋眼震):垂直成分表现为快相朝向前额,但是旋转成分以患者为视角表现为快相逆时针性旋转或者朝向受检耳一侧。此为 Dix-Hallpike 试验阳性,可诊为左侧PC-BPPV。

反复进行 Dix-Hallpike 试验后会产生疲劳,不再能诱发眼震。因此,不主张反复进行。Dix-Hallpike 试验手法可能受检测速度和角度等因素影响其准确性,其诊断整体敏感性从 50％至 88％不等,特异性为 71％,阳性预测值 83％和阴性预测值为 52％。因此 Dix-Hallpike 试验阴性时,不能完全排除 BPPV 的可能性。当高度怀疑 BPPV,但是 Dix-Hallpike 试验未见阳性结果时,应进行 Supineroll 手法来检查是否有水平半规管 BPPV 或使用其他改良法检测 PC-BPPV。

2.Supineroll 检测　Supineroll 检测(平卧翻转检测)又称 McClure-Pagnini 检测,是诊断水平半规管 BPPV(LC-BPPV)的重要方。检查前应告知患者,可能会引起短时间的眩晕或头晕,使其有所准备。

患者头正中位抬高 30°,自然仰卧于检查床上,快速将头向一侧(右)转 90°,停留在此位置至少 30～60s,观察有否眼震。观察结束或眼震消失后,再将头向相反方向(左)回转 90°,回到原位(正中位头上抬 30°仰卧位)。观察 30s 或眼震消失后,再快速将头向另一侧(左)转 90°观察有否眼震.或者直接从一侧 180°转向另一侧。若有 LC-BPPV 可能会观察到两种潜在的眼震,提示 LC-BPPV 的两种不同类型。

(1)Geotropic(向地性)眼震:仰卧后向病侧快速翻转所诱发的眼震强烈,潜伏期很短甚至没有明显的潜伏期,眼震快相朝向地平面(耳朵向下的一侧),持续时间较长但很少超过 1 分钟。当患者快速转向另一侧(健侧)时,眼震强度减弱,但快相仍旧朝向地平面(另一耳朵向下的一侧,眼震方向改变)。这种类型占 LC-BPPV大多数,占 60％～83％,属于管石症类型,即耳石碎片掉落在半规管的长臂管道中,随着向一侧翻转时的内淋巴流动,耳石颗粒或碎片产生一侧向壶腹(兴奋性)运动,另一侧产生离壶腹(抑制性)运动。根据 Ewald 第二定律,向壶腹的兴奋性反应强于离壶腹的抑制性反应,向地性眼震强烈的耳朵向下一侧提示为病变侧。

(2)Ageotropic(背地性)型眼震:无论向哪一侧翻转,诱发的眼震快相均不向地面,而是朝向与地面相反的方向,耳朵向上的一侧(离地方向)。眼震潜伏期很短甚至可没有明显潜伏期。相对于向地性眼震,背地性眼震一般较弱但持续时间较长,可存续于头位改变的整个时间段。背地性眼震的持续时间有两种,发作性一过性眼震多见,长时间眼震或持续性眼震少见。这种类型较少见,占 17％～40％,属于顶石症类型,即耳石颗粒或碎片黏滞在壶腹嵴上,向一侧翻转时耳石碎片产生向壶腹(兴奋)运动和离壶腹(抑制)运动的方向与向地性眼震相反。背地性眼震强烈的耳朵向上一侧提示为病侧。不过背地性眼震也见于游离的但很靠近壶腹嵴的耳石。

需要注意的是:①两种眼震均为略带旋转性的混合型眼震,而不是纯粹的水平眼震。②持续时间较短,多为一过性,这些特征提供了与中枢源性位置眼震的区别。但在 Supineroll 检测时,LC-BPPV 的眼震方向改变仅与耳石的运动方向有关,而不能视为中枢源性眼震的鉴别条件之一。③背地性眼震型,特别是持续性的,常归因于前庭中枢性异常,此时最好的鉴别办法是排除法,寻找是否有提示中枢性异常的其他前庭.眼动异常或者视眼动异常,例如,摇头后眼震,凝视性眼震,扫视或跟踪异常,等等。如为疑似案例,眼震数天不消失,应及时进行包括影像学在内的其他辅助检测。

反复进行 Supineroll 后,不易产生疲劳性。检查对两侧速度和角度尽量一致。

3.Dix-Hallpike 试验替代方法　(1)Side-lying 手法(侧卧手法):对于疑为 BPPV 的患者,但患者同时存在不宜进行颈部过度后仰的情况(例如 VBI,颈椎疾病,颈部转动受限),提倡使用这个侧卧方法来取代正规的 Dix-Hallpike 试验手法。一些研究认为此法敏感性与 Dix-Hallpike 试验没有显著差异。患者首先坐位直视前方(坐在检查床的中心部位),然后将头从要检测的一侧耳朵转开 45°(例如,向左 45°),然后头向要检查的另一侧侧卧(右侧),形成侧卧体位。然后在这个位置停留观察患者的主观症状和眼震。不过,这个侧卧体位对于有腰部或髋部问题或活动受限的患者不适宜。特别是对骨盆手术和髋部置换术的患者来说是禁忌证。在这种情况下,可考虑下面的方法。

(2)完全支撑型 HaUpike:这种方法适用于有颈部过度伸张禁忌证但同时又不能侧卧的上述患者。患者平卧于检查床上以避免头过度伸张和侧卧,将头转向需要检查的一侧停留,并观察有否症状和眼震,做完一侧后,再进行另一侧。上述这两种方法属于改良的 Hallpike 变异手法。

二、位置试验

相对于变位试验,位置试验诱发的是一种相对"静态"的位置性眼震。位置试验前应该先检查是否有自发性眼震或者凝视性眼震存在。这些眼震可能会对位置性眼震有所影响。位置试验应在变位试验之后进行,应非常缓慢地将患者置于每个位置,以免诱发变位试验,并在维持这个位置的存留期间观察是否有位置性眼震。

位置试验涉及的检测位置可多达 10 个,检测位置多费时较长,但却不一定都有阳性发现,近来临床更趋向于选择少数几个发现病变最敏感的位置;常见的检测位置有:①头正中抬高 30°仰卧位;②头或全身右侧位;③头或全身左侧位;④头悬位。也可于直立坐位进行位置试验:①面朝前头低 30°直立坐位;②头左转直立坐位;③头右转直立坐位;④头后悬直立坐位。一般在每个位置观察 20～30s,最好不少于 10s,以免某些患者的位置性眼震潜伏期较长,从而错失观察的机会。

病理性位置性眼震的标准:不同的临床文献报告提出不同的临界标准,例如 14°/s 或者 5～6°/s,没有统一的标准。但是多数认为,判定病理性抑或生理性不能仅根据人为设定的某个单一指标,应结合位置性眼震出现的位置多少、持续的时间、病史和查体综合分析,必要时结合其他辅助检测手段。即使是很低强度的位置性眼震,持续或间歇性,如果比较恒定地出现在数个位置也提示有临床意义。外周及中枢性疾病都有可能出现位置性眼震,鉴别方法与自发性眼震类似。

三、鉴别性筛查试验

涉及转颈的检查可能刺激到椎动脉、颈部结构、前庭终末感受器等多方面的因素,有时不容易鉴别眩晕或头晕究竟来自哪里。BPPV 常同时并发多种其他疾病使其临床表现趋于复杂。颈源性眩晕、后循环 TIA 等其他疾病可引发相类似症状,存在着误诊可能。查体若有眩晕之外的其他症状或诱发的眼震不典型时要高度警惕。以下筛查方法可能有助于区别。

1.椎动脉检查　下面两个方法康复师使用较多,目的是尽可能在康复之前排除由椎动脉血管病引发的不适宜做手法复位或康复的患者,减少诱发椎动脉夹层或血管病的风险。

(1)VBI 筛查(VBI-ST):如果患者已经确定有椎基底动脉系统狭窄或缺血性疾病,尽量不再重复此法。疑有椎基底动脉系统血管性疾病者,做转颈筛查之前,需先进行 VBI-ST 排除椎动脉血管性疾病,再进行转颈筛查,以防患者不适合做转颈筛查。方法:患者先主动左右转颈至可耐受的最大限度,然后再到后仰位。每个位置停留 10s,由检查者观察患者是否出现眼震或其他症状(如头、恶心、耳鸣、头痛、视觉症状,面/舌症状,言语不流畅变缓)。如出现症状 VBI-ST 为阳性,检查可以停止,同时提示患者不适宜进行需要转颈类的检查和治疗。假如阴性,可由检查者被动重复以上位置,每个位置停留 10s,观察是否出现上述症状。不少报告指出这个方法的敏感性不足以排除 VBI,但也有此法可有效检出 VBI 的报告。以坐位进行比较好,也可卧位。在检查颈椎转动对椎动脉的影响时,不必过分引发头位相对于重力的变化,后者是引发 BPPV 的根本原因,在某种程度上,可能起到区别的作用。

(2)椎动脉试验:方法:直立坐位,眼睛直视正前方。头转向一侧停留 20～30s观察是否有眼震出现,再转向另一侧停留 20～30s 观察是否有眼震出现。在这个过程中,眼睛随头动而保持在眼眶中心的位置。如果有弱眼震出现,在 20～30s 后头转回到头正中位置等待眼震消失。这个检查由于眼随头动而动,并不检查 VOR反应,主要观察是否因颈旋转诱发眼震,产生颈源性眩晕。研究发现,正常人转颈通常引起过伸侧的一过性椎动脉直径缩小,特别是在 C_1～C_2 段。由于侧支循环一般不引起缺血发作,但确有因转颈影响椎动脉血流导致孤立性眩晕的报告。动物实验发现,局麻上颈根可引发快相向对侧的水平弱眼震,临床也确有转颈引发眼震的报告,也许与颈神经根传入张力性改变传至前庭系统有关。因此,此项检查可能与血管源性和颈源性因素有关。

2.颈源性因素筛查法　可以通过转颈以外的方式区别眼震或眩晕是否为颈源性因素。方法:患者坐在一个可以转动的椅子上,直视前方视靶,头保持不动,仅躯干身体转向右侧,再回到正中位,再转向左侧,再回到正中位。要在每个位置停留20～30s,以观察是否有症状出现。检查者站于患者背后,轻轻协助患者保持头不动,通过身体转动达到转动颈椎的目的,但同时避免不引发由头动带来的前庭刺激。

3.前庭源性因素筛查法　如果患者主诉向左转头时头晕,可通过下面不转颈的方法确定是否前庭源性。方法:患者坐在一个可以转动的椅子上,坐位直视正前方,然后头和身体一起转向左侧,停留 30～40s,观察是否诱发症状。结果阳性时,多说明是前庭源性因素。头和身体一起转动刺激了前庭,但避免了转动颈椎。若怀疑颈源性因素,可以用前一个方法,患者头保持不动直视前方,但躯干身体转向右侧,形成实际上的头位于身体左侧,但避免头动引发的前庭刺激。如果患者在检测时出现症状,则提示颈源性。利用转动的不同方式达到分离颈源性因素和前庭源性因素的目的。

第四章　无听力障碍的周围性眩晕

一、良性阵发性位置性眩晕

良性阵发性位置性眩晕(BPPV)是一种阵发性、由头位变动引起的,伴有特征性眼震的短暂的发作性眩晕,是最常见的前庭疾病。并非所有头动都可引起BPPV发作,只有与重力垂直线夹角有变化的头动才能出现症状。BPPV不能等同于位置性眩晕,位置性眩晕是指在某一个或几个特定头位时诱发的眩晕,多同时伴有眼震,即位置性眼震。但要诊断BPPV需要满足本文将要描述的一些特征。历史上,Barany于1921年首先报道本病,但1952年是Dix与Hallpike第一次准确、全面描述了BPPV的临床特征。以往,治疗良性阵发性位置性眩晕只有一种方法,即Brandt-Daroff练习。随着对BPPV机制的认识的日益完备,治疗方法也更有针对性。治疗方法设计的基本原理是根据管结石或壶腹嵴结石,以及受累半规管的空间位置制定的。本节概述良性阵发性位置性眩晕的发病机制、临床表现及诊断与治疗方法。

(一)病因

1.原发性　一些患者在发生BPPV时没有明确的原因,称为原发性或称特发性BPPV,占50%～70%。这些患者可以有和突发性聋相类似的原因,如劳累、紧张等,尤其是年轻的患者更为多见,这些患者尽管目前无因可循,但推测可能与前庭一过性供血异常有关。概括起来,原发性BPPV可能与下列因素有关,或继发于下列疾病(图4-1)。

(1)耳石病:迷路发生老年性改变,或退行性变时,椭圆囊斑变性,耳石膜脱落后进人半规管并沉积于此,以后半规管最易发生,偶可发生于外、前半规管。

(2)外伤:轻度头颅外伤后或头部加速运动可致本病。镫骨手术后亦可出现耳石脱落进入半规管。

(3)耳部疾病:中耳乳突感染,如病毒性迷路炎、慢性化脓性中耳炎,梅尼埃病缓解期,外淋巴瘘,双侧前庭功能不对称所致。

(4)内耳供血不足:因动脉硬化、高血压致内耳供血不足,囊斑的胶质膜变薄,耳石脱落,进入半规管。

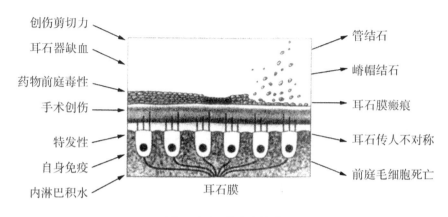

图 4-1 耳石器功能异常

2.继发性　发生 BPPV 时,有明确的原因可循。头部外伤或内耳手术(如镫骨切除术)继发 BPPV 较为多见,外伤时易使椭圆囊斑的耳石进入半规管诱发 BPPV,且可为双侧。内耳病后出现 BPPV 是常见的现象。梅尼埃病、病毒迷路炎或前庭神经炎、偏头痛常合并有 BPPV,可能是内耳原发性疾病使耳石易于脱落,如内淋巴积水、内耳血管痉挛等损害椭圆囊后使耳石脱落。但根据笔者的观察,突发性聋并发 BPPV,是最常见的继发性 BPPV。

原发与继发是相对的,随着认识水平的提高,一些所谓的原发性 BPPV 可能成为继发性 BPPV。

(二)临床特征

1.BPPV 是最常见的前庭疾病,特点是头运动到某一特定位置出现的短暂的眩晕,可见于各个年龄段,但儿童少见。根据 Miami 大学理疗科和 BascomPalmer 眼科医院眩晕与平衡中心 1994～1998 年的资料,各个年龄段 BPPV 的发生率见表 4-1。BPPV 是原发性的,也可为继发性(继发于内耳病变、头部创伤等)。BPPV 有自愈性,故称自限性疾病。超过 3 个月不愈者称为顽固性 BPPV,复位无效可行手术治疗。

表 4-1　BPPV 的年龄分布

年龄	头晕的人数	BPPV(%)	BPPV 人数
0～9	9	0	0
10～19	32	3.1	
20～29	64	3.1	2
30～39	191	17.8	34
40～49	261	16.5	43
50～59	207	22.2	46
60～69	298	26.2	78
70～79	376	23.7	89
80～89	176	33.1	58
90～99	14	50.0	

2.BPPV 最多见的主诉是躺下、床上翻身、屈身或仰视时出现眩晕。常见于下述活动时,如起床、家务劳动、淋浴时洗头等。其他与 BPPV 相关的主诉包括眩晕停止后持续数小时或数天的平衡障碍及较为模糊的感觉如头晕或漂浮感。根据 Tusa 和 Herdman 的资料,各种临床症状的发生率见表 4-2。

表 4-2　BPPV 常见主诉的发生率

主诉	发生率
平衡失调	57%
眩晕	53%
行走困难	48%
头晕	42%
不稳感	29%
自身旋转感	24%
倾斜感	22%
漂浮感	15%

(三)发病机制

1.嵴帽结石　这一学说是 1969 年由 Schuknecht 提出,认为椭圆囊的退变碎片黏附到后半规管的壶腹嵴,使其对重力敏感,该理论即嵴顶结石症。该理论的证据是在 BPPV 患者颞骨病理学研究发现后半规管的壶腹嵴有嗜碱性物质沉积。并可增加嵴顶的密度,当头位变化使受累耳在下位时会产生后半规管壶腹嵴顶的异常偏斜,引发眩晕。由于只要患者在激发体位壶腹嵴就会保持偏斜状态,眼震和眩晕可持续存在,但中枢适应后,强度会逐渐减低,因此嵴顶结石症的特点是:①患者处于激发体位眩晕立即出现;②眼震与眩晕的潜伏期相同;③激发体位不改变,症状就持续存在。这种类型的BPPV少见。

2.半规管结石　这一学说是Hall等(1979)提出,后Epley(1980)加以完善的理论。这一学说认为退变的碎片在半规管内淋巴中自由浮动,证据是可在术中显微镜下暴露膜迷路后发现有自由浮动的耳石碎片。头部处于激发体位时,耳石在半规管中处于悬垂位。根据流体力学的理论,耳石的运动引起内淋巴的运动,牵拉壶腹嵴顶,使该半规管的神经放电增加。反应的潜伏期与内淋巴牵拉使壶腹嵴顶偏斜的时间相关。眩晕、眼震与壶腹嵴顶的相对偏斜有关。继续保持该头位由于内淋巴移动停止,眩晕和眼震也下降。因此,管结石症有以下特点:①患者处于激发头位后眩晕的出现有1～40s的潜伏期;②眼震与眩晕的潜伏期相同;③眩晕和眼震的强度波动,先重后轻,时程不超过60s。管结石是BPPV最常见的类型。

(四)诊断

BPPV可以累及三对半规管的任何一个,最常见的是后半规管BPPV,其次是水平半规管BPPV,而前半规管BPPV最少见。判断受累半规管主要根据是头处于激发位置时眼震的方向。仔细观察如果发现患者从卧位回到坐位时眼震时相和方向逆转,也可用来判断哪个半规管受累。正确的治疗建立在正确识别受累半规管及判断属于嵴顶结石症还是管结石症。

有3种手法操作用于激发眩晕和眼震。这些检查最好在正常光线下佩戴Frenzel眼镜或红外摄像系统完成,用以防止水平性和垂直性眼震的固视抑制,增加观察到眼震的可能性,但固视不抑制扭转性眼震。在进行检查前,应向患者说明检查的过程,消除患者的紧张情绪,取得患者的最佳配合。

1.Dix-Hallpike试验　Dix-Hallpike试验也称Barany检查,或Nylen-Barany检查。这是用来确定BPPV诊断最常用的检查方法(图4-2)。患者坐位水平方向转头45°,快速躺下使头悬垂与水平面呈30°角。这种体位正好使后半规管处于受重力牵拉的平面。黏附于壶腹嵴顶或浮动于半规管长臂的碎片会移动并引起眩晕和眼震。眩晕出现可有潜伏期,该体位应维持30s。如果患者有BPPV,当患耳为下位耳时会诱发眩晕和眼震。然后患者缓慢恢复坐位。如果患者在悬头位出现眩晕和眼震,恢复坐位时还会出现眩晕和眼震。该体位也使前半规管处于相对悬垂的位置,因此前半规管BPPV也可诱发眩晕,前半规管BPPV的眼震方向为向下扭转性眼震。在 Dix-Hallpike 检查中,检查右侧时,碎片可能移动引起眩晕和眼震;检查左侧时则无眩晕和眼震。该检查过程中也可引起前半规管内碎片的移动,故也可用于前半规管 BPPV。

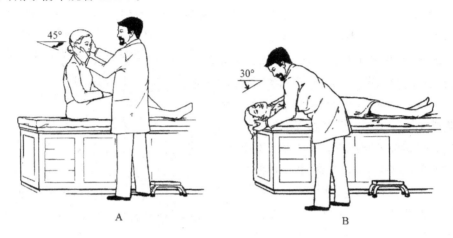

图 4-2　Dix-Hallpike 试验

2.侧卧试验　患者坐于检查床上,头向一侧转 45°,然后快速向对侧侧卧,这样处于向下耳的后半规管壶腹嵴受到重力的牵拉,管结石或嵴顶结石诱发眩晕和眼震。同样,下位耳内前半规管耳石也可移动,出现眩晕和向下的扭转性眼震。患者然后回到坐位。

3.滚转试验　水平半规管 BPPV 采用 Dix-Hallpike 检查可能引不出眩晕和眼震,最好的检查方法是在水平半规管平面转动患者的头部。患者仰卧头屈曲 20°,然后头快速向一侧转动,并保持头位 1min,观察有无眩晕出现。头位再转回中线位(仍然是轻度屈曲位),再快速转向对侧。水平半规管 BPPV,由于耳石在水平半规管内来回移动,左转和右转两个方向都会出现眩晕和眼震。头转向患侧时慢相眼速加快,眼震时程延长,患者主观症状加重。眼震的方向取决于是嵴帽结石还是半规管结石。水平半规管管结石眼震方向向地,有疲劳性;而嵴顶结石眼震方向离地,持续存在不疲劳。

4.BPPV 变位检查的眼震特点

(1)后半规管 BPPV 的眼震特点:患者头向一侧转 45°后快速卧倒,使头悬至床下,与床平面成 30°夹角,患耳向地时出现以眼球上极为标志的垂直扭转性眼震(垂直成分向眼球上极,扭转成分向地);回到坐位时眼震方向逆转。管结石症眼震持续时间<1min;嵴帽结石症眼震持续时间≥1min。

（2）前半规管 BPPV 的眼震特点：患者头向一侧转 45°后快速卧倒，使头悬至床头，与床平面成 30°夹角，患耳向下时出现以眼球上极为标志的垂直扭转性眼震（垂直成分向眼球下极，扭转成分向地）；回到坐位时眼震方向逆转。管结石症眼震持续时间<1min；嵴帽结石症眼震持续时间≥1min。

（3）水平半规管 BPPV 的眼震特点：管结石症在双侧变位检查中均可诱发向地性或背地性水平眼震，眼震持续时间<1min；嵴帽结石症在双侧变位检查可诱发背地性水平眼震，眼震持续时间≥1min。

（五）治疗

BPPV 治疗有三种方法：管结石复位法（CRT）、Semont 法及 Brancit-Daroff 练习，适应证各不相同，根据受累的半规管决定治疗方法。一般首先应用管结石复位法治疗管结石症，Semont 法还可用于治疗嵴帽结石。Brandt-Daroff 练习可用于治疗后有轻微残余症状的患者的家庭练习（自己进行治疗）。BPPV 患者，尤其是 BPPV 病史较长者，可能害怕某些激发体位活动，应向患者解释，消除其顾虑。对体位试验或耳石复位敏感者，可能会出现恶心、呕吐反应，可在 30min 前口服抗胆碱能制剂或吩噻嗪类抗组胺药抗吐，如异丙嗪。颈部和背部疼痛可能妨碍治疗，老年患者特别是有关节炎等其他疾病者可能不能承受 CRT 或 Semont 法的操作。应用倾斜桌可能有助于减少 CRT 治疗中伸颈的程度。对于骨质疏松或既往有颈部外伤或颈部手术史的患者应该小心。双侧 BPPV 也可为特发性或继发于头部外伤。应用 CRT 或 Semont 法首先治疗症状最重的一侧。Brandt-Daroff 法可能是治疗双侧后半规管 BPPV 合适的选择。BPPV 患者如果伴有前庭功能低下也应进行康复训练。手术治疗包括前庭神经切断，支配后半规管的单孔神经切断及患侧半规管的阻塞。耳石复位多可治愈，故手术很少采用。

1.Epley 管结石复位法治疗后半规管管结石症　管结石复位是让患者经过一系列的头位变化，使耳石经过总脚，回到前庭椭圆囊。第一步是使患者运动到 Dix-Hallpike 体位的患耳侧（图 4-3），保持下位 1～2min。然后经过中度头伸位，头缓慢向健侧旋转，短暂保持新的位置，病人旋转呈侧卧位，患者头向下 45°。在最后的位置上患者可能出现短暂相同特征的眩晕和眼震，表明耳石碎片在后半规管内移动。然后保持该头位缓慢坐起。

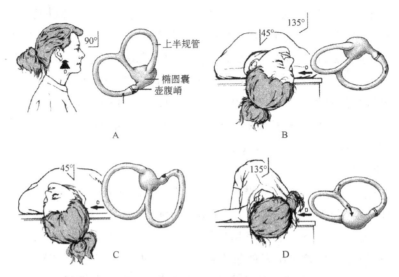

图 4-3 Epley 法后半规管复位步骤(右后 BPPV)

管结石复位法治疗水平半规管结石症:水平半规管耳石复位法是使自由浮动的耳石碎片经水平半规管的长臂到前庭。患者移动到平卧位,头转到患耳侧。然后患者的头部缓慢旋转移离患侧,每次移动 90°,直到头移动 360°,每一位置等待直到眩晕停止。

2.Semont 法治疗后半规管 BPPV　Semont 法是判断出病变侧别后,立即将患者头部移动到激发症状的侧卧位,头转到后半规管平面并保持 2~3min。患者快速移动到坐位,并倒向对侧卧位。一般情况下,这时会再次出现眼震和眩晕。如果未出现眼震和眩晕,突然小振幅晃动患者头部 1~2 次,使耳石碎片游离。患者在该体位停留 5min。然后缓慢回到坐位。Semont 法治疗前半规管 BPPV 时头转向患侧患者快速躺向患侧使鼻与地面夹角为 45°。数分钟后,患者快速经过坐位到对侧卧位(注意此时鼻为向上 45°)。后续治疗同后半规管 BPPV。

3.Brandt-Daroff 法治疗后半规管嵴顶结石症　该法要求患者反复运动到激发体位,每日数次。患者首先坐位,然后快速进入引起眩晕的体位(图 4-4)。眩晕发作时伴有扭转或向上的眼震。患者在眩晕体位停留至眩晕消失,然后再次坐起。通常回到坐位还会出现眩晕,但眩晕的强度和持续时间都降低。如果眼震再次出现方向则相反。患者在坐位停留 30s,再倒向对侧,停留 30s,坐起。患者重复进行这种运动过程,直到眩晕消失。整个过程每 3 小时重复 1 次,直到患者连续 2d 无眩晕发作。这一方法可能的机制:耳石碎片自壶腹嵴脱离,头运动中不再影响壶腹嵴;或者是中枢适应,适应的结果使中枢系统对来自后半规管信号的反应下降。这一方法加以修正后可以用于治疗水平半规管嵴顶结石症,让患者在水平面内重复运动。

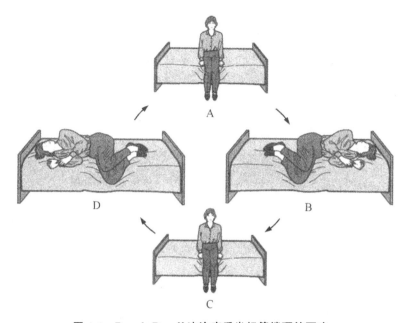

图 4-4   Brandt-Daroff 法治疗后半规管嵴顶结石症

(六)并发症处理

1.耳石的异常移位   后半规管 BPPV 在耳石复位时,偶尔可见出现耳石误入前半规管及水平半规管 BPPV 的情况,可能是由于在治疗中或治疗后卧位时耳石碎片移入前半规管或水平半规管。这些继发性 BPPV 均可治愈。治疗过程和随访评价过程中注意观察眼震,有助于发现 CRT 的这些并发症并适时处理。

2.眩晕、恶心   检查和治疗过程中有些患者可能出现较剧烈的眩晕和恶心,要求患者在诊室坐位安静休息,好转后再离开;敏感患者可在检查或复位前服抗胆碱能制剂进行抗吐处理。

(七)疗效评估

1.评估时间   短期为 1 周;长期为 3 个月。

2.痊愈   眩晕或位置性眼震完全消失。

3.有效   眩晕或位置性眼震减轻,但未消失。

4.无效   眩晕和位置性眼震无变化,加剧或转为其他类型的 BPPV。

二、前庭神经炎

前庭神经炎又称前庭神经元炎(VN),首先由 Ruttin(1909)报道,为突发眩晕,而无耳蜗及其他脑神经系统症状的疾病。Nylen(1924)称此病为前庭神经炎。Dix及 Hallpike(1952)总结本病临床表现后改名为前庭神经元炎。直到 1981 年,Schuknecht 对 4 名患者进行组织病理学研究,发现前庭神经和外周感受器同时受损,又定名为前庭神经炎。目前两种命名均被沿用。

(一)流行病学特点

VN 在人群中的患病率国内还未见报道,来自日本和欧洲的数据显示 VN 的患病率为 3.5~15.5/100000。眩晕或神经内科门诊的 VN 患者占 0.5%~9%。好发于春季及初夏,发病年龄为 20~40 岁多发,男女性别无显著差异。患者发病前 1~2 周多有上呼吸道感染病史。前庭上神经炎最常见(55%~100%),同时累及前庭上、下神经少见(15%~30%),仅累及前庭下神经更少见(3.7%~15%)。2%~11%的 VN 患者可复发。

(二)病因

前庭神经炎的病因现仍不够明确,可能为病毒感染或病灶感染性疾病,亦有学者认为与血管因素有关。

1.病毒感染　30%患者发病前有感冒或上呼吸道感染史,或发生于某种病毒流行期,故推测本病为病毒感染前庭神经所致。Shimizu 曾对 57 例前庭神经炎患者血清抗体滴度来估价病毒感染,用单纯疱疹病毒、水痘病毒、腺病毒、巨细胞病毒等 11 种病毒抗体检测,只发现 1 例 57 岁女性患者单纯疱疹病毒抗体滴度升高。皮肤带状疱疹伴发患者,其血清疱疹病毒抗体滴度异常,与休眠的Ⅱ型单纯疱疹病毒激活有关。由于面神经的中间神经支与前庭上神经之间有吻合支,使得前庭神经更易受到来自面神经节中潜伏病毒的影响,而前庭上神经更易受累。而 Silvonleml 等观察 89 例患者起病时间分散,并不与呼吸道疾病的发病高峰期或任何病毒性疾病的流行期一致,可能与 HSV-1 病毒隐性存在于前庭 Scarpa 神经节细胞中,在抵抗力降低等情况时被激活而发病有关。

2.病灶感染　可继发于鼻、鼻窦、扁桃体、胃肠道、胆道或尿路的急、慢性炎症,致前庭神经或脑干前庭神经核的感染,或神经组织对细菌内毒素过敏反应而发生水肿。

3.血管因素 前庭迷路支小血管的循环紊乱可能为本病的一个病因。Magnusson(1993)曾对 24 例符合本病的患者进行观察,发现其中 6 例有小脑动脉栓塞,故考虑血管因素亦可能为本病的病因。

(三)发病机制

由于该病的病因不够明确,故目前的发病机制亦难推测。Matsuo(1989)等发现当患者在眩晕出现后 2 周左右,脑脊液中蛋白质含量升高,认为系身体其他系统病毒感染后致血脑屏障减弱的结果,可能围绕前庭神经或神经节的神经束膜的通透性增强,使前庭神经和其神经节成为病毒侵入的薄弱部分。若认为病毒是前庭神经和其节细胞受损的原因,则可能的机制有二:一为直接感染,二为感染后的免疫损害。

(四)病理

因难以获得该病患者尸检时的颞骨标本,故有关本病的病理研究较少,难以肯定本病的病理特征。Lindsay(1968)、Morgenstein(1968)、Hilding(1968)进行颞骨病理组织学检查发现前庭神经节、中枢轴突及分布于椭圆囊与前、外半规管的神经变性或扭曲。Baloh(1996)对该病有完整记录的患者死后尸检,证明颞骨及脑组织病理切片,显示冷热反应消失侧 Scarpa 神经节细胞选择性受损。患侧的椭圆囊斑和半规管壶腹嵴的毛细胞丧失及上皮化,患侧前庭神经核内突触密度比正常侧减低,所有的发现证明系 Scarpa 神经节病毒感染所致。Nadol(1995)从生前患典型前庭神经炎患者的颞骨组织病理切片发现,前庭神经分支及前庭终末器官的神经上皮细胞退变。

(五)临床表现

1.突发性眩晕 其多为摇摆不稳感,偶有旋转性眩晕,当头部或身体转动时眩晕加重。轻者仅在站立或行走时有失衡感,常伴有恶心,呕吐,无听力及其他脑神经受损。首次发作型,发作性眩晕通常持续数天后逐渐减轻,3～4 周后症状基本消失,以后转为位置性眩晕,6 个月后症状全部消失。而慢性前庭神经炎症状持续时间可长至数年,可为急性转发为慢性,或无明显急性发作期。部分患者可因上呼吸道感染或紧张劳累而诱发眩晕反复发作。

2.分型 可分为单次发作型及多次发作型两种,多次发作型为反复发作眩晕或不稳感,系前庭神经部分萎缩或神经功能障碍所致。

3.发作特点 本病发作多为单侧性,但 Ogata(1993)曾报道有双侧前庭神经炎病例,其发作时间不同,在 74 例患者中仅有 2 例双侧发病,一例为患病 3 周后另一侧发作,另一例为 5 年后另一侧发作。眼震方向依前庭功能受损严重程度而定,单侧者向健侧,双侧者向损伤较轻侧,经长期前庭代偿后,仍可观察到前庭麻痹性眼震。

4.前庭功能检查 有向健侧自发性眼震,昂白试验阳性,冷热水试验呈前庭功能低下或半规管麻痹。HIT 可以显示各个不同半规管的功能状态,该试验简单易行,其诊断准确度也被临床广泛接受。但头脉冲测试也有假阴性,特别是当病变局限于神经侧支,或已被眼球补偿性扫视掩盖时。虽然前庭颈部肌源性诱发电位(cVEMP)和眼部肌源性诱发电位(oVEMP)的参考常值仍存在争议,但 VEMPs 已成为评价前庭耳石器功能的重要检查方法,cVEMP 和 oVEMP 可以分别评估球囊和椭圆囊的功能状态,从而对 VN 病变进行更加精确地分型诊断。钆造影磁共振显像直接观察前庭神经病变也是可以考虑选择的检查方法。有学者对 64 例前庭神经元炎患者进行眼震电图检查,认为在急性期其结果能正确判断前庭损伤侧别,表现为患侧冷热反应减退或消失,向健侧自发眼震,摇头眼震,阻尼摆动和视动眼震向患侧方向的眼震减弱,2 周后随着冷热反应减弱的症状逐渐恢复,自发眼震向健侧消失或向患侧消失。摇头眼震向健侧方向的减退型、患侧的恢复型或双向型或不规则型或消失。这些改变可作为前庭功能恢复的标志。

(六)诊断标准

1.发病前有明确的上呼吸道感染史。

2.突然发作的、剧烈的旋转性眩晕,可伴恶心、呕吐等症状。

3.水平旋转性自发性眼震,快相向健侧。

4.无中枢神经系统异常体征。

5.前庭功能检查:前庭双温试验显示患侧水平半规管功能低下或丧失,单侧发病者优势偏向于健侧。单纯前庭下神经受累者,双温试验检查可能正常。VEMP 检查可有异常。

6.平衡障碍:Romberg 试验身体向患侧倾倒。

7.外耳道及鼓膜检查:正常。

8.纯音测听:正常

9.颞骨 CT 检查:正常。

(七)鉴别诊断

1.梅尼埃病 眩晕发作突然,发作时间短,一般几小时即消失,伴有耳鸣或听力减退,恶心呕吐,发作频繁,早期前庭功能检查正常,多次发作后则减退。早期低频听力下降,晚期可全频率下降。

2.听神经瘤　常有听力减退,无明确眩晕发作,常为头晕、步态不稳,以夜间为主,可伴有面神经及三叉神经症状;脑脊液蛋白质含量明显升高,MRI 或 CT 扫描可明确诊断。

3.小脑梗死　患者突发眩晕、恶心呕吐,常伴高血压及血管硬化性心血管疾病,CT 扫描可发现小脑梗死灶。

4.迷路炎　化脓性中耳炎可并发浆液性迷路炎或化脓性迷路炎而眩晕,长期耳流脓史或中耳炎手术史,并有感音神经性听力损失。

5.前庭耳毒性药物中毒　发病前有明确耳毒性药物用药史,眩晕程度可为持续性,但程度较轻,有一定潜伏期,用药后经过一定的时间才发病,双侧发病为主,预后不良。本病单侧多见。

6.偏头痛性眩晕　发作或波动性眩晕,运动幻觉或运动敏感,持续数分钟至数小时最常见,既往有偏头痛病史,发作眩晕时多伴有偏头痛,并有畏光、怕声。

(八)治疗

1.突发眩晕时可卧床休息,服用前庭抑制药,如地芬尼多(眩晕停)25mg,1～2/d。此药为非酚嗪类化合物,具有轻度抗胆碱作用,比组胺类及抗胆碱类药物不良反应小,但对前庭抑制药多主张少用,以缓解眩晕为度,持续时间也不宜过长,以免影响中枢代偿功能的建立。可同时服用艾司唑仑(舒乐安定)1～2mg,1/d 或阿普唑仑(佳静安定)0.4mg,1/d,亦可用异丙嗪 25mg,1/d。

2.抗病毒药,如利巴韦林、阿昔洛韦等。

3.类固醇药,地塞米松 0.75mg,晨服 1 次,或泼尼松 5mg,3/d,可消除神经炎性水肿,有助于前庭功能的恢复。Ohbayashi(1993)应用氢化可的松 500mg,每 2 日递减 100mg,静脉注射 10d,同时口服泼尼松龙 30～40mg/d,共 10d,对 34 例确诊为本病者进行治疗,同时设对照组 77 例,随诊 1 周至 9 年,结果发现用与不用激素对眩晕和自发眼震的恢复无差别,而对中、轻度半规管麻痹的恢复有明显促进作用。

4.改善微循环药,如银杏叶提取物倍他司汀等。

5.眩晕重,恶心、呕吐者应注意水电解质平衡,给以补充液体。

6.眩晕症状减轻后尽可能早期活动,可同时配合前庭锻炼,促使前庭功能早日恢复。

(九)预后

以往认为本病预后良好,3～6 个月可自愈,但 Takada(1995)曾对 10 例发病后

2 年有半规管麻痹患者进行预后评估,10 例中 4 例恢复,余 6 例持续半规管麻痹者由于头位移动可引起头晕。Okinaka(1993)对 60 例患者随访 8 周至 18 年,发现起病后 1 个月仍有漂浮感者占 70%,1 年后为 51%,3 年后仍有者占 33%,5 年后占 27%,10 年后仍残留有主观症状者 2 人,主观症状完全消失者只有 56.7%,冷热反应正常者仅占 41.7%。Ichijo(1996)随访 26 例,将该病临床过程分为受损前庭功能完全恢复,部分恢复及未恢复,但可由中枢神经系统所代偿。Strupp(1998)提出,当单侧外周前庭受损后,颈本体感觉神经的传入作为前庭中枢的代偿部分以代替前庭信息的传入。近年来对前庭神经炎患者的随访观察,部分患者仍留有前庭功能的损害,患者年龄越小恢复越快、越完全。

三、丹迪综合征

本病也称双侧前庭神经病。有耳毒性药物应用史、内耳或脑膜感染、外伤、放疗等均可造成双侧前庭损害,约有 20% 患者的病因不详。耳毒性药物常常同时造成耳蜗和前庭损伤,但部分病人可仅出现前庭损害而没有听力障碍。永久性的双侧前庭损害表现为振动幻视、缓慢进展性的自身不稳感,甚至倾倒,常发生在直线运动时,运动停止后即自动消失;个别患者出现发作性眩晕。冷热试验、旋转试验和前庭自旋转试验发现双侧前庭功能明显减退。前庭康复训练对少数病人有效。

四、变压性眩晕

变压性眩晕(AV)是指在飞行或潜水过程中,因中耳内外压力差突然变化而造成短暂性眩晕。眩晕通常持续数秒到数分钟,个别可达 10min,个别患者可能伴有咽鼓管或中耳器质性病变;患者一般不会出现听力障碍。咽鼓管或中耳功能检查可有异常,眼震电图和听力检查对 AV 诊断没有帮助,但对发现伴随的器质性耳病具有价值。对于无中耳和内耳器质性病变的 AV 无须特殊治疗。

五、上半规管裂综合征

上半规管裂综合征(SCDS)即上半规管弓上隆起存在骨裂,当强声刺激时,诱发眩晕、视物摆动,部分患者可出现听觉过敏或传导性听力损害,半数患者可由中耳压力或颅内压改变诱发症状,成人多见。ENG 检查往往无阳性发现,听力表现为低频区轻度传导性聋,薄层 CT 和快速自旋回波重 T_2 加权 MRI 扫描可证实上半规管骨性缺损。手术修补是最佳治疗方案。

Tullio 现象:强声刺激内耳引起眩晕的现象。多见于上半规管裂综合征,也可见于外淋巴瘘、梅尼埃病、前庭神经炎等。

第五章　合并听力障碍的周围性眩晕

一、梅尼埃病（MD）

梅尼埃病（MD）也称梅尼埃综合征或内淋巴积水，是眩晕的常见原因之一。各国 MD 发病率不等，日本为 3.5/10 万，英国为 157/10 万，美国为 190/10 万，芬兰为 513/10 万。发病年龄通常在 40～60 岁间。女性与男性之比为 1.3∶1～1.9∶1，女性发病率高于男性。终生发病率大约为 0.5%。

【病因及发病机制】

MD 是一种定义为原发性内淋巴水肿综合征的临床疾病，其病理生理基础是内淋巴积水，经鼓膜注射造影剂钆后可在高分辨率 MRI 下观察到。内淋巴水肿通常累及迷路下部（球囊和耳蜗），也可能累及迷路上部（椭圆囊和半规管），但相对较少。

1.内淋巴积水发病机制　内淋巴导管水肿性扩张导致扩张的膜破裂，内淋巴的钾离子漏入外淋巴间隙，使毛细胞基底面和第Ⅷ对脑神经末梢浸浴在高钾离子液中，高钾离子液对毛细胞产生毒性刺激和损害。这种毒性和损害，最初对毛细胞产生兴奋作用，但没有研究说明这种兴奋持续多久，随后由兴奋转为抑制。在这个转变过程中，可导致最初的眼震方向发生改变。前庭毛细胞长期或反复暴露在高钾离子液的毒性中，最终导致听力和前庭功能损害低下。研究发现，Ⅱ型毛细胞更容易受到这种损害。Ⅱ型毛细胞的细胞核为椭圆形，细胞体呈圆柱状，毛细胞底部仅有稀疏的前庭神经末梢和很小的传入纤维终端覆盖，很少能起到保护毛细胞抵抗外淋巴液中有害离子的作用（图 5-1）。Ⅱ型毛细胞更易损害的事实支持这个理论。

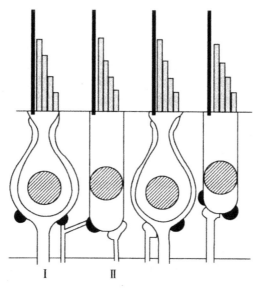

图 5-1 前庭毛细胞分两型

水肿的发作性可能与分泌突然增高或自发性阻塞有关,导致水肿扩张,造成囊斑和壶腹嵴机械性偏转,引发前庭毛细胞去极化反应产生眩晕。前庭终末器官的长期变化是分泌与吸收失衡,水肿造成压力增高,导致血管受压,血流下降,形成慢性缺血性损害的结果。研究发现,并非所有迷路积水者都产生 MD 临床症状,迷路积水之外的其他病理机制也可能参与并涉及其中。

2.耳蜗内环境紊乱 螺旋韧带的纤维细胞在耳蜗流体内环境中起重要作用。这些细胞失调所可造成耳蜗内环境紊乱先于水肿发生。内淋巴水肿可能仅是引起 MD 的其他病理过程的附带现象。

3.遗传因素 2%～4% MD 病人有家族遗传倾向。家族性 MD 在欧洲族裔人口有 8%～9%的散发病例,报告见于来自英国、巴西、瑞典、芬兰、德国和西班牙的白种人。MD 的遗传具有异质性,大多为常染色体主导型遗传,但线粒体和隐性遗传类型也见于某些家族。

4.自身免疫性疾病 一种标识内耳自身免疫性疾病的蛋白质在 50%的 MD 病人中升高,提示自身免疫机制也是可能病源,研究还发现人类白细胞抗原与 MD 相关。

【临床表现】

MD 通常典型表现为突然的前庭和耳蜗症状发作,可伴耳鸣,症状呈波动性,缓慢进行性听力丧失,随着病程发展前庭功能障碍。MD病人的反复眩晕发作可达 96.2%,耳鸣达 91.1%,同侧听力下降 87.7%。约有 1/3 的病人在眩晕发作前耳鸣增多,耳内压力感和听力丧失。

MD 发作时,先是一个短时间的单侧前庭兴奋,随后是一个较长时间的前庭耳蜗功能障碍。初期的前庭兴奋主要表现为眩晕,快相朝向患侧的眼震(患侧兴奋性增高引起的自发性眼震),以及向健侧的跌倒。随后的前庭障碍期表现为眩晕,快相朝向健侧的眼震(患侧损害造成健侧兴奋性相对性增高引起的自发性眼震),以及朝向患侧的跌倒和步态异常。

病程发展过程因个体而异。大多呈波动性,逐渐进行性发展的病程。长期跟踪发现,眩晕发作可自发停止,2 年为 57%,8.3 年后为 71%。听力损害多为低频感音性,波动性,进行性。10 年后听力丧失逐渐稳定在 50dB 平均纯音和 50%语言分辨。严重听力丧失者仅 1%~2%。双侧听力丧失者可做耳蜗移植。大多数 MD 患者开始时为单侧损害,随着时间逐渐损害另一侧,最终导致双侧损害。在疾病早期阶段 2 年期间 15%为双侧损害,10 年 35%发展成双侧,20 年 47%发展成双侧。

Tumarkin 耳石危象又称前庭坠落发作是一种突然的可反复发生的跌倒,不伴意识障碍。可能与内淋巴压力波动造成耳石功能障碍,突然丧失前庭脊髓张力有关。这是一种影响日常生活,跌倒损伤率很高的危险因素。

【初次发作的诊断和鉴别诊断】

在初次发作时由于所有特征性症状还没有机会都表现出来,而且与许多其他发作性疾病的初次发作很相似,初次发作的诊断和鉴别诊断比较困难。初次发作时,应注意以下情况:

1.注意可能造成初次诊断困难的因素 ①典型波动性病程约占 20%,还有很多病人,特别是初次发作的病人,可能很难看到这种特点。因此要结合病人的其他临床表现,注意那些不具备波动性特点的病人。②突然一侧听力丧失约占 40%。由于发病突然,需要及时与 TIA 或卒中区别。③眩晕发作约占 40%。多为数分钟至几小时。如果第一次发作时持续时间较长,需注意与 VN 鉴别。如果反复发作需与 VM 鉴别。

2.MD 与 VM 的鉴别 VM 可能有以下一些特点:①VM 可在发作或发作间期出现中枢眼动异常。如果出现中枢性眼动异常,可与 MD 区别。②VM 可多次发作,也可伴耳鸣,但是一般无进行性听力丧失。③VM 可出现神经系统症状或体征:例如,面部麻木,语言障碍。④VM 可出现头和或颈痛。⑤VM 对偏头痛预防性治疗可能有反应。

【客观辅助检测手段】

常见辅助检查方法有耳蜗电图、前庭功能检测(高频和低频)、VEMP(cVEMP 和 oVEMP)、听力检测,等等。

1.耳蜗电图(CoEG)　测定耳蜗对反复声刺激反应的电位,通常由耳蜗微音电位(CM)、总和电位(SP)以及复合动作电位(AP)构成。CM 和 SP 反应耳蜗外毛细胞功能,AP 反应听神经活动,相当于听觉脑干反射(ABR)波 I。SP/AP 比值的敏感性约 50%～70%。SP/AP 比值在 MD 时增高,比值可>0.4。一般认为,内淋巴水肿导致基底膜水肿性扩张并进入鼓阶,基底膜振动不对称引起 SP 增大。因此导致 SP/AP 比值升高,比值>0.4 视为异常。但是如果任何情况导致听神经活动降低,从而引发 AP 降低时,这时的 SP/AP 比值增高不一定反应膜迷路积水,因此还要结合临床表现综合判断。

2.温度试验　约 42%～79% 的单侧 MD 病人出现患耳温度试验减低。温度试验的非对称性可达 100%,即一侧完全没有反应,约 6%～11% MD 病人出现这种情况。温度试验仅显示低频外周前庭功能损害的情况,对 MD 没有特异性。

3.HIT(头脉冲试验)　约 13% MD 病人出现一侧 HIT 降低,但同时伴有一侧温度试验降低者约 42%。这说明 MD 病人的半规管功能在相当程度上是保留的,没有受到严重损害。42% MD 病人温度试验受损,仅 13% MD 病人 HIT 受损,说明 MD 更容易损害前庭终末器官处理低频信号的功能。这与 II 型毛细胞更容易受损累及低频前庭功能有关。温度试验是前庭的非生理性刺激,而旋转是前庭的生理性刺激,中枢适应机制可能更容易在前庭终末器官的生理性刺激条件下,于常见刺激频率范围产生。HIT 属于引发正常频率反应的生理刺激,容易产生中枢适应。温度试验属于引发正常频率之外的非生理性刺激,因此不易产生中枢适应。

4.前庭肌源性诱发电位(VEMP)　cVEMP 和 oVEMP 可分别提供辅助诊断信息,目前 MD 研究大多集中在 cVEMP 的检测方面。

(1)cVEMP 经球囊颈丘反射:介导发生反应。通过声刺激诱发球囊声敏感细胞反应,经前庭核至同侧颈髓运动神经元,将抑制性冲动传至同侧胸锁乳突肌。cVEMP 反映球囊功能。点击刺激球囊 98% 的时间可引出 cVEMP 反应,51%～54% 的 MD 反应延迟或者缺乏反应。正常球囊颈丘反射敏感性最高的频段区介于 200～1000Hz 范围,MD 病人的 cVEMP 敏感性反应频段范围发生变化,这种 cVEMP 敏感性频带也见于 Tumarkin 危象等严重球囊功能障碍的 MD 病人。由于 MD 主要累及耳蜗和球囊,MD 病人多表现为 cVEMP 检测异常。使用 250Hz 短声刺激,cVEMP 可正确判别 80% MD 病人的病变侧。研究还发现,双耳

cVEMP 振幅的差异与 MD 的疾病阶段之间有显著相关性,有助于测定 MD 疾病严重程度,以及是否向另一侧发展,是一个可预测双侧病变的检测方法。

(2)oVEMP 经椭圆囊眼动反射:介导发生反应。通过气导声刺激椭圆囊囊斑毛细胞,椭圆囊传入纤维投射至对侧前庭核,前庭核神经元经相关眼动神经元投射至眼肌,因此 oVEMP 检测椭圆囊功能,诊断 MD 的敏感性类似通过 cVEMP 检测球囊功能。声刺激诱发的 oVEMP 与其他耳蜗前庭功能检测(温度试验,听力丧失)高度相关。MD 病人的反应频段发生改变也见于声刺激诱发的 oVEMP。oVEMP 也用于探查 MD 病人急性发作期和缓解期耳石功能变化,骨导振动时,oVEMP 显示椭圆囊功能增强,cVEMP 显示球囊功能下降。MD 早期急性发作时患耳的 oVEMP 的振幅增高,但是当前庭神经元炎累及前庭神经上支时,此反应消失。

【诊断标准】

MD 多为单侧,目前主要依靠临床诊断,没有其他特异性检测或诊断指标。美国耳鼻喉-头颈外科学会(AAO-HNS)于 1995 年制定了 MD 的诊断标准。根据 MD 的确定性程度,分成几种不同确定程度的诊断标准。肯定性 MD 诊断标准为:①有组织病理学证实的内淋巴积水;②具有符合确定 MD 诊断标准的症状。

符合确定 MD 诊断标准的症状为:①2 或 2 次以上自发性眩晕发作,每次持续 20 分钟或 20 分钟以上。②至少一次经电测听证实的听力丧失。③患耳耳鸣或闷胀感。④排除了其他原因,通常需要做 Gadolinium 增强的颅底 MRI。

很可能 MD 的诊断标准:①1 次自发性眩晕发作。②至少一次经电测听证实的听力丧失。③患耳耳鸣或闷胀感。④排除了其他原因。

可能 MD 的诊断标准:①Meniere 类型发作性眩晕但没有经电测听证实的听力丧失。或者②波动性或固定性感音性听力丧失,伴有平衡障碍但没有肯定性眩晕发作。③排除了其他原因。

MD 的分期:主要依据 0.5、1、2、3kHz 四个纯音频率的电测听,或音叉检测所显示的听力丧失程度来分期。①1 期:听力丧失<25db。②2 期:听力丧失达 25~40db。③3 期:听力丧失达 41~70db。④期:听力丧失>70db。

MD 没有诊断和预后的生物标记变异较多,难以建立确定的表现类型,因此需要不断改善来适应临床发展的需要。世界卫生组织计划在颁布第 11 版 ICD 的时候,发布前庭疾病国际分类(ICVD)第一版诊断标准。ICVD 委员会与美国 AAO-HNS,欧洲耳科和神经耳科学会(EAONO),日本平衡协会和韩国平衡协会等机构协作和讨论,一起制定 MD 诊断标准。根据目前的讨论和共识,初步形成了肯定

MD 诊断标准(表 5-1)和可能 MD 诊断标准(表 5-2)。

表 5-1　MD **诊断标准**

A.2 次或 2 次以上自发性眩晕发作[1],每次持续 20 分钟至 12 小时[2]

B.至少一次在发作前,发作期间和发作后[5,6],经电测听证实的患耳低-中频感音性听力丧失[3,4]

C.波动性患耳症状(听力,耳鸣,闷胀感)[7]

D.不能由另一个前庭疾病更好地解释[8]

ICVD 版 MD 诊断标准注释说明:

1.大多数病人的眩晕发作为完全自发性,但某些病人确认作为诱因的饮食,如过多的钠或咖啡因。某些病人可因高强度低频声音(Tullio 现象)和压力变化诱发持续数秒至数分钟的眩晕发作。这些发作倾向于在疾病后期发生,可能因积水加重使膜迷路靠近镫骨踏板所致。

2.发作持续时间可<20 分钟或>12 小时,但均非广泛确认的发现,因此见于其他疾患。短暂发作通常为自发性。头位变化诱发的短暂发作提示其他病因如 BPPV。发作的持续时间可因病人残留发作后症状而难以确定。发作性头晕和不稳不考虑为确定 MD 的标准,尽管病人可有头晕主诉。

3.低频感音性听力丧失的定义:每 2 个 2000Hz 以下连续频率,患耳均比对侧耳骨导纯音阈值增高至少 30dB。双侧低频感音性听力丧失:每 2 个 2000Hz 以下连续频率,骨导的绝对阈值须 35dB 或以上。如有多个可利用的电测听检测结果,低频感音性听力丧失在某些时间点恢复的证据进一步支持 MD 诊断。双侧同步感音性听力丧失(对称或非对称)可发生于某些病人,尽管这种类型有内耳自体免疫疾病的可能性顾虑和倾向于偏头痛作为眩晕发作的另一解释或合并症。双侧低频感音性听力丧失也可见于 WFS1 基因突变引起的非综合征性进行性耳聋(DFNA6/14)的早期阶段,但眩晕发作未见与这组基因突变相关联。MD 的感音性听力丧失经数次眩晕发作后也可累及中频和高频,导致泛频性听力丧失。

4.感音性听力丧失可早于眩晕发作数周,数月或数年。这个临床变异曾称为"迟发性积水",但首选术语应为迟发性 MD,毕竟内淋巴积水是一种病理发现。

5.听力丧失和眩晕发作的时间关系一般指眩晕发生 24 小时内的听力变化,须由病人说明。在发病最初几年通常为自发性波动性听力丧失,反复发作后导致进行性永久性听力丧失。

6.突然丧失前庭脊髓反射的发作可导致突然跌倒或不常见的侧方倾倒,可持续数秒或罕见地几分钟(所谓的前庭坠落发作,耳石危象或 Tumarkm 耳石危象)。

7.最初几年患耳耳鸣或耳闷胀感在眩晕发作时增强,患耳由符合标准 B 的听力丧失来确定。一旦听力丧失成为永久性耳鸣也可为永久性。

8.鉴别诊断应包括短暂性脑缺血发作,前庭型偏头痛,前庭阵发症,反复单侧前庭病和其他前庭疾患。可能需要 MRI 排除前庭神经鞘瘤或内淋巴囊肿瘤。偏头痛,BPPV 和某些形式的系统性自体免疫情况可考虑为合并症,但不说明 MD 诊断。

表 5-2   可能 MD 诊断标准

A.2 次或 2 次以上自发性眩晕发作,每次持续 20 分钟至 24 小时

B.波动性患耳症状(听力,耳鸣,闷胀感)[1]

D.不能由另一个前庭疾病更好地解释[2]

ICVD 版 MD 诊断标准注释说明:

1.眩晕发作须有波动性症状。在疾病的最初几年听力丧失可呈波动性。患耳的耳鸣和耳闷感增强在最初几年通常伴有眩晕发作。

2.鉴别诊断应包括短暂性脑缺血发作,前庭型偏头痛和其他前庭疾患。可能需要 MRI 排除前庭神经鞘瘤或内淋巴囊肿瘤。偏头痛,BPPV 和某些形式的系统性自体免疫情况也可考虑为合并症,但不说明 MD 临床综合征。

MD 诊断应考虑的其他情况:①家族性 MD:感音性听力丧失的家族史以及几个家族成员出现偏头痛或复发性眩晕,应进行病人家族史调查来确认是否有人符合 MD 的诊断标准。至少另一亲属符合肯定 MD 或可能 MD 所有诊断标准应考虑家族性 MD。②MD 与 VM 的重叠:有研究发现,与健康人群相比偏头痛更常见于 MD 病人,屡见同时具有 MD 和 VM 的病人报告,详见本章的鉴别诊断流程一节中的 VM 与 MD。③自身免疫性内耳疾病(AIED):波动性双侧感音性听力丧失常见于 AIED,可在数天、数周至数月内快速进行性发展。前庭症状可见于 50% 的病人,15%～30% 的病人同时存在系统性自身免疫性疾病。某些病例可先有始于一侧的突然感音性听力丧失,快速进行性发展到对侧耳的耳鸣和平衡症状,有时很像 MD。耳源性梅毒等罕见病例也可与 MD 表现很相像。④TIA 和卒中:TIA 和卒中可导致孤立性迷路梗死而无脑干和小脑受累,当表现为孤立性听力—前庭症状时 TIA-卒中与 MD 的鉴别不易。

【治疗方法】

减少内淋巴产生和增加内淋巴吸收是 MD 病理生理治疗机制。临床治疗 MD 的目标主要在于终止眩晕发作,减少或消除耳鸣,保存或逆转听力丧失。

1.低盐饮食   其他某些特殊食物可能使某些病人的症状加剧,有可能与病人同时存在 VM 有关。

2.预防性药物治疗   倍他司汀是组胺 H_1 受体激动剂和 H_3 受体拮抗剂,内耳血管扩张剂,可以改善内耳微循环,具有预防 MD 发作的作用。临床观察发现,如果 3 个月内小剂量无效可以增加剂量,以保证 6 个月内无发作,然后逐步降低至维持剂量。预防性治疗的目的是减低内淋巴水肿,预防 MD 发作和进行性前庭耳蜗功能障碍。倍他司汀的随机对照研究正在进行中,但是由于缺乏这类研究数据对

疗效的验证,虽然在欧洲广泛使用,但在美国没有得到 FDA 的批准,使用受到限制,所以没有足够临床证据说明效果。

3.经鼓膜滴注地塞米松 临床回顾性研究发现 91％选择使用这个治疗方法的病人达到控制症状(眩晕发作)的效果,使病人推迟了失活治疗。

4.Meneti 低压脉冲治疗 Meneti 装置通过圆窗膜传送低压脉冲,以达到内淋巴减压的作用,恢复内耳稳态平衡。但是临床双盲对照试验的结果不一致,有报告显示有降低眩晕发作的效果,也有报告显示没有显著降低眩晕发作的效果但可改善功能状态。如果病人对此治疗有反应的话,仍是一个手术前可以考虑的保守治疗方法。

5.化学失活治疗 经鼓膜滴注庆大霉素,通过失活患耳的毛细胞达到降低眩晕发作的效果。庆大霉素是一种选择性前庭毒性抗生素,主要由 II 型毛细胞摄取。临床报告小剂量经鼓膜滴注庆大霉素,控制眩晕发作的比例可达 70％～90％。不过不能完全避免造成听力损害,约有 17％病人有听力损失。小剂量经鼓膜滴注庆大霉素对听力损害相对较小。

6.手术治疗 10％病例没有足够有效的治疗,可能需要考虑手术治疗方法,例如内淋巴囊减压手术,前庭神经切断手术等。内淋巴囊减压手术可以早期缓解内淋巴水肿和压力增高,降低对毛细胞的破坏。适时进行早期手术适应证的评估,权衡利弊条件下,选择适当手术方法。

7.前庭神经刺激器 这是一个新治疗方法,将一个类似电耳蜗的装置移植入内耳,通过这个装置在病人发作期传送固定电信号抑制眩晕症状。动物模型已经成功,正在进入人类治疗的临床试验阶段。

8.多频道前庭移植 对于双侧 MD 病人或者双侧前庭功能丧失的病人,为了恢复其前庭功能,可以在耳蜗移植的同时进行前庭移植。第一例 MD 病人前庭移植已于 2010 年在美国进行。

二、迷路炎

迷路炎亦称内耳炎,按感染途径分为耳源性及非耳源性两种。耳源性迷路炎是急性或慢性化脓性中耳炎时,细菌毒素经圆窗、前庭窗、鼓岬直接侵犯内耳,胆脂瘤侵蚀骨迷路及黏骨膜形成迷路瘘管而侵及内耳;镫骨底板手术或内耳开窗术不慎时亦可引起内耳感染,外伤后继发感染亦可延伸至迷路。非耳源性迷路炎又可分细菌性及病毒性两种迷路炎,前者为细菌经蛛网膜下隙感染外淋巴液而引起化脓性迷路炎；而后者为病毒经血行感染侵入迷路，常见病毒为腮腺炎病毒、麻疹病毒及风疹病毒。

迷路炎的分类各家意见不一，Mawson将其分为迷路周围炎（迷路瘘管）、浆液性及化脓性三种。蔡越侯将其分为局限性、浆液性、化脓性及隐匿性四种。Schucknecht则将其分为急性浆液性、慢性迷路炎及迷路硬化。魏能润等把迷路炎分为局限性、浆液性、化脓性迷路炎及迷路腐骨四种。根据迷路内的病理改变，又可分为浆液性、化脓性、慢性及骨化性迷路炎。本书从临床及病理表现只叙述耳源性迷路炎（局限性、浆液性、化脓性及骨化性迷路炎），以及非耳源性的病毒性迷路炎。

（一）局限性迷路炎（迷路周围炎或迷路瘘管）

【病因】

此病多由慢性中耳乳突炎之胆脂瘤或骨疡破坏所引起。当骨迷路完整时，中耳黏膜覆盖半规管及前庭的黏膜发生炎症时不会发生前庭紊乱的症状。若骨迷路被胆脂瘤皮质或中耳的炎性肉芽组织侵蚀，充血性脱钙的疏松骨组织使骨质变薄或腐烂即形成迷路瘘管。中耳乳突手术时若损伤了骨迷路，感染后亦可形成迷路瘘管。瘘管75%～85%以上在外半规管，手术外伤造成的瘘管亦多在水平半规管。

【病理】

Jang报道在115份中耳炎标本中有骨迷路瘘管者7例。组织病理学所见迷路瘘管不仅由胆脂瘤引起，中耳肉芽组织亦可引起。多数患者在瘘管侧无内耳反应，仅为骨内膜增厚或慢性局限性迷路炎，大部分骨标本前庭和耳蜗感受器未显示任何变化。胆脂瘤皮质或炎性组织常长到瘘管内的骨内膜及膜迷路。

【症状】

患者有听力障碍及长期耳流脓史，分泌物恶臭者示有骨疡及胆脂瘤存在。当头位转动或在运动时突然转头出现暂时性眩晕，或患者用棉棒擦耳或滴药入耳时出现短暂眩晕，少数患者有不稳感。一般不出现恶心及呕吐，亦不伴听力变化及平衡失调。

【检查】

1.耳部检查　外耳道及中耳有大量恶臭性分泌物，鼓膜多呈松弛部穿孔，或紧张部大穿孔，可见胆脂瘤皮质或肉芽组织位于中上鼓室。

2.瘘管试验　当节律性压迫耳屏，Valsalva自家吹张，Siegel耳镜按摩出现眩晕及眼震为瘘管试验阳性。弱阳性者不出现眼震，但患者常在摆头时有眩晕。可疑瘘管者,可有头晕,瘘管试验阴性者不能完全排除瘘管的存在。肉芽组织或胆脂瘤阻塞瘘管亦可出现阴性反应。

3.自发性眼震　快相向患侧,眩晕发作时外物向患侧旋转。

4.前庭功能检查　应在发作间歇期进行。以冷热空气或转椅为宜,一般不用冷热水灌注法,为防止中耳炎急性发作可用空气行 Hallpike 冷热试验。前庭反应一般为正常或亢进。

5.听力检查　多为传导性聋。若瘘管位于鼓岬,可呈现混合聋。

【诊断】

有慢性化脓性中耳炎病史,长期流脓,伴发胆脂瘤并出现阵发性眩晕者应考虑此病。手术外伤亦可引起类似症状。

【治疗】

瘘管试验阳性者应进行中耳乳突手术探查,瘘管一般均位于水平半规管,瘘管处可能有肉芽组织或胆脂瘤皮质,清除时需在双目显微镜下仔细操作,尽量避免因操作不慎引起患者眩晕发作、恶心及呕吐,误将迷路损伤。在彻底清除瘘管病灶前应将中耳及乳突腔病灶清除干净,最后处理瘘管病变组织,瘘管口可用筋膜或皮肤覆盖,深入瘘管内之肉芽或上皮,可去除瘘口周围之肉芽,保留瘘管口处孤立性肉芽,最后因逆转性化生或巨噬细胞吞噬而消除炎症,随后机化。若遇瘘管呈枯井样则可直接覆盖修复物。根据中耳及乳突腔的病变范围,听骨链的情况完成乳突根治及鼓室成形手术。术前后根据中耳分泌物培养及药敏结果选用适宜的广谱抗生素,同时应用地塞米松以减轻迷路水肿。

(二)浆液性迷路炎

【病因】

在急性或慢性化脓性中耳炎基础上,细菌性炎症波及内耳,膜迷路处于充血期,血管渗透性增加,迷路内有反应性浆液或浆液纤维素渗出。细菌毒素可经具有明显通透性的前庭窗、圆窗或经迷路瘘管进入内耳,但此时无细菌侵入,称为浆液性迷路炎。内耳开窗或镫骨底板手术亦可为致病因素。

【病理】

圆窗膜及鼓阶有炎细胞浸润,迷路骨内膜充血,毛细血管通透性增高,外淋巴腔有浆液纤维性渗出及淋巴细胞浸润,嗜酸性颗粒状或纤丝状沉淀物,内耳骨性结构正常。膜迷路受炎症刺激,炎症自耳蜗底周向顶周延伸,向前庭阶及全外淋巴系统扩散,严重者可扩散至内淋巴系统,使内耳感觉上皮退行性变。Paparella 等研究了 334 块颞骨病理改变后提出浆液性迷路炎是中耳炎并发症中常见的一种,有急慢性化脓性中耳炎病史患者的颞骨切片中,发现鼓阶外淋巴间隙有浆液纤维素圆细胞浸润,外毛细胞退变或消失,认为与慢性化脓性中耳炎的听力下降有关。

【症状】

长期耳流脓不止,前庭功能失调,自发性眩晕,恶心呕吐,若继发于迷路瘘管者则表现为眩晕症状加重,持续时间长,患者卧床不起,喜卧于患侧,站立时向健侧倾倒。听力明显减退,常有耳深部疼痛、头痛、烦躁不安、嗜睡。

【检查】

1.自发性眼震　病症轻时快相向患侧,若迷路由兴奋转为抑制状态,前庭功能减退,眼震快相向健侧。瘘管试验可呈阳性,亦可为阴性。已有自发性眼震者,可不进行前庭功能检查。

2.耳科检查　外耳道及中耳有脓性分泌物,鼓膜穿孔,听力测验为感音性聋,重振试验阳性。

3.X 线或 CT 乳突片　可确定病变范围及骨质破坏程度。

【诊断】

应与化脓性迷路炎相鉴别。本病患者眼震方向向患侧,若患侧前庭反应消失,眼震则向健侧,听力未全丧失;若有重度感音性聋或全聋,平衡失调严重者则已转为化脓性迷路炎。

【治疗】

若为急性化脓性中耳炎而引起,应根据中耳内分泌物培养及药敏试验,给予适当的广谱抗生素控制感染,同时给予地塞米松、泼尼松以抗炎消肿,缓解症状,促使急性炎症得到控制后再考虑手术。慢性化脓性中耳炎并发胆脂瘤者应在抗生素及激素控制下进行中耳及乳突手术,在手术显微镜下仔细清除胆脂瘤及肉芽组织,探查有无迷路瘘管,根据病变范围确定手术的类型,术后给予抗生素、激素,维持水电解质平衡。如呕吐不止可给予甲氧氯普胺(灭吐灵、胃复安)10mg 肌内注射。

【预后】

目前广谱抗生素的合理应用及适时清除中耳及乳突病灶,浆液性迷路炎可望治愈,前庭和听功能亦可恢复。

(三)化脓性迷路炎

当细菌进入迷路形成脓性分泌物,以致神经上皮损伤而失去全部功能,成为死迷路者即为化脓性迷路炎,严重者炎症可经内淋巴管、蜗水管向颅内扩散形成脑膜炎,可危及生命。

【病因】

多为迷路瘘管或浆液性迷路炎未经妥善处理,致病菌进入内耳后扩散至整个迷路而形成化脓性炎症。中耳及乳突腔为感染腔,在手术时可经迷路瘘管扩散至内耳。镫骨底板切除或内耳开窗时若术腔不够清洁亦可使炎症扩散至内耳。颅底骨折累及迷路时也可形成化脓性迷路炎。

急性化脓性中耳乳突炎可经血行播散至内耳形成化脓性迷路炎,以溶血性链球菌、肺炎双球菌及流感嗜血杆菌为多见。

【病理】

迷路外淋巴间隙可有大量白细胞和纤维状嗜酸性颗粒,炎症累及内淋巴间隙致内淋巴积水,前庭膜隆起,急性感染期可致感觉上皮破坏,膜迷路坏死,呈死迷路。

【症状】

急性化脓期有眩晕、恶心、呕吐剧烈,不能行动,眩晕后突然耳鸣、耳聋,有时出现头痛或耳痛,若出现头痛加剧、高热、颈强直,应考虑有颅内并发症的可能,急性期持续1～2周,长者可达4～6周,化脓症状消失后进入代偿期,症状减轻,变为位置性眩晕。随着代偿功能的产生,症状逐渐消失,代偿时间不一,年老者可长期遗留运动失调,步态不稳。

【检查】

急性期自发眼震快相向健侧,幅度大,站立时向患侧倾倒,听力检查有患耳重度感音性聋,前庭功能检查患耳无冷热反应,代偿期前庭功能丧失,自发眼震可消失,患耳为全聋。若有高热、颈强直等症状,应行腰穿,若脑脊液压力升高,白细胞数增加,说明感染已向颅内扩散。

【诊断】

根据患者有长期慢性化脓性中耳炎病史,就诊时的症状与体征较易判断为化脓性迷路炎,但应注意与局限性及浆液性迷路炎相鉴别,如表5-3所示。

表5-3 三种迷路炎的区别

	局限性	浆液性	化脓性
中耳炎史	有	有	有
眩晕	激发	自发	自发重
恶心呕吐	少见	轻度	重度
自发眼震	无	快相向患侧或健侧	快相向健侧

	局限性	浆液性	化脓性
倾倒	无	向健侧或患侧	向患侧
瘘管试验	阳性	阳性或阴性	阴性
旋转试验	正常	患侧减弱	患侧消失
电测听	传导性聋	轻度感音性聋	全聋

【治疗】

1.针对中耳炎细菌菌种及药敏试验选用适当广谱抗生素。Sun 等提出头孢他啶(头孢羧甲噻肟),经动物实验在淋巴液中浓度最高,为首选治疗急慢性化脓性中耳炎并发迷路炎的药物。

2.纠正水电解质紊乱,补充缺失的钠和钾,如因呕吐重而引起衰竭,可补充氨基酸及脂肪乳。

3.如无颅内并发症,待急性炎症期控制后行中耳乳突手术,仔细观察前庭窗、圆窗、半规管及耳蜗底回(鼓岬区)是否有骨腐蚀或肉芽组织,如有,须予清除,以利内耳引流通畅。

4.有颅内并发症者应立即行乳突凿开术,并凿开鼓岬,去除镫骨,使内耳分泌物充分引流。

5.术后应用广谱抗生素及激素,纠正水电解质紊乱,密切观察病情变化,防止颅内并发症的发生。

(四)骨化性迷路炎

【病因】

为化脓性中耳炎的最终表现。详细追问病史可发现过去有化脓性中耳炎病史,曾有过眩晕、恶心、呕吐等症状。

【病理】

在急性化脓性迷路炎后期前庭阶、鼓阶及半规管内先形成纤维组织,继之骨内膜增生,最后形成骨化性迷路炎。迷路间隙内的新骨形成,亦可能来源于多能性细胞,该细胞属血管周围的间质细胞,此种细胞先形成肉芽组织,再转变为骨组织。Keithley(1998)曾对诊断为迷路炎、慢性中耳炎、耳硬化症、肿瘤、梅尼埃病、脑膜炎、迷路炎、自身免疫疾病、颞骨骨折和感音神经性聋等患者的 264 份颞骨进行病理切片,发现所有自身免疫病例都含有一些新骨,而只有 20%～30%迷路炎和(或)脑膜炎病例内耳含有新骨,认为所有这些疾病的过程可能有一共同的特征,即促进内耳纤维化及骨增长。

【症状及体征】

患者常因化脓性中耳炎就诊时发现其听力及前庭功能丧失,检查时中耳可能仍有炎症。

【治疗】

因系化脓性迷路炎后遗症,迷路已无活动病灶,无须治疗,若中耳仍有炎症则处理中耳病变。

(五)病毒性迷路炎

由各种病毒引起的迷路损伤,称为病毒性迷路炎。

【病因】

常见的病因为流行性腮腺炎病毒,多发生于儿童,当腮腺炎病毒感染后表现为双侧腮腺肿大、疼痛,有时病毒可直接侵犯迷路而无腮腺肿大。

风疹病毒多为母体患风疹后致病毒损害胎儿双侧内耳第Ⅷ对脑神经而致聋哑。麻疹病毒亦多见于小儿,可损伤双侧耳蜗及前庭。

带状疱疹病毒沿神经走行而进入体内,耳带状疱疹可侵犯面神经节、螺旋神经节、球囊斑、前庭神经节及脑干前庭核。

流感病毒可引起迷路炎,内耳受损,以致一耳突聋。

【病理】

病毒可致前庭终末器及柯替器受损,内耳感受器内发生淋巴细胞浸润,柯替器毛细胞及位觉毛细胞变性。血管纹早期的病理改变为中间细胞肿胀变性,中间细胞层之间遗留空腔。最终发生蜗神经及前庭神经萎缩。胎儿期感染风疹病毒者,可表现为血管纹萎缩,内耳感受器不发育。

【症状】

发病急,突然眩晕伴耳鸣及听力减退,临床表现为突发性聋,前庭功能受损。流行性腮腺炎多侵犯单侧耳蜗致重度感音性聋或全聋。腮腺炎出现前庭症状者不多,Hyden曾报道一妇女患腮腺炎后出现单耳听力丧失及该耳前庭冷热反应降低。麻疹病毒可致永久性中重度耳聋及前庭功能损伤。风疹病毒致内耳损伤为双耳全聋,妊娠期患风疹者,8%～33%的胎儿出生后为聋哑症。耳带状疱疹主要特点为面瘫,可伴有听力减退和眩晕。Stokroos提出亚临床病毒性迷路炎可激发特发性感音神经性聋。

【治疗】

病毒性迷路炎儿童发病率高,易致聋哑,应尽早应用抗病毒药,如吗啉胍(病毒灵),0.1～0.2g/d或抗疱疹病毒药阿昔洛韦200mg,4～5/d,连服5～7d,同时服用类固醇药及大量维生素及抗生素预防感染,促使听力早期恢复,若听力恢复差而仍有残余听力应尽早配用助听器,进行语言训练,以免聋哑。若听、力损失重,助听器无效者可安装人工耳蜗,经语言训练后恢复语言功能。平衡功能可由对侧代偿及其他感觉系统的代偿而逐渐恢复。

三、外淋巴瘘

外淋巴瘘(PLE)是指先天或某种后天原因(外伤、剧烈咳嗽、用力擤鼻、用力举重物、减压病等)导致圆窗膜、卵圆窗膜或内耳与中耳间隙破裂,使得外淋巴液流入中耳,出现突发性的感音性聋、耳鸣、眩晕等症状。瘘管试验阳性率 45%,而头位性眼震检查更为重要。与 BPPV 位置性眼震不同,PLE 眼震无潜伏期或极短、持续时间长、无疲劳现象或很缓慢、头位悬垂时比患耳向下时更易出现眼震。确诊需内镜看到瘘口。休息、对症治疗 2~3d 或以后无效者,考虑手术修补瘘口。

四、突聋

突聋与病毒感染、内听动脉或后循环血管闭塞、免疫介导、精神紧张、膜迷路破裂等多种因素有关。多数病人在数分钟至数小时内、个别病人在 3d 内逐渐进展为中至重度的单侧耳聋。耳鸣可为首发症状,同时随即出现听力迅速降低。33%~50%的病人出现外界自身旋转感。听力图显示中至重度神经性聋,耳蜗电图显示蜗神经损害。应予以及时治疗,应用糖皮质激素;应用血管扩张药,稀释血液,以及降纤、溶栓治疗,以免延误因内听动脉或其他后循环血管严重缺血所致的突聋;应该使用 B 族维生素与维生素 E 等以促进代谢。若有病毒感染史,可加用抗病毒药。可试用高压氧治疗。急性期可应用前庭抑制药。

第六章　前庭中枢性眩晕

第一节　前庭型偏头痛性眩晕

眩晕是偏头痛病人的常见主要症状。表现为眩晕发作的偏头痛很早就有报告,曾称之,为"偏头痛性眩晕"、"偏头痛相关性眩晕"、"偏头痛相关性头晕"、"偏头痛相关性前庭疾病"或"良性复发性眩晕"等。但这类以眩晕为主要症状而非先兆的偏头痛病人很少能归入国际头痛协会定义的偏头痛类型,也无法像梅尼埃病(MD)一样,以一个独立疾病体的方式来定义和研究。2001 年 Neuhauser 等把前庭症状作为偏头痛的一部分,称作"前庭型偏头痛",作为一个独立疾病体定义,确定诊断标准,做了大量研究。近 10 年来文献更倾向于使用前庭型偏头痛(VM)以避免与非前庭型偏头痛之间的混淆。与此同时,国际头痛协会和 Barany 协会也选择使用 VM,并在共识文件中定义了诊断标准。

一、眩晕与偏头痛的关系

一般人群中常见的眩晕头晕主诉频繁出现在偏头痛病人中,同时偏头痛在眩晕病人中也有较高发病率,尤其是在无法明确分类的复发性眩晕病人更高。多年临床和流行病学研究发现,偏头痛病人的眩晕发生率比非偏头痛病人的眩晕发生率高。①偏头痛在 200 眩晕门诊病人的发病率 1.6 倍于 200 年龄性别匹配的整形门诊病人。②紧张性头痛的眩晕发生率仅 8%,而偏头痛的眩晕发生率高达 27%。③偏头痛和无头痛两组病人的对照研究发现,偏头痛的眩晕头晕发生率远高于无头痛病人。④不符合 MD 诊断标准的不明原因反复眩晕发作者具有偏头痛的倾向性。⑤一般人群偏头痛与眩晕同时发生的概率高于偶然性预期 3 倍:偏头痛终生发病率约 14%,前庭型眩晕发生率约 7%,两者在人群中偶然性同时发生的概率约 1%,而一般人群大样本研究发现实际的同时发生率为 3.2%,高出 3 倍。⑥与非偏头痛人群相比,偏头痛人群发生眩晕的概率高出 3.8 倍,眩晕伴发偏头痛性头痛的概率高出 8 倍。迄今为止发表的对照性病例研究发现,眩晕与偏头痛间的关系远超过偶然性关联。经过过去 10 年的研究和讨论,终于达成了眩晕与偏头痛之间并非偶然关联的共识。虽然目前还有争论,但经过 30 年的争论 VM 得以承认。

二、VM 的发病率

VM 是仅次于 BPPV 的第二大引起反复眩晕发作的常见疾病,成年人终生发病率约 1%,在神内眩晕门诊约占 6%～7% 的诊断,在头痛门诊中约占 9%,在各种眩晕性疾病中约占 11.4%,在不明原因的反复眩晕发作患者中发病率更高。208 例不明原因的反复发作性眩晕病人中 87% 符合偏头痛诊断标准,70% 符合前庭型偏头痛的诊断标准。72 例小样本对照研究发现,偏头痛在反复发作性眩晕病人中的发生率 6 倍于年龄性别相匹配的对照组。不明原因的反复发作性眩晕病人中,偏头痛占 81%,而 MD 占 22%。VM 可发生于各年龄段,但常见于 30～60 岁之间。女性与男性之比大约 1.5∶1～5.0∶1。

三、VM 发生的病理机制

VM 的病理机制至今还不完全明了,根据 VM 症状的变异性,偏头痛可能在不同层面与前庭系统产生交互反应,涉及多种理论。主要有扩散抑制,三叉血管系统激活,血浆外渗,神经介质释放,血管痉挛等。

1.扩散性抑制 扩散性抑制主要涉及皮质,称为皮质扩散性抑制,是偏头痛先兆产生的可能机制。扩散性抑制累及前庭皮质(后岛回及颞顶接合处)产生前庭症状,扩散性抑制累及脑干结构造成 VM 短暂发作。皮质扩散性抑制是皮质受到刺激后产生的兴奋-抑制波:先出现短暂去极化以 2～5mm/min 的缓慢速度扩散,随后出现长达 5～15 分钟的抑制。高兴奋性状态时有可能产生抽搐,而在抑制状态时自发和诱发神经元活动完全丧失或停止,神经电位可在数分钟内降至负值。大约 5～10 分钟后自发性电活动恢复,15～30 分钟后诱发性电活动恢复。扩散抑制导致一系列变化:离子稳态衰竭,神经介质释放,脑血管先短暂扩张后持续性收缩,脑血流量改变,脑组织缺血缺氧等损害,并同时激活外周和中枢三叉血管系统反射。

2.三叉-血管系统激活 伤害刺激启动三叉-血管系统反应,分布在脑膜上的伤害感受器是三叉-血管通路的第一级神经元(外周性),诱发脑膜损害性反应,产生神经源性无菌性炎症渗出性反应而产生头痛。三叉神经脑干和脊髓核团是三叉-血管通路的第二级神经元,也受到伤害刺激,并激活丘脑-皮质通路。在受试者前额给予痛感较高的电刺激来激活三叉神经,在 VM 病人可见到自发性眼震,但对照组则无此现象,说明三叉和前庭两个相邻脑干结构间的交互反应阈值在偏头痛病人较低,三叉刺激可以引发前庭张力不平衡。内耳血管也来自三叉神经支配,三叉-血管系统可能也对内耳血管产生影响。

3.血浆外渗　三叉-血管系统激活可导致血浆外渗,形成渗出性炎症反应,这是产生偏头痛的另一个可能机制。在动物模型中,5-HT 引发的血浆外渗不仅见于硬脑膜也见于内耳。

4.神经介质释放　偏头痛所涉及的神经介质为 5-HT、去甲肾上腺素、多巴胺、降钙素基因相关性多肽(CGRP)等。这些神经介质可调节外周和中枢前庭神经元的活动,与偏头痛发病相关。单侧神经介质释放可能造成一侧局部头痛,引发静止性前庭张力不平衡,产生眩晕和平衡不稳。双侧神经介质释放可能诱发前庭兴奋性增高,产生运动病性头晕。蓝斑位于脑桥是去甲肾上腺素系统的重要中心结构,在 VM 中起脑血流调节作用。中脑中缝际背核是 5-HT 源性核团也起重要作用。这两个核团参与维持警觉-醒觉水平,对提高刺激的反应敏感性起作用。PET 研究发现,这两个核团区在病人无先兆偏头痛发作时激活;在病人发作间歇期时无激活。CGRP 涉及外周和中枢前庭结构的信号处理。

5.血管痉挛　偏头痛引发血管痉挛导致迷路和脑干缺血发作。血管痉挛累及内听动脉(IAA)时,造成 VM 发作时的前庭和听力症状,以及之后持续性前庭障碍和听力损害。迷路反复缺血发作可产生内淋巴水肿,出现 MD 和 BPPV 类似症状,也是常见 MD 和 BPPV 伴发 VM 的原因。

6.电压介导的离子通道基因缺陷　离子通道缺陷导致外周性和中枢性前庭功能障碍。Ⅱ型发作性共济失调(EA2)和家族性偏瘫性偏头痛(FHM)均有染色体19P13 的缺陷,均为发作性疾病,均以眩晕和偏头痛性头痛为主要症状,均证实为离子通道病。因此相同部位基因缺陷也可能是 VM 的发病机制之一。但迄今为止,没有发现 VM 的这种基因缺陷证据。不过,皮质扩散性抑制造成的大量钾钠钙离子异常流动,与离子通道病导致的离子异常流动,可能是不同诱发机制产生的类似现象。

7.遗传因素　VM 相关性研究发现 VM 家族的常染色体遗传。一个家族性VM 案例研究发现,四代家族中有 10 人受累,为常染色体 5q35。另一个家族性

VM大样本研究发现为常染色体22q12。因此,遗传因素可能与VM的发病机制有关。

8.位置性VM 可能与脑干和小脑的前庭结构功能异常,特别是小脑小结叶和舌叶至前庭核团的抑制性纤维功能异常有关。

疼痛感觉经三叉神经,平衡感觉经前庭神经,最终都通过丘脑.皮质通路传入。两者均经上行中枢通路与杏仁核下丘脑等与情绪和行为相关的结构相通,杏仁核等结构也经下行中枢通路调节三叉和前庭系统。杏仁核是人体威胁评估系统的重要结构,在感受到疼痛和不稳的威胁时,可产生情绪或行为反应,这可能与VM病人通常伴有较高精神源性合并症有关。

四、VM发作的常见诱因

常见VM发作的诱因如下:①月经;②睡眠不足;③过度紧张和压力;④特别食物(红酒,奶酪,味精);⑤感觉刺激(耀眼夺目的光,强烈气味,噪声);⑥前庭刺激可诱发偏头痛,例如做温度试验的24小时内可诱发偏头痛发作。但有时缺乏发诱因或诱因不明显,抗偏头痛药物反应良好可能支持诊断,但不具特异性。由于VM有自发性缓解倾向,不能完全依靠对抗偏头痛药物治疗反应来确定诊断。

五、VM的发病方式

VM可急性起病但缺乏急骤性和突然性,发作持续时间可有多种类型:<5分钟约占18%,5～60分钟约占33%,1小时至1天约占21%。一个长时间持久的反复眩晕发作,或者伴有听力症状超过了5年或更长时间,VM或MD的概率大大高于VA-TIA。VM发作频率可从每月1～40次不等,平均每月几次。

六、VM临床表现

VM症状变异性很高,导致临床表现各异。①前庭症状:VM主要表现为自发性眩晕,位置性眩晕或头动诱发性眩晕。有些病人发病后数小时至数天,自发性眩晕转变为位置性眩晕。据统计,在疾病过程中,大约40%～70%的病人有过位置性眩晕,但不一定是每一次发作均出现。VM的位置性眩晕具有与BPPV位置性眩晕区别的特点。其次,常见症状为不耐受头动,也就是头动时可诱发或加剧不稳,运动错觉,以及恶心等症状。②视觉相关性症状:出现视觉诱发性眩晕,由移动的视觉环境诱发的眩晕。约50%可出现外在眩晕的视觉症状,例如视振荡。③耳蜗症状:听觉症状主要包括耳鸣,耳内压力感,听力丧失,出现概率约38%。耳内压力感约占20%但听力丧失较少见,听力丧失通常较轻微而且短暂,在病程发展过程中没有或仅有轻微进展。约20%在数年中逐渐发展为轻微双侧听力下降。电测听有助于与MD区别。④偏头痛症状:畏光约占70%,头痛约占65%,畏声约占10%,畏气味约占15%,视幻觉约占10%。伴头痛的VM发作和不伴头痛的VM发作均不少。眩晕可发生在偏头痛性头痛之前,之后或同时,有时候眩晕伴随的头痛很轻,不如典型偏头痛发作时那么严重。还有些病人眩晕和头痛从来没有同时发生过,因此要注意询问病人是否有关与偏头痛有关联的畏光、畏声、畏气味等情况。⑤自主神经症状:约95%VM病人发生恶心,50%发生呕吐。恶心通常较其他前庭疾病明显,例如在进行温度试验时VM发生恶心概率4倍于其他前庭疾病。

　　VM症状发作的持续时间:①常见发作持续时间类型为:数秒占10%,数分钟占30%,数小时占30%,数天占30%。少数可能要几周时间才能完全从一侧VM发作中恢复过来。②先兆偏头痛典型发作一般持续时间为5～60分钟,仅占10%～30%。③基底型偏头痛常有先兆,以视幻觉先兆为常见。眩晕发作为5～60分钟之后伴随偏头痛性头痛<10%。④核心发作大多不超过72小时。大多数VM持续时间不超过24小时,超过24小时的核心发作也很少超过72小时。因此持续时间较长,超过72小时的前庭症状,要警惕急性前庭综合征的可能性,应注意鉴别诊断,排除脑血管病的可能性。

　　眩晕症状与头痛症状的关系:眩晕与头痛之间的关系变异性较大。眩晕与头痛的伴随关系在时间上有3种常见形式:①眩晕在头痛后出现;②眩晕与头痛同时出现;③眩晕在头痛之前出现。对这种时间上的伴随关系,要确定两者是偶然一起出现的,还是由于因果关系出现的。眩晕与头痛从来不同时发生者约占30%,对于这些病人应主要根据是否出现偏头痛性症状,例如畏光、畏声、畏气味、视幻觉等,而非发作时的头痛来判断偏头痛症状。伴有眩晕的偏头痛病人,大多数头痛强度减弱。不伴眩晕的偏头痛病人大多在头痛轻度降低后才产生前庭症状。因此,VM的临床主导特征是眩晕而不是头痛。也有不少VM病人不伴头痛。

　　VM发作期的体征:发作期VM可见外周性损害体征,也可见中枢性损害体征。①眼震:眼震是两侧前庭张力不平衡的表现,是VM临床报告中常见的体征,这些眼震可表现为外周源性眼震或中枢性源性眼震,中枢源性可能更多一些。20

例小样本急性期 VM 研究发现,14 例 VM 病人(70%)出现病理性眼震,50%为中枢源性自发性或位置性眼震,仅 3 例(15%)为外周源性自发眼震同时伴一侧水平 VOR 功能降低,35%原因不明。位置性眼震约 40%,自发性眼震 30%,头动引发眼震 30%。另一研究报告,VM 病人出现持续性位置性眼震,大多为水平性和方向改变性,但也可为垂直性或旋转性。自发性眼震可为水平性或垂直性,例如凝视性眼震。②轻度视眼动异常:例如出现扫视性跟踪,尤其出现超过相应的年龄范围的垂直扫视性跟踪。③轻度中枢性眼动异常:包括中枢性自发性眼震,中枢性位置性眼震,扫视性眼动异常等。通常为轻度但约占 45%~63%。④诱发性眼震:通过摇头诱发出摇头后眼震,约 50%出现摇头后眼震。

　　VM 发作间歇期一般无症状,神经系统检查和神经耳科检查通常正常。此时进行前庭功能检测有重要意义,如果正常可排除其他前庭疾病的可能。

七、辅助检查

　　VM 主要根据病史、临床表现、床边检查来诊断。目前没有生物标记可以证实偏头痛,在发作期间以及发作后的短期内,前庭功能检测可能有异常发现,但是没有特异性,不足以作为诊断标准。不过如果在发作间歇期,无症状的情况下,发现明显或严重异常,例如严重听力丧失,完全性单侧或双侧前庭功能丧失,通常提示另一种疾病。文献报告的 VM 前庭功能异常见于:①温度试验:10%~30% VM 可见单侧反应降低,10%可见优势方向但不具特异性。②转椅试验:20%可见单纯优势方向,但增益改变罕见。③VEMP:VEMP 异常可见于单侧或双侧反应降低,潜伏期延长,最大反应的频率段从 500Hz 转移至 1000Hz,但在其他前庭疾病例如 MD 也会出现,不具鉴别特异性。④VAT:39 例 VM 病人中发现 4~5Hz 垂直相移增高。电测听检查有助于 MD 区别。MRI 对于表现为中枢性异常以及以前没有类似发作的病人是必要的,以便及时发现其他可能。

八、VM 诊断标准

　　在国际头痛协会制定的头痛疾病国际分类(ICHD)第 2 版(IHSCS,2004)中,眩晕不是成人偏头痛的症状(表 6-1),而只是基底型偏头痛的先兆症状,持续 5~60 分钟后出现偏头痛性头痛,而且要求至少有一个以上脑干或半球的先兆症状,才可成立诊断。虽然 60%的基底型偏头痛具有眩晕,但大约只有不到 10%的 VM

符合基底型偏头痛的诊断标准。在眩晕发作后紧接着头痛的病人就更少了,很难符合 ICHD-2 先兆偏头痛的诊断标准。

表 6-1　偏头痛(无先兆)诊断标准(ICHD-2)

A	至少 5 次满足 B-D 标准的发作
B	头痛发作持续 4~72 小时
C	头痛至少有以下两个特点:
	1.单侧部位
	2.搏动性质
	3.中度或重度强度的疼痛
	4.日常身体活动导致加重或因此回避日常身体活动
D	头痛时至少有下列情况之一:①恶心和(或)呕吐;②畏光,畏声
E	不归因于另一疾病

Neuhauser 等(2001)提出一个比 ICHD-2 版标准宽松一些的诊断标准,得到较广泛应用。这个诊断标准阳性预测值较高,75 例初诊为 VM 或可能 VM 患者,在长达 5.4~11 年后再次评估时确认诊断率达 85%。在这个诊断标准的基础上,Barany 协会提出了前庭国际疾病分类(ICVD)的 VM 诊断标准,经过与国际头痛协会共同讨论,制定了 VM 和可能 VM 的诊断标准。ICHD-3 将只包括 VM 诊断标准,ICVD-1 则包括 VM 和可能 VM 两个诊断标准(表 6-2)。两个协会的共识文件进一步明确定义了 VM 诊断标准中的症状,加上了一些附注做了进一步说明。

表 6-2　前庭型偏头痛诊断标准(ICVD)

1.前庭型偏头痛	
A	至少 5 次中度或重度 6 前庭症状 8 发作,持续 5 分钟至 72 小时[c]
B	符合头痛疾病国际分类(ICHD)定义的偏头痛(伴或不伴先兆)现病史或既往史[d]
C	至少 50% 的前庭发作伴有一个或多个偏头痛特征[e]:
	头痛至少具有以下两个特征:单侧,搏动性,中或重度疼痛,日常身体活动时加重
	畏光,畏声
	视觉先兆[f]
D	不能由另一前庭疾病或 ICHD 诊断解释[b]

2.可能前庭型偏头痛

A	至少 5 次中或重度[b] 前庭症状[a] 发作,持续 5 分钟至 72 小时[c]
B	满足前庭型偏头痛标准 B 和 C 之一(偏头痛病史或发作期间的偏头痛特征)
C	不能由另一前庭疾病或 ICHD 诊断解释 b

ICVD 版 VM 诊断标准注释说明:

a.前庭症状:符合 ICVD 版 VM 诊断标准的前庭症状及其定义为:①自发性眩晕,包括内在眩晕(自身运动的错觉)和外在眩晕(视觉环境运动的错觉)。②位置性眩晕,发生在头位相对于重力变化之后。③视觉诱发性眩晕,由大或复杂的运动性视觉刺激诱发。④头动诱发性眩晕,发生于头动期间。⑤头动诱发性头晕伴恶心。头晕的定义为空间定向障碍感。其他形式的头晕目前没有包括在 VM 分类中。

b.前庭症状严重性程度:符合 VM 诊断标准的两种严重程度为中度和重度。中度:受到干扰但不影响日常活动。重度:不能继续日常活动。

c.发作的持续时间:VM 发作持续时间变异很大:数分钟约占 30%,数小时约占 30%,数天约占 30%,数秒仅 10%。最后这一类型倾向于在头动和视觉刺激时以及头位变化后反复发作。在这些病人,发作持续时间定义为反复短暂发作的总时间。发作较长者,有些病人可能需要 4 周才能完全从一次发作中恢复过来。但核心发作罕见超过 72 小时。

d.偏头痛类型:ICHD-2 偏头痛类型 1.1 和 1.2,先兆偏头痛和无先兆偏头痛。

e.一个偏头痛症状:一次前庭发作有一个偏头痛症状足够。不同发作时可能会有不同症状。相关症状可发生在前庭症状之前、之后或期间。

f.畏声:畏声为声音引起的不适,双侧短暂现象。但须与重振区别。重振常为单侧持续性,导致对声音感觉增强,一侧耳常有变形高调声音伴有听力下降。

g.视幻觉:耀眼夺目的光或弯曲线条,常伴干扰阅读的视觉盲点。视幻觉通常持续 5~20 分钟但少于 60 分钟。常常但并不总局限于一侧视野。其他类型偏头痛幻觉,例如躯体感觉性或失声幻觉,由于这些现象特异性差,而且大多数病人同时有视幻觉,因此不作为诊断标准。

h.病史和查体:病史和查体不支持另一种前庭疾病,或虽考虑过但经适当检测手段已排除,或者这种疾病作为合并症或一种独立情况存在,但其发作可清楚鉴别。偏头痛可由前庭刺激诱发,因此鉴别诊断应包括因合并偏头痛发作而复杂化的其他前庭疾病。

鉴于仅有少数 VM 病人符合 ICHD-2 定义的偏头痛先兆和基底型偏头痛,因此 VM 发作不能视作偏头痛先兆,前庭型偏头痛(VM)也不是基底型偏头痛的代名词或同义语。VM 作为发作性疾病概念定义,但是临床已有关于慢性 VM 的报道。慢性 VM 与精神源性头晕合并症之间的鉴别将面临挑战,需要进一步研究。

九、治疗措施

由于病因机制不明,缺乏对因治疗,大多数治疗仍属于对症治疗范围。治疗措施包括药物和非药物治疗。

1.药物治疗　主要针对 VM 急性发作和 VM 预防性治疗。

(1)预防性药物治疗:药物治疗大多基于专家意见或临床观察,缺乏来自随机双盲对照研究的验证。大样本量随机双盲对照试验已在进行中,希望很快能提供有效药物治疗的效果验证。目前用于预防性治疗的药物主要为 β 受体阻滞剂,预防性抗癫痫药物、碳酸酐酶抑制剂等。小样本研究发现 Zolmitriptan 和 Lamotrigine 对急性发作有效,但是由于时间短、样本量小,最终缺乏结论性结果。一个回顾性研究报告,正常情况下不用于预防性治疗的碳酸酐酶抑制剂和 Dimenhydrinate 似乎有效。

大多数药物具有可预期的副作用,需要根据病人的情况选择性使用。例如,β 受体阻滞剂可导致直立性低血压,适合高血压病人使用或在晚上用药。有精神源性合并症的患者选择 SSRI 类药物,Valproate 或 Amitriptyline 可导致体重上升都影响药物选择。药物治疗应从小剂量开始,如果合并用药要注意副作用累加的问题。病人应当记录发作是否减少,3 个月进行评估,以能减少发作频率至少 50% 或高于 50% 以上为好。

(2)急性发作药物治疗:传统止吐药物。例如,Dimenhydrinate 或 Benzodiazepines 对于急性发作的治疗比较合适,当发作>45 分钟时,止吐药+非激素性抗炎药或镇痛药(阿司匹林)等可以终止发作。

最近一个较大样本($n=1555$)随机双盲安慰剂对照研究报告,对乙酰氨基酚 500mg、阿司匹林 500mg 和咖啡因 130mg 单剂量组合用药,对缓解急性偏头痛症状(如呕吐、畏光、畏声)的效果显著好于安慰剂,显著快于布洛芬 400mg。

2.非药物治疗　①解释病情,解除恐惧,释放压力;②记录可能的诱因,尽量避免诱因,包括可引起发作的食物和刺激性气味;③规律性睡眠;④发作间歇期仍有前庭症状的病人可进行前庭康复。

3.透皮眶上神经刺激(tSNS)　tSNS 是在前额(非侵入性)放置神经刺激器装置,透过皮肤传送低压脉冲电信号刺激三叉神经分支眶上神经的方法。30 例健康人双盲对照试验结果显示,tSNS 电刺激有显著降低警觉醒觉和注意力的镇静作用。67 例经头痛门诊确诊的偏头痛病人,进行 tSNS 治疗随机双盲对照试验,结果显示治疗组比对照组的偏头痛天数和发作频率显著降低,因此治疗组病人服用抗偏头痛药物显著减少。tSNS 治疗可能通过提高镇静作用降低兴奋性,降低偏头痛发作,是一种偏头痛预防性治疗的新尝试。对一般人群中可疑偏头痛病人的大样本研究($n=2313$)发现,病人自己使用 tSNS 治疗也有明显效果,但各种不适应和不耐受反应约 4.3%,如能由专业医生确诊并且配合其他方法,治疗效果可能更好。

4.前庭康复 仍有前庭症状的前庭型偏头痛病人和有偏头痛病史的病人进行前庭康复,治疗前后的症状有显著改善。在服用抗偏头痛药物同时,适时进行前庭康复对前庭型偏头痛病人缓解症状不失为一个可行的办法。

第二节 颈性眩晕

一、病因和发病机制

Tathow(1957)发表关于椎动脉压迫综合征的论文,对颈性眩晕的发病机制进行分析,引起了学术界关注。杨克勤(1975)总结了自 1962 年以来的研究工作,对有关颈椎的解剖学、发病学、颈椎病临床分型,诊断治疗做了详尽报道,明确将颈性眩晕列入椎动脉型颈椎病范畴。

(一)颈椎-椎动脉解剖学变异是眩晕的潜在发病因素

椎动脉是椎-基底动脉系统的主干动脉。正常人大脑两半球结构基本对称,其所需血量大致相等。但血供来源的渠道并不完全相同,左右两侧椎动脉管径相等者仅占 32%,少数两侧管径相差悬殊,此种椎动脉解剖学的变异,即椎动脉管径的极度不对称可以影响椎-基底动脉对脑部的血供。当头颈部过度旋转时,因对侧椎动脉代偿能力不足,致使其闭塞,可造成脑部和前庭功能损害。有学者应用椎动脉滴注实验,研究颈部旋转手法,对椎动脉血流的影响,发现头颈极度旋转时,实验标本的双侧椎动脉滴数均减少,以左侧为著。结果提示,在椎动脉异常的患者,要慎用颈椎的旋转手法。有学者对 41 例眩晕反复发作临床诊断为椎-基底动脉供血不足的患者,用脉冲多普勒超声法测定其椎动脉内径变细,血流量减少。

颈椎畸形如小脑扁桃体延髓联合畸形(Arnold-Chiari 畸形)、Klippel-Feil 综合征、颈椎椎体融合等,正常椎动脉由于畸形影响可受到异常应力的作用而引起症状。还有颈肋畸形,当上肢做伸展活动可将椎动脉推向前方,从颈肋发出至第 1 肋骨的纤维带或前斜角肌肥大也可刺激和压迫椎动脉。

从尸检、手术或颈椎 X 线影像学显示均证实人类存在从寰椎上关节突下后方经过椎弓动脉沟上面至椎弓后部的骨性连桥，即所谓后小桥或沟环(图 6-1)。此乃是人类进化中骨形态的退化痕迹。据其形态分为全环或半环型(骨桥不连)，半环出现率高于全环，半环的两端是尖锐的骨棘对椎动脉构成潜在威胁。据文献报道，颈性眩晕患者中有沟环者占 7.4%，双侧半环型骨棘间距测量平均为 5.88mm。骨棘间距愈大刺激椎动脉的机会就愈多。椎动脉在寰椎后弓的动脉沟中位置因颈部的活动而改变。颈部后伸或前屈活动时，椎动脉在沟中分别向前上或后下滑动，若沟旁有骨棘，易刺激椎动脉引起其痉挛，从而使血流受阻。但是临床发现，并非寰椎有沟环存在一定都有眩晕症状，这主要取决于颈椎及其软组织的功能状况和调节能力，即椎骨间的稳定程度。这可以解释先天畸形为何到中老年才会发病或终身不出现症状。虽然椎动脉沟环的存在使寰椎的椎动脉沟部位多有一个骨纤维管，使椎动脉穿出第 1 颈椎(C1)横突孔后急转向后内行经后弓椎动脉沟中时，要通过此狭窄骨环。而颈性眩晕的发生必须有一个前提，即在颈椎管内外骨性和软组织性损害导致颈椎失稳时，才能刺激椎动脉及交感神经支，反射性使椎动脉血流减少。综上所述，从解剖学角度来看，椎动脉是人体唯一容易受到机械应力损伤的动脉，在高血压和动脉硬化等情况下，更易产生症状。

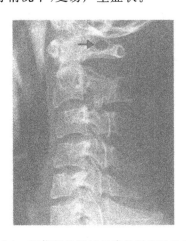

图 6-1　颈椎侧位像显示寰椎椎动脉沟环

(二)前庭小血管栓塞是发生颈源性眩晕的重要机制

前庭迷路缺血或梗死是引起眩晕的一个重要机制，已为众多学者认同。有学者对 84 例被认为是脑血管病源性眩晕患者进行了详尽的临床及眼震图研究。将病例分为 2 组,一组为椎-基底动脉供血不足(VBI),另一组为椎-基底动脉支配范围梗死。在 VBI 组,62%的眩晕患者至少有一次单独出现眩晕而不伴有其他神经症状和体征,19%的病人是以眩晕开始发病的。在椎-基底动脉支配范围内梗死组,29%的患者在梗死发生前至少有一次单独出现过眩晕。

所有病例眼震图表明外周前庭功能异常,42%病人一侧热试验兴奋性降低。基于眩晕单独出现概率高和外周前庭功能异常的事实,从临床上验证,椎-基底动脉供血不足或闭塞及脑干梗死等脑血管疾病产生的眩晕不是因其最终影响到脑干、大小脑、前庭神经核等神经中枢,而是在疾病发展过程中使支配内耳的内听动脉血流量减少,从而影响前庭平衡器官血供所致。假如是因前庭核缺血,那么其邻近神经组织不可能避免缺血的影响而不出现其他定位症状。

Millikan 等指出,血小板纤维素栓子堵塞细小血管造成前庭迷路缺血也是发生眩晕的因素。若内听动脉系统突然栓塞发生可出现三种形式的临床症状:①在数秒或数分钟内突然发生严重而持续的眩晕;②突然出现完全而持久的听力丧失;③两者同时出现。此种眩晕比较严重,伴有恶心、呕吐、眼球震颤。并且因头部活动而加重,还可伴有共济失调。症状可持续几天到几周,逐步缓解症状恢复功能后仍可遗留偶发短暂眩晕和单侧前庭功能异常。

(三)颈交感神经在眩晕发生过程中的作用

Barre 认为,颈交感神经综合征是由于第 4~6 颈椎($C_{4\sim6}$)关节炎引起颈神经过度紧张传导到交感神经、姿势不正长期处于某个体位刺激交感神经丛,反射性引起颈交感神经节后纤维分布支配区域器官的一系列症状。有学者采用电刺激实验动物颈部交感神经的方法,可造成基底动脉、颈内动脉与内听动脉血管痉挛及血流量减少。临床报道,颈性眩晕患者多伴有交感神经功能亢进征象,Hozawa 等(1979)报道 48 例椎动脉外膜及周围交感神经支切断术,解除了患者的眩晕,手术中刺激椎动脉外膜诱发出和发病相似的眼震和眩晕,切断支配椎动脉的交感神经支,因而消除或缓解了眩晕症状。从解剖学研究角度发现,星状神经节发出的节后纤维多数从椎动脉第一段的后内方分布包绕伴行,其分支极丰富。经手术切除星状神经节和椎动脉周围交感神经支,眩晕症状可得以解除。孙静宜认为,用手术切除寰椎的椎动脉沟环可消除对椎动脉外膜交感神经纤维的刺激,并在术中同时剥离椎动脉周围交感神经支,术后眩晕症状消失。颈性眩晕的发生主要是由于颈交感神经受到激惹,使椎动脉供血减少,并反射性地使前庭器官缺血所致。许多临床事实证明,颈部交感神经受到刺激较椎动脉直接受到机械性压迫在眩晕的发生过程中更为重要。例如颈椎骨质增生压迫椎动脉的病例未经手术而只做星状神经节利多卡因封闭,可以使椎动脉痉挛解除,从而使眩晕症状改善或消失。Breig 对颈椎进行研究,他用新鲜尸体造成过伸、过屈和中立位,做微血管造影。伸展位看到脊髓纵行血管缩短,屈曲位时血管拉长,在骨嵴部位脊髓软脑膜血管变细或充盈缺损,常看到椎动脉充盈缺损,未见有椎动脉完全梗阻。他认为,骨嵴可以压迫椎动脉或脊髓前动脉,但两者上下之间有很多吻合支,所以不可能是颈椎病主要原因。

(四)颈椎不稳是颈源性眩晕的重要因素

由于颈部外伤、劳损及某种先天发育因素致使颈椎与软组织发生损害,颈部的力学稳定结构一旦遭受破坏,可使颈椎某节段或多节段出现异常活动,临床上称颈椎节段性不稳。寰枢关节的不稳程度将随着致病因素的持续作用和年龄增长而加重,逐渐产生对椎动脉的刺激压迫。椎动脉起源于锁骨下动脉中段,紧贴于前斜角肌后方向上走行,其为第一段。入第 6 颈椎(C_6)横突孔后几乎垂直向上行于各颈椎横突孔构成的"隧道"内为第二段,穿出第 1 颈椎(C_1)横突孔为第三段。一旦第 2～6 颈椎($C_{2～6}$)中某个节段,颈椎间盘造成椎体间松动及有钩椎关节增生可导致颈椎节段性失稳,从第 2 颈椎到入颅前,椎动脉共有 4 个弯曲,第 1～2 颈椎($C_{1～2}$)失稳,则对椎动脉周围交感丛构成撞击性机械刺激,使椎动脉血管收缩,造成前庭迷路缺血而产生眩晕。Nishijima 等报道 2 例眩晕患者血管造影结果显示,左侧锁骨下动脉中段椎动脉起始处因前斜角肌压迫而发生狭窄,手术切断前斜角肌后,椎动脉狭窄变宽,眩晕亦随之消失。Hohl 认为颈部软组织损害可导致眩晕,还会产生许多尚难解释的症状。游国雄指出,过多的本体感觉冲动传入中枢神经也可产生眩晕,可见于颈肌、腰肌的持续痉挛。

颈椎病引起的"颈性眩晕",实际上也可由颈肌痉挛而产生,不完全是椎-基底动脉供血不足之故。Stringer 等提出,颈椎发生屈曲和过伸损伤可以产生眩晕,其机制尚不明了。这种眩晕症状是一过性的,但在颈部旋转时症状可持续出现,测试前庭功能表明受到抑制,采用颈托支持固定、松弛颈部肌肉及理疗等方法治疗有效。治疗结果提示,位置改变引起眩晕发作不是特定部分迷路功能异常所致,而是头颈部姿势改变加大了相应颈椎节段的不稳定程度,致使伴随颈椎走行的椎动脉受到刺激或压迫,前庭血供发生一过性减少而引起。颈部屈伸损伤后,眩晕主要由于软组织损害引起颈椎不稳所致。先天性颈椎畸形患者,往往在 40～50 岁后出现颈部疼痛,活动受限,产生颈椎不稳征象。宣蛰人(1985)对 76 例表现眩晕、头面痛等症临床诊断为"椎动脉型颈椎病"病人无选择地根据头颈背肩部软组织压痛点进行推拿,所治 75 例消除或显著缓解症状,52 例(68.42%)异常脑血流图亦恢复正常,45 例(59.21%)X 线侧位片提示颈脊柱曲度不同程度改善,说明此种变化多与肌性因素有因果关系。

有学者经过长期临床观察研究,对颈背部肌群进行力学分析,提出颈背肩胛部肌群的损害与颈椎节段性不稳之间的联系。颈椎前屈肌群,前中斜角肌、提肩胛肌、颈长肌和胸锁乳突肌与下颈段(第5颈椎至第1胸椎)不稳相关;颈椎后伸肌群,斜方肌、头夹肌、头半棘肌、颈夹肌、颈半棘肌损害与中颈段(第3～5颈椎,即$C_{3\sim5}$)不稳相关;单侧斜方肌、胸锁乳突肌(向对侧),头夹肌、椎枕肌(向同侧)与上颈段(第1～3颈椎,即$C_{1\sim3}$)不稳相关;单侧屈肌群损害与全颈段不稳相关,主要引起侧向弯曲活动受限。这些有关肌群的损害及肌痉挛必定导致相应颈段节段不稳,活动受限或异常活动,使颈椎产生节段假性滑移,X线摄片中颈椎动力位表现三维方向的位移。进而干扰或破坏颈椎及其韧带支持结构的静力学稳定,致使颈椎间盘与小关节的损害,如间盘变窄及周边显微骨折、钩椎关节增生变尖、小关节囊松弛等,即所谓"向心性损害机制"。椎间盘组织损害反过来通过椎间盘源性痛性肌痉挛又加重椎管外软组织的损害,即所谓"离心性损害机制"。如此,椎管内和椎管外,骨性结构和软性结构,静力学支持稳定与动力学活动功能、颈椎邻近上下节段之间相互影响、相互制约、相互补偿共同构成力学稳定机制,故提出恢复颈椎椎管外软组织正常功能与颈椎节段性功能活动的重要性,这是颈椎及脊髓、椎动脉免受进一步损害的关键所在。

二、临床表现

因椎-基底动脉供血范围较广,包括上部颈脊髓、脑干及第Ⅹ对脑神经,小脑、大脑枕叶底部及颞叶。该系统的供血不足可以引起复杂的临床征象。然而,发作性眩晕始终作为主要征象出现,临床上根据累及的不同部位分为如下症状。

1.典型症状　发作性眩晕是最常见的和最先出现的症状,时间可以持续几分钟到几小时,轻者仅为一过性、短暂性,重者可延至数天到数周后逐渐缓解,此类患者要注意前庭迷路血管栓塞。头痛也是常见症状,表现为枕部痛、顶部痛、颞侧痛或偏头痛,有时出现恶心、呕吐,部分病例伴有耳鸣、听力减退,少数则有复视、眼震。眩晕每于头部过伸位或转向一侧时诱发,反之则症状消失或缓解。一般来说,睡卧位眩晕较轻,有的患者不能取平卧位,坐位则症状减轻,这主要因为颈椎屈肌群如前斜角肌、颈长肌、提肩胛肌痉挛较重所致。

2.其他症状　行走时肢体突然失去控制而猝倒,知觉并不丧失,能自行爬起继续行走。引起原因可能是脑干下部、上颈髓的皮质脊髓束或网状结构受累所致。

少数患者肢体麻木、感觉异常、眼肌麻痹、视物不清、吞咽困难、声音嘶哑、心动过速或过缓、多汗或少汗。个别病例出现 Horner 征,病程久者往往记忆力减退。颈背肩部软组织疼痛延绵不断,同时可有眼眶痛、眼球胀痛、飞蚊症、心前区痛、气短、头面部麻木、牙痛或三叉神经痛等交感神经功能增强的临床症候。

3.颈背软组织压痛点及肌痉挛　各压痛点均可引发出向远隔部位的牵涉痛及相应的临床征象。颈部活动功能检查可以判断颈背肩胛部软组织病变区域,同时反映颈椎不稳的节段。

(1)颈椎后伸活动受限,提示颈椎伸肌群功能降低,反映第 3~5 颈椎($C_{3~5}$)节段(中颈段)不稳。常见的伸肌是颈夹肌、颈半棘肌、头夹肌、头半棘肌、斜方肌等,这些肌肉的起、止(肌肉的骨膜附着处)就是特定的压痛点。具体分布:①头颅骨的上项线(枕外隆凸下方及两侧);②下项线(乳突后方凹陷的上侧);③C_2 至 T_6 棘突旁椎板;④肩胛冈上缘。

(2)颈椎前屈活动受限,提示颈椎屈肌功能降低,反映颈5~胸1节段(下颈段)不稳。常见的屈肌是前、中斜角肌,颈长肌,提肩胛肌,胸锁乳突肌等,特定的压痛点分布:①$C_{3~7}$横突;②锁骨上窝第 1 肋骨前、中斜角肌结节;③肩胛骨内上角肌附着处;④乳突下缘。

(3)颈椎旋转活动受限(通常同时有前屈或后伸活动功能受限),则要从影响第1~3 颈椎(上颈段)不稳的旋转肌中寻找压痛点,除斜方肌上部、胸锁乳突肌、头夹肌外,还有椎枕肌(又称枕后小肌),其压痛点在:①枕外粗隆下方及两侧的上项线;②第 1 颈椎横突;③第 2 颈椎棘突旁椎板处。

三、诊断和鉴别诊断

(一)诊断依据

1.临床特征　眩晕发作与伴有头痛、心跳加快、多汗、头面部麻木、眼球胀痛具有明显的交感神经功能增强的表现,头颈背肩部和锁骨上窝处存在特定的软组织压痛点,且按压这些压痛点可引发临床症状;颈部活动功能检查可反映颈椎节段不稳及软组织损害部位,同样也能诱发出眩晕症状。除眩晕外,患者还有或既往曾有过颈脊神经根的刺激压迫症状,即肩臂手痛麻征象;针对颈椎椎管内外软组织损害性病变的治疗,非手术或手术的方法均可消除或缓解眩晕症状,提示明确的联系。

2.影像学所见　X 线正、侧位片可见颈柱呈 C 形或 S 形弯曲,病变节段的棘突连线偏离正中轴线。侧位片提示生理曲线变直或反向弯曲,病变的椎间盘变窄,椎骨后缘增生。侧位前屈后伸动力位摄片显示病变的椎体向邻近椎体前后滑移,提示存在颈椎不稳现象,一般认为正常滑移距离在 2mm 以内,超出者视为异常。如有寰椎椎动脉沟环者,侧位片可清晰见到半环状或全环状的沟环(后小桥)。斜位片见钩椎关节骨突或椎体后缘骨赘突向椎间孔,使椎间孔横径变窄。CT 扫描可见病变椎间盘髓核及纤维环连同后纵韧带突向椎管一侧;后纵韧带骨化较为多见,脂肪组织影消失,椎管矢状径一般大于 12mm。MRI 检查:正中矢状位与旁矢状方向 T_1 或 T_2 加权成像可见病变椎间盘大多成“杆状”形态向椎管突出,病程久者椎间盘突出的形态可演变为“T”状或“L”状,实际形态为“蘑菇状”,此种病理形态所示病变的椎间盘压力已明显减弱。

3.特殊检查　椎动脉造影是 20 世纪 80 年代以前较常用的检查手段,可鉴别椎动脉是否有纡曲、狭窄、移位或堵塞。经肱动脉插管逆行造影法易于操作,影像清晰。缺点是仅能显示一侧椎动脉的管径与走行情况。彩色多普勒超声检查对椎动脉的管径与走行均可显现,管径粗细可测量对比,动脉内血液流速及峰值也能动态观察测定,更重要的还可较清晰地见到动脉管壁内膜粗糙光滑或粥样硬化斑块的部位与大小形态,如颈内动脉分叉处、椎动脉于锁骨下动脉起始处多为好发部位。该项检查可列为颈源性眩晕的常规检查。20 世纪 90 年代兴起的磁共振血管造影(MRA),可十分清晰地显示颈动脉及其分支、椎-基底动脉及其分支的走行、两侧血管管径粗细。其原理是血管系统中流动血液的 MR 信号取决于流速,在血管中流动的血液和周围组织,可达到高度的影像对比分辨。优点为不用造影剂、非侵入性,可动态观察,目前已在临床得到广泛应用。

(二)鉴别诊断

颈源性眩晕须与耳源性或脑源性眩晕鉴别。

1.内耳疾病　其特点是眩晕伴有眼震、耳聋、耳鸣,但无其他神经系统征象。因有对侧前庭器官代偿功能,眩晕发作时间较短。常见病因除梅尼埃病外,尚有内耳迷路感染、药物中毒、外伤等,通过病史和相应检查逐一排除。

2.前庭神经病变　主要为脑桥小脑角肿瘤,如脑膜瘤、听神经瘤、蛛网膜囊肿。临床表现首发症状以耳聋、耳鸣、头痛为主。除眩晕眼震外,还有邻近神经组织受损征象,称为“脑桥小脑角综合征”。如同侧耳鸣、听力减退,面部麻木,角膜反射减退,中枢性面瘫,站立不稳,行走偏斜,共济失调,声嘶、呛咳、吞咽困难等。起病缓慢,神经损害症状持久,前庭功能减退。X 线平片可见肿瘤钙化和肿瘤附着点的岩骨破坏。脑 CT 及 MRI 检查见脑桥小脑角部位占位病变。

3.脑干病变　最常见为椎-基底动脉供血不足短暂缺血,可出现发作性眩晕。

一般发作短暂而频繁,有动脉硬化、血脂偏高等全身症状。其次为:①脑干肿瘤,起病缓慢而呈进行性加重,晚期出现颅内压增高征象;②脑干感染或中毒,起病较急,临床症状进展也较快;③延髓空洞症,起病隐袭,病情发展缓慢。脑干病变引起眩晕者相对较轻,眼震明显,并有其他脑干神经症状,如三叉神经核、展神经核、面神经核、锥体束、延髓疑核受损的定位体征。

4.小脑病变 以眩晕伴有明显眼震,平衡障碍加共济失调为主要特征。老年动脉硬化或高血压病患者突发眩晕时,应高度怀疑有小脑出血的可能。小脑肿瘤较为多见,包括邻近的第四脑室肿瘤。对于颅内压增高引起小脑受损症状者,则要注意有无头痛、呕吐、黑矇和视盘水肿等征象。

5.大脑病变 眩晕性癫痫,其临床特点是眩晕明显,不伴有耳部或神经系统征象,反复发作,且有一些精神症状或抽搐。经脑电图检查可以确定诊断。分析病因有如下几种:①颅脑外伤后遗症;②颞叶顶叶肿瘤;③大脑幕上肿物,如慢性硬膜下血肿;④脑炎。

四、康复治疗

(一)治疗原则

1.调整平衡 颈源性眩晕乃脊柱相关性疾病,多为椎管内外混合性病变。从脊柱的整体性来说,两者都属于平衡失调,但病理组织改变有所不同。椎管内的病理变化,以颈椎间盘退变、膨出、突出与继发性骨赘混合突出物压迫脊髓神经根椎动脉为基本特征。椎管外的病理变化则是以肌肉痉挛变性、局部粘连与血供障碍为特征,两者可以引起相似的临床征象。临床施治时,既要注重解除椎管内机械性致压因素,又要消除椎管外软组织损害引起的无菌性炎症及肌痉挛、肌挛缩等发病因素。部分患者合并有腰部软组织损害的也要彻底处理。颈椎管内外损害性病变,在发病的过程中大致表现出以一种病变为主,若两者病变均较明显,则临床诊治时要格外谨慎,调整内外平衡,方能控制病情进展,取得良好疗效。

2.标本兼治 椎-基底动脉痉挛性供血不足或由外伤而诱发的颈脊髓损伤、缺血水肿的情况下,或由扭闪伤诱发的颈椎管外软组织急性损害,导致颈椎节段性失稳,此时应及时控制病情,消除炎症,解痉镇痛、舒筋活血、颈椎制动、利于改善局部血供的综合措施。使颈部椎管内外病变组织尽快修复,重建椎管内外力学平衡。临床上应常规地采用以下治疗:①休息与颈部制动(带颈圈、小重量牵引);②静脉滴注抗炎药、神经营养药;③定点伸引手法治疗。此手法无扭转力和剪切力,伸引力可直接作用于颈椎间盘及小关节部,使髓核内产生较大负压,同时解除椎管外肌肉痉挛产生较长久的减压松解效应。椎-基底动脉供血不足引起头晕、眩晕症状发作时,颈部深层肌痉挛导致颈椎节段性不稳,对椎间盘与小关节产生异常牵拉应力,此刻需用小关节整复手法来消除肌肉的异常应力,减轻或缓解对颈交感神经或椎动脉外膜交感丛的刺激,从而控制眩晕发作。发作间隙期则采取压痛点推拿舒筋活血,柔和地改善椎动脉血供。这就是"急则治其标,缓则治其本"。

3.筋骨并重　按传统颈椎病的观点始终注重骨性减压措施,各种新的手术治疗方法不断推出,使手术疗法达到前所未有的水平。但是手术带来的并发症之多和远期疗效不甚理想,值得临床工作者深思。其实绝大部分患者均可通过非手术治疗取得良好疗效。临床证明针对颈背肩胛部的松解治疗,如手法、牵引、银质针疗法和中药外敷均可逐渐解除肌痉挛,降低髓核内压力,增强颈椎的稳定性,从而缓解或消除临床症状。颈背肩胛部肌肉损害的程度与颈椎稳定性紧密相关,肌痉挛的轻重又与椎间盘的内压力变化相关,基于上述见解。颈椎病的治疗则应当是筋骨并重,当以椎管狭窄及椎间盘突出压迫因素为主时,应采用手术减压的方法,这种情况仅适用于该病发展晚期,病情严重者。对于大多数患者来说,颈椎管外软组织损害占有重要地位,椎管内骨性致压因素较轻微,应采取非手术综合治疗,同样可收到减压和松解效果。

(二)治疗方法

1.方药疗法　中医学对眩晕的认识十分精辟,其中对血管源性眩晕和耳源性眩晕也多有涉及。对其病因历代医学各有所见。治则须辨证求因,选方施药,在此重点描述内耳供血不足及颈性眩晕的中药治疗。

(1)补阳还五汤、血府逐瘀汤加减:主治轻型椎-基底动脉供血不足。治则为益气活血,化瘀通脉。黄芪30g,当归10g,川芎15g,白芍15g,葛根15g,鸡血藤15g,威灵仙12g,地龙9g,丹参15g,石菖蒲10g,红花10g,山楂9g。

(2)引用经验方:引自《陈树森医疗经验集粹》,主治慢性椎-基底动脉供血不足,此方屡试屡验。丹参20g,川芎15g,葛根15g,赤芍15g,白芍15g,益母草15g,肉苁蓉15g,制何首乌15g,天麻10g,制黄精25g。每日1剂,煎2遍,分3次内服。一般服用6剂后头晕减轻,12剂后症状大多消失。再服12剂后可头晕消失,下肢有力,步履正常,疗效巩固。

(3)笔者经验方:作者临证多年,用此方作外敷,治疗颈肩背痛和头晕症,疗效满意。川乌15g,草乌15g,透骨草25g,红花15g,土鳖虫10g,防风15g,地龙10g,蜂房10g,葛根15g,桂枝15g,姜黄15g,威灵仙(外用)15g。每剂用2d。每日1～2

次,用前煎一遍。每付药用两层纱布缝制包裹备用,一般连用 6 剂。

2.手法治疗

(1)压痛点推拿疗法:无论是急性或慢性损伤,疼痛好发部位多在骨骼肌、筋膜与骨的附着处。该处是牵拉应力集中区。即形成具有无菌性炎症病理变化的压痛点群。这些压痛点之间受到力学补偿调节,也就是说机体为了保持重新平衡,一组肌肉痉挛必将引起对应肌肉发生与其相适应的变化,以补偿肌痉挛引起的功能失调。如果经过对应补偿调节,仍不能保持正常功能和平衡,则又将引起其上方或下方系列肌肉进行补偿调节,称为系列补偿调节。压痛点推拿就是按照这个规律进行治疗的。基本方法为:①用拇指指腹远端,按压颈椎伸肌或屈肌群主要压痛点,手指滑动按压方向沿肌纤维纵向走行;②用中强刺激的力度引出酸胀沉重感,并有头部、背部或上肢牵涉痛为适宜;③每个点作用时间约 1min 即可。手法要求由浅入深,外柔内刚,以患者能承受为度。颈部、背部与肩胛部三个区域压痛点有解剖学与功能上的内在联系,治疗时应注意选择,一般每次治疗 4～5 个部位即可。隔日 1 次,10 次为 1 个疗程。

举例,如患者颈部前屈受限并诱发眩晕,应治疗肩胛提肌起点($C_{1～4}$横突前结节)或止点(肩胛内上角),前、中斜角肌起点($C_{3～6}$横突)或止点(第 1 肋骨前斜角肌结节);进而治疗伸肌附着处,如背部深层肌($T_{1～6}$椎板),头夹肌或斜方肌(下项线或上项线),以 $C_{5～7}$棘突旁椎板为主。

若患者颈部后伸受限并诱发眩晕,应治疗头夹肌、头半棘肌起点(C_3 至 T_6 棘突旁椎板)或止点(下项线),斜方肌起点(上项线)、止点(肩胛冈),颈夹肌起点($T_{1～5}$椎板)或止点($C_{1～4}$横突),颈半棘肌起点($T_{1～5}$横突)或止点($C_{2～6}$椎板)。以 $C_{3～5}$棘突旁椎板为主。

(2)颈椎小关节旋扳松解手法:患者正坐,医者以右手掌托住其下颌,拇指按置于颧弓下凹处,其余四指置于对侧面颊,呈三点夹持式托起头部,左手拇指指尖按压患侧颈椎节段的小关节,此处因颈部深层肌痉挛而使关节突向后隆突变硬。令患者头颈部前屈并向对侧侧屈,保持适度牵伸,此刻病损颈椎节段处于不稳状态。医者按压该小关节突的拇指指下感觉扭转应力与伸引力传导遇到阻力时,迅速而又轻巧地向患侧后上方旋扳,产生一定剪切力,闻小关节弹响声与跳动感随即将头部复正,镇定片刻。

该手法的指征为:①颈椎挤压试验阴性,后伸与侧屈均无上肢放射痛;②无脊髓受压征象;③颈椎因软组织痉挛而活动受限。

此手法与压痛点推拿结合运用。通常每周 1 次,每次另选颈椎节段,共行手法

1～3次即可。治疗后疗效迅速且较持久。手法治疗后一般亦无须制动,但切忌短期内反复多次使用,以免发生副损伤。

(3)颈椎定点伸引手法:(卧姿法,以右侧为例)患者仰卧位。枕项部垫入适宜的厚枕,使其颈椎前屈。治疗上颈段($C_{1～3}$),约前屈10°,中颈段($C_{3～5}$)前屈20°,下颈段(C_5 至 T_1)前屈30°为宜。医师站于患者头侧,左手掌心向上从其颈项部伸入用中指定点按压于需松解的右侧颈椎病变节段(小关节处),左手虎口与掌心呈半握拳状托住患者颈项头部,右手腕部屈曲连同掌根及大小鱼际呈弧形按住患者下颌处。嘱患者全身放松,口齿轻闭,下肢伸直。助手站在患者足侧,双手紧握其右足踝上部,同医者作上下拉伸:①以小重量(约10kg)缓慢牵伸,维持约30s;②以较大重量(约30kg)在瞬间内拔伸,医师手指下感觉关节沿纵轴跳动或闻及弹响声;③维持小重量牵引约1min,医师与助手轻轻松手,患者平卧片刻。

此手法通常每周治疗1次,2～3次完成1个疗程。此法对颈椎间盘突出或颈椎管狭窄引起脊髓和神经根受压者比较适宜,因手法无扭转应力与剪切应力,故甚为安全。有学者利用生物材料机(MTS)和压力传感器对6例新鲜尸体颈椎在定点伸引手法的作用下,对椎间盘髓核内压力的变化进行观察。研究表明,该手法作用时,颈椎的髓核内压力可明显下降并保持一定的时间。确定手法具有3个作用:①通过降低颈椎间盘髓核内压力,从而减少或解除对脊髓、神经根的机械性压迫;②较长久地解除颈部深层肌痉挛,从而增强了颈椎的稳定性;③纠正颈椎小关节与颈椎椎体的位移,重建脊柱内外平衡。

3.银质针针刺疗法

(1)银质针的由来:银质针由古代九针演变而来,在民间传播流行至今。它与普通针灸一样,通过针刺与艾灸调整经络脏腑气血的功能,从而达到治疗各种痹证之目的。所不同的是,在手术治疗的认识基础上,以病变软组织的压痛点分布规律为依据,以较密集的排列针刺到病变的肌肉附着处,即直达骨膜组织而产生较持久的生物效应。作者目前采用的银质针系86%纯白银及铜、铬合金制成,针柄用细银丝做紧密的螺旋形缠绕,针端尖而不锐,针身直径为0.9～1.1mm,针身长度不一,分别为8cm、10cm、12cm、15cm和18cm 5种规格。针柄长度为4～6cm。

银质针的治疗特点:①针身长,适用于深层软组织病变部位,如腰臀部;②针身粗,进针时不会因肌肉过度收缩而引起断针或滞针;③质地较软,可沿骨膜下骨凹面弯曲推进直至病变部位,以扩大治疗范围;④热能传导快且深,并扩散面积较大,针尖温度约40℃,不会发生灼伤。据文献报道,灸法的镇痛效应最佳温度为39℃左右。所以,银质针的治疗作用明显优于普通针刺疗法。

（2）操作方法：①按针刺需要，患者采取俯卧位或坐姿头颈前屈等体位，以利于进针。②在头部、颈部、背部选择软组织病变的特定部位，即压痛点群。选择第2～6颈椎棘突旁椎板与小关节处，左右进针各8枚。还有头枕部上项线（斜方肌起点）、下项线（头夹肌、头半棘肌止点）部位，各进针6枚，可分2次治疗。每个进针点用甲紫标记。③无菌操作下，在每个进针点各作0.5%利多卡因皮内注射，皮丘直径约5mm，使进针和艾灸时皮肤无刺痛或灼痛感。④选择经高压消毒的长度合适的银质针分别刺入皮丘，对准深层病变区方向做直刺或斜刺，避开血管神经直达肌肉筋膜在骨骼特定附着处（压痛点），引出较强的针感。针至骨膜处会感觉到触及骨质进针受阻，正是针法正确的重要标志。无须捻针与提插。⑤在每枚银质针的圆球形针尾上套入艾球燃烧，病人自觉深层软组织出现舒适的温热感。艾火熄灭后，待针身冷却才可起针。起针后用消毒纱布压迫1～2min，以防深部出血。针眼涂2%碘酒，让其暴露，48h之内不与水接触，避免产生感染。

银质针疗法，一般在同一病变区作1次治疗，病变严重者可作2次针刺，间隔时间为2周。

注意事项：①对枕项部上项线针刺一定要准确，切忌刺向枕骨大孔内；②颈椎、胸椎深层肌群针刺要特别谨慎，进针点须在距离正中线1.5cm之内，直刺或向内（正中线方向）斜刺；③进针点均须用甲紫标志清楚，进针点间距以1.5cm为宜，不必过于密集；④此疗法主要针对颈椎管外软组织损害病变，一般皆在手法治疗之后采用，其对软组织松解的远期疗效已经接近软组织松解手术，具有"以针代刀"的治疗作用。

（3）适应证和禁忌证

1）适应证：慢性重症颈性眩晕的间隙期，良性位置性颈性眩晕，软组织损害性颈性眩晕。

2）禁忌证：眩晕的发作期，重度的高血压病，心绞痛频繁发作，妇女月经期。

（4）作用机制：银质针疗法对颈背肩部肌肉软组织具有松解作用。银质针方法可以通过软组织解痉作用增加颈椎的力学稳定和改善局部血供，对颈源性眩晕产生显著的疗效。

4.颈椎颌枕吊带牵引

（1）方法：牵重10～15kg，时间20min，每日1次，连续15次为1个疗程。需1～2个疗程；对中颈段颈椎间盘及小关节损害者，牵引时颈椎纵轴线与重力线之间夹角（坐位）即前俯角15°～30°为宜，对下颈椎节段损害者，前俯角应以30°～45°为宜。最好佩戴颈托，每日4次，每次30min，以增加颈椎支撑力与稳定性，减轻颈部肌肉尤其是伸肌群肌肉做功,有利于颈椎管肌肉软组织的修复。

(2)原理:解除颈部肌紧张与肌肉痉挛,使椎间隙增宽,椎间盘内压力减小,缓冲椎间盘组织向周缘的外突力。Judrich 曾在 1952 年报道:颈椎牵引力达 $7.5\sim9.3kg$ 时,颈椎生理前凸开始变直,牵引力达 $16.8kg$ 时椎间隙增大值达到最大。在这一力量下 $C_{1\sim7}$ 总的增大值为 $3\sim14mm$,平均值为 $5mm$。在颈椎牵引中椎间隙增大值最大的节段一般为 $C_{6\sim7}$,其次为 $C_{4\sim5}$。牵开被嵌顿的小关节囊,调整小关节错位和椎体滑移,可使椎动脉第二、第三段折曲缓解,位于 C_6 以上横突孔内之椎动脉,在其穿过诸横突孔时,除了后期钩椎关节增生外,早期主要由于局部的失稳、松动、变位及椎间隙狭窄后引起该椎动脉折曲,狭窄及痉挛的现象,通过牵引,此种椎节不稳、椎间隙变窄的现象可获得缓解。通过颈椎牵引,恢复颈椎椎间关节的正常序列,在退变失稳及外伤情况下,患病节段可出现水平或角度的位置异常,颈椎生理曲度消失及反张的形态改变。牵引使头颈部置于生理曲线状态,随着时间的延长,其序列不正常现象逐渐变化,再加以其他辅助措施及各种后期治疗可使颈椎的序列不正恢复正常。

(3)禁忌证:年迈体弱或全身状态不佳者;颈椎骨质有明显破坏者;有明显致压物,在牵引过程中容易发生意外情况者;颈椎先天性发育异常,伴有枕-颈或寰-枢椎不稳或颅底凹陷症等;全身急性炎症及咽喉部急性炎症不宜选用。明显的韧带松弛和节段不稳定者,首次小心试做后,患者紧张不能给予应有配合,且出现头晕、恶心及其他不适者。

5.手术治疗 对于严重的顽固性眩晕反复发作、头面痛者,经各种非手术治疗无效,可采用颈椎手术、锁骨上窝部或颈椎棘突旁背伸肌群软组织松解手术,以促进外周神经血管功能的恢复。

(1)颈椎棘突旁软组织松解手术:局部麻醉,必要时气管内插管静脉复合麻醉。病人俯卧,调节手术台,使身体保持于稍偏头高腿低位置。胸前垫气圈,有利于呼吸。头颅超出手术台端置于头托架上。使颈椎适度前屈保持水平位置。在项正中线自 C_2 至 T_1 棘突处做垂直切口,适度剥离皮下脂肪,暴露筋膜与棘突端,刀尖在 C_2 至 T_1 棘突旁,紧靠骨骼做切痕松解,用骨膜剥离器做骨膜下剥离,将斜方肌腱部、小菱形肌、上后锯肌、头夹肌、头半棘肌、颈半棘肌、棘间肌等沿棘突与椎板向外推离,剥离至大部分椎板暴露为止,使所属肌肉放松。枢椎棘突上外方有头后大直肌与头下斜肌附着,也应完全切开。暴露 C_2 棘突。头夹肌劳损是颈部疼痛和眩晕原因之一,当颈椎棘突旁肌肉自 C_2 至 T_1 沿棘突与椎板向外剥离后,还得常规地加行头夹肌横行切断手术,以放松变性挛缩的肌纤维和消除术后的残余征象。彻底电凝止血后,创腔内放置负压引流橡皮管,从创口旁容易引流通畅的皮肤上另做一小切口引出。引流管必须在引出部位的小切口上做一针缝线,防止此管漏气或滑脱。最后缝合皮下脂肪与皮肤。在第6颈椎棘突部位常规地将切口皮肤用一针细钢丝加纽扣做减压缝合。此钢丝当术后10d拆除缝线后再保留1周,以免肩背部活动时用力过猛而引起伤口豁裂。

(2)前斜角肌切断加椎动脉周围交感神经剥离术:局部麻醉或持续硬脊膜外麻醉。病人仰卧,患侧肩下以沙袋垫高,头向健侧旋转,患侧上肢伸直紧靠躯干,充分暴露锁骨上窝部。

沿胸锁乳突肌外缘直至锁骨下缘做长约8cm皮肤切口,剥离皮下脂肪,暴露颈阔肌。沿皮肤切口方向再切开此肌并向两边拉开。先将胸锁乳突肌的锁骨头外半部在附着处切开(暂留内半部、以作拉钩牵拉时的固定点),向内前方翻起,即暴露肩胛舌骨肌,它从前内上方至后外下方斜贯而过。此肌下层有一块脂肪组织,再下层即为前斜角肌。膈神经就在前斜角肌上,自后外上方至前内下方斜贯而过。先将肩胛舌骨肌牵向外上方,再钝性松解脂肪层,在前斜角肌上仔细游离出膈神经,轻巧地牵向内方,勿使损伤,就使前斜角肌暴露得更清楚。胸膜、颈总动脉、锁骨下动脉、臂丛神经等均在前斜角肌的内侧,操作中应加以注意。以后用止血钳将肌腹分成束状挑起,分次切断。为了安全起见,在肌腹挑起后,用两把无齿镊子将肌纤维相对地一点一点撕断,可避免发生并发症。前斜角肌切断后在该肌的内方,颈长肌外缘及第7颈椎横突前方寻找出椎动脉(第一段)。注意不可伤及其邻近的椎静脉。将该段椎动脉游离约长2cm,用小橡皮片轻轻提起,然后用细长型直角血管钳仔细将椎动脉周围软组织逐一剥离,包括来自星状神经节包绕椎动脉的节后纤维。

松解手术完毕后,牵开内侧颈阔肌,钝性游离胸锁乳突肌的胸骨头,连同此肌锁骨头附着的内半部一并切开,完全放松,彻底电凝止血。创腔内放置橡皮引流片。缝合颈阔肌皮下脂肪与皮肤。

(3)椎动脉沟环切除术,并椎动脉外膜交感神经剥离术:患者俯卧位,气管内插管全身麻醉。颈后部上中切口,上自枕骨后结节上2cm,下至第4颈椎棘突。暴露枕后结节、C_1后弓和$C_{2\sim4}$椎板,剥离寰椎后弓,为保护椎动脉免受伤害,先从后弓下面由中线向外剥离出后弓达枕寰关节。此时可见椎动脉沟和骨桥。

用神经剥离子仔细剥离并充分暴露骨桥后,以尖头小咬骨钳剔除骨桥且稍许扩大椎动脉沟,再用小弯血管钳顺椎动脉走行钝性剥离,以切除颈交感节后纤维与椎动脉之间的联系。清洗创口,放置橡皮条引流,按层缝合,高领颈围制动3周,术后 48h 拔除引流条。

(4)颈椎前路侧前方减压术

1)颈椎前路显露:术前准备,麻醉与体位同颈前路常规手术,切口高度视病变部位而定。横行切断颈阔肌,分离并向外牵开胸锁乳突肌及肩胛舌骨肌。沿颈血管神经鞘与甲状腺、气管、食管的疏松间隙向深处分离直达椎体前方。将颈长肌分束缝扎、切断,并从椎体横突前结节附着处游离。注意保护颈动脉,勿误伤脊神经根。

2)切开横突孔前壁,暴露椎动脉:用较细的神经剥离子轻轻游离横突孔的上下口,推开椎动、静脉与孔壁间的粘连。而后用小薄型枪式咬骨钳咬开孔前壁,暴露出椎动脉。视病情暴露 1～2 个横突孔之椎动脉。如遇椎静脉破裂,可用明胶海绵压迫止血。沿椎动脉的走行向上向下分离,至此可以剥离分布于其动脉外膜的交感神经节后纤维。

3)椎体前外侧缘切除:在病变椎体平面将椎动脉轻轻向外牵开,沿椎间隙下缘横行切开前纵韧带外侧部分,用小平凿凿除椎体前外侧骨质,扩大显露范围。

4)钩状突切除:用小平凿或小刮匙由前外下方向后内上方轻轻地逐渐将增生的钩突凿除或刮出,注意勿伤及脊髓神经根。

用生理盐水冲洗局部,彻底止血后,创面处填留一块明胶海绵,逐层缝合创口,皮下橡皮条引流 24h。

由于手术治疗方法危险性较高,并发症多,对 70 岁以上的老年患者尽量用非手术治疗为宜。如何发挥非手术疗法的作用,仍是临床亟待研究解决的课题。笔者的经验是,药物治疗和颈椎牵引作为基础治疗,定点伸引手法、银质针疗法和中药外敷有机结合,分阶段治疗,可取得良好疗效。

第三节　外伤性眩晕

外伤性眩晕系指外力作用于颅脑、前庭中枢及外周器官或颈部所引起的前庭功能紊乱。外伤性眩晕可分为周围性、中枢性和颈性三型,也可并存为混合型。Luxon(1987)提出创伤后前庭综合征主要分为前庭衰竭及良性阵发性位置性眩晕两种。据统计,有 25%～90%颅脑外伤(包括闭合性损伤、颅内出血、血肿形成、脑挫伤、脑水肿、颞骨骨折等)患者伤后可立即或稍后出现眩晕及平衡障碍等前庭神经系统受损症状。头部击伤甚至很轻的击伤都可能造成对前庭、听觉系统及颈部的损害。高速运动时由后部撞击致颈部剧烈弯曲的挥鞭样损伤可引起脑干损伤、大脑挫伤、脑神经牵拉伤及颈部软组织伤，又称颈椎过度屈伸损伤。致眩晕的损伤种类较多，主要有器械伤、撞击伤、压力伤、爆炸伤、颈外伤、耳手术伤等。由于外伤原因、损伤部位与损伤程度的不同，临床上可有不同的表现。近年来，随着影像学、听功能及前庭功能检测手段的不断提高，对不同原因、不同部位损伤所致的眩晕，可能给予明确的诊断和合理的治疗。Ernst(2005)总结2000～2002年所遇头、颈及颅颈连接钝挫伤66例，包括迷路震荡18例、颈源性眩晕16例、迟发性膜迷路积水12例、管结石症9例、圆窗膜破裂6例及继发耳石病变5例，诊断明确后采用药物、手术及前庭习服疗法，随访1年，眩晕症状大多消失。

一、脑外伤后综合征

脑外伤后综合征(PTS)，又称为脑震荡后综合征(PCS)、脑震荡后遗症、脑损伤后神经症，目前多采用脑外伤后综合征，是指脑震荡或轻度脑挫裂伤后数月至数年，仍遗留头痛、头晕、记忆减退、失眠、头颈部不适及情绪改变等一系列自觉症状，但缺乏明显器质性神经功能损害征象，其发生率约10%。

【病因】

伤后短期内出现症状者，可能在脑的轻度器质性病变的基础上加上精神因素而产生。外伤时可由于脑震荡引起自主神经功能失调，导致脑血管运动功能和血脑屏障的紊乱。轻度脑挫伤者可发生脑水肿、点状出血和小软化灶，致脑实质发生变性，由此引起脑皮质功能减弱和皮质与皮质下功能失调，出现一系列神经系统症状。三叉神经、听觉及中潜伏期诱发电位均可见潜伏期明显延长，表明有弥漫性轴突损伤。轻度的器质性病变加上伤者的精神负担，影响伤者的康复。

【临床表现】

1.病史和症状　有明确头部闭合性损伤脑震荡史。3个月以上仍出现下述4种或4种以上症状，如头痛、头晕(体位性、摆动感、失平衡)、记忆力减退、注意力不集中、失眠、头颈部不适及易怒、焦虑等情绪改变和症状，而神经系统检查无明显阳性体征，可予诊断。Soustiel(1995)对40例轻度头部外伤进行分析，提出对以下6种症状进行评分：难以恢复原来的专业活动、头痛、头晕或眩晕、记忆紊乱、行为和精神障碍及其他神经系统症状。如出现4种以上症状，则可做出诊断。

2.辅助检查　对患者应详细检查，以明确有无脑部器质性病变，如慢性硬膜下血肿等。CT及MRI脑扫描多在正常范围或脑室轻度扩大。脑电图检查正常或轻、中度异常。必要时行腰椎穿刺,脑脊液压力属正常或有时偏低。

3.前庭功能检查　少数病例眼震电图(ENG)可出现位置性眼震或诱发性眼震,幅度两侧不对称、时程不相等。前庭诱发肌源性电位(VEMP)部分出现震幅低或引不出。

4.诱发电位检查　脑干听觉诱发电位(ABR)、脑干三叉神经诱发电位(BTEP)及中潜伏期诱发电位(MLAEP)检查均显示潜伏期延长。MLAEP检测结果与外伤后3个月病人的状态特别是精神认知方面的症状相关。

此类患者常涉及法律诉讼,而很多症状缺乏客观评价标准,因而增加了确诊的难度。

【治疗】

1.对症治疗　对有头痛、头晕、失眠等症状适当地用镇静、镇痛药和抗眩晕药。必要时予抗抑郁药物,如苯二氮卓类药、三环类抗抑郁药、单胺氧化酶抑制药、5-羟色胺再摄取抑制药等。

2.辅助治疗　神经营养药、活血化瘀类中药治疗。

3.认知重建　认知症状包括注意力不能集中、记忆力差、操作能力下降等。训练患者在真实的生活场景中实施认知疗法项目,包括心理咨询、专业人员的支持、适应性训练等。

4.心理治疗　向患者解释说明头部创伤的影响,消除顾虑,并使患者相信出现的症状是自然恢复过程中的一部分,症状有了减轻就鼓励患者逐渐恢复工作。

二、迷路震荡

迷路震荡为内耳受到暴力冲击或强烈的振动波冲击所致。颅脑闭合性损伤中约有1/4患者可致迷路震荡,多合并脑震荡。常发生于头部在固定位置受外力打击的情况下,其损伤程度与受伤部位及外力强度有关。

【发病机制】

外力形成的压力波经颅底影响颅内可活动的结构,听骨由于惯性作用使镫骨底板产生过度活动,再作用于外淋巴液,然后通过基底膜或前庭膜传入内淋巴液,使内淋巴液剧烈震动,在解剖上耳蜗和前庭的液体互相沟通,因而可出现内耳结构充血、出血或水肿及蜗器、前庭器的损伤。球囊因离镫骨足板近,故损伤多见且严重,而椭圆囊和壶腹可正常,部分球囊壁塌陷,耳石膜损伤,耳石脱落或结构离断、变性等,致前庭功能障碍。耳蜗第一、二转蜗器的毛细胞脱落、破裂或消失,基膜剥离严重者蜗器可整个消失,耳蜗神经纤维变性,致出现耳聋、耳鸣。

【临床表现】

1.临床症状　症状与颅脑外伤累及部位及范围密切相关。除颅脑外伤症状外,可出现程度不等的头痛、耳聋、耳鸣、头晕、眩晕、平衡失调,头迅速活动及头位迅速改变时出现位置性眩晕。上述征象常被颅脑外伤的临床表现所掩盖而被忽视。症状持续数天,1周后逐渐减退,但可遗留位置性眩晕,持续数周、数月至数年。Meran报道76%头部外伤成年患者6个月后仍有主观前庭紊乱症状。儿童因代偿快,仅2%有眩晕症状。在爆震性损伤中,一般耳蜗受损较重而前庭较轻。在治疗恢复中,听力恢复较前庭功能恢复快,但最终前庭症状恢复好于耳蜗。

2.检查　可见位置性水平型或水平旋转型眼震,部分前庭功能减退。耳聋多为感音神经性聋,亦有呈混合性聋者。有报道,头部外伤后约46%的患者出现自发性或位置性眼震,18%患者伤后2~8年内仍有上述征象。

【诊断】

有明确外伤史,外伤后出现前庭及耳蜗症状,眼震电图检查有位置性眼震,少数可出现半规管麻痹,前庭诱发肌源性电位振幅减低或引不出,诊断即可确立。

【治疗】

1.急性损伤可按颅脑外伤脑震荡治疗。绝对卧床休息,降低颅内压,给予镇静药物,如地西泮(安定)10mg,肌内注射或2.5~5mg口服;盐酸异丙嗪25mg,肌内注射或口服。待病情稳定后再行前庭及听功能检查,以确定其损伤部位及程度。

2.眩晕严重者,可适当给予抗眩晕药,如氟桂利嗪(西比灵)10~45mg,每日1次;盐酸倍他司汀8~16mg,2~3/d;地芬尼多(眩晕停)25mg,每日3次等。有学者认为前庭抑制药长期使用有碍前庭功能代偿。

3.予改善内耳微循环、营养神经、促进能量代谢药物。如丹参、川芎嗪、银杏叶制剂等。

4.加强平衡训练,进行前庭习服疗法,以增加对眩晕的耐受能力。

三、外伤性前庭衰竭

【病因】

颞骨骨折,尤其是颞骨横行骨折致内耳破坏性损害。一般是颅脑外伤的一部分,常合并全身复合伤。多由车祸、撞击颞枕部、坠落等所致。颞骨骨折者80%发生在颅底骨折,占颅骨骨折15%~48%。

颞骨骨折根据骨折线与岩部长轴的关系分为以下3型。

1.纵行骨折　约占80%。骨折线与颞骨岩部的长轴平行,多由颞骨或顶骨受打击所致。骨折常起自颞骨鳞部,通过外耳道后上壁、鼓室顶部,沿颈动脉管于迷路前面,至颅中窝底的棘孔或破裂孔附近(图6-2)。因骨折线多从骨迷路前方或外侧穿过,故较少损害前庭及耳蜗。主要损害中耳,致外耳道及鼓膜破裂出血,听骨损坏或鼓室内出血,引起传导性聋,鼓室骨折如果累及面神经骨管,可发生面神经麻痹,约占20%,其损伤部位多在近膝状神经节骨管处,骨折线由外耳道延伸至乳突部者不常见,此种骨折可损伤面神经的鼓室段及垂直段。

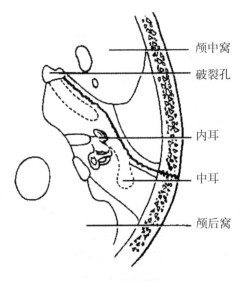

颅中窝
破裂孔
内耳
中耳
颅后窝

图 6-2　纵行骨折

2.横行骨折　约占20%,但对内耳危害较重。骨折线与颞骨岩部长轴垂直,多由于枕部受外力损伤或头颅压缩性损伤引起。骨折线常起自颅后窝的枕骨大孔,横过岩锥到颅中窝;或走行至颈静脉孔和舌下神经管之间,或经内耳道及骨迷路止于颅中窝的棘孔或破裂孔附近(图6-3)。因其骨折线可通过内耳道或骨迷路外侧壁,主要侵犯迷路,可导致前庭及耳蜗结构出血、血肿、水肿,内耳毛细胞及神经末梢结构撕裂,以及面神经受累,表现为剧烈眩晕和眼球震颤,严重的感音神经性聋,约5%患者出现面神经麻痹。迷路外侧壁损伤者,可引起前庭窗或蜗窗破裂,镫骨脱位或骨折,有时可出现脑脊液耳漏。

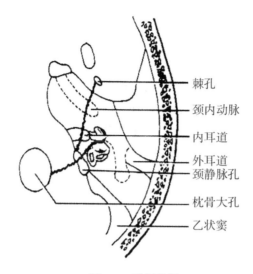

棘孔

颈内动脉

内耳道

外耳道
颈静脉孔

枕骨大孔

乙状窦

图 6-3　横行骨折

3.混合型骨折　少见而严重。头颅受挤压引起多发性颅骨骨折者,骨折线呈多向性,包括纵行及横行线,使外耳、中耳和内耳均受损伤,出现中耳及内耳症状。

【临床表现】

伴严重脑外伤者急性期可有不同程度颅脑挫伤、脑水肿和脑出血等神经症状,如昏迷、休克等。外伤后可出现耳出血及鼓膜破裂或鼓室积血。偶有脑脊液与血液混合液流出。横行骨折易致迷路或内耳道损伤而发生剧烈的旋转性眩晕,伴恶心、呕吐,严重的听力损失、耳鸣,且向患侧倾倒。眼震方向向着健侧,当患耳朝下活动时症状及体征加剧,3～4d 后症状及体征逐渐减轻,6～12 周症状消失。患侧前庭功能明显减退或丧失。常为重度感音神经性聋,无重振现象。骨折缝如累及面神经骨管可伴面神经麻痹。

【诊断】

头颅外伤史。外伤后有耳出血、严重眩晕、耳聋、面瘫等症状。外耳道、鼓膜可有损伤,或鼓室内积血致鼓膜呈蓝色;前庭功能减退或丧失。多伴重度感音神经性聋。颞骨 X 线摄片或 CT 检查可见颞骨骨折。

【治疗】

同迷路震荡。

四、外伤性外淋巴瘘

外淋巴瘘(PLF)指由于外伤及其他各种原因引起外淋巴和中耳腔之间的骨质破损,或膜性组织和(或)韧带破裂,致使内耳外淋巴液经过不正常通道流入中耳腔,出现急性感音神经性聋、耳鸣、眩晕、平衡障碍等症状。其中圆窗膜和(或)环状韧带撕裂者,又称迷路(内耳)窗膜破裂。在迷路窗膜破裂中,前庭窗膜(环状韧带)破裂者较圆窗膜破裂者多。Fee 等于 1968 年首次描述创伤性外淋巴瘘。头部外伤占外淋巴瘘病因的 25%～36%,其中很多轻微头部外伤可引起外淋巴瘘。因此,一些学者建议在此情况下应称为"震荡后综合征"。

【病因】

1.创伤性

(1)头部外伤:如颞骨骨折、耳部创伤、钝性耳外伤、气压外伤、噪声及爆炸伤等。

(2)手术外伤:镫骨手术或鼓室成形术、耳蜗植入术等术中直接损伤。Bouccara 分析 469 例耳蜗植入术后病人,其中 16% 成人、3% 儿童术后出现头晕,其中有些病例并发外淋巴瘘及迟发性膜迷路积水。

2.非创伤性

(1)特发性:多与耳囊的先天性解剖薄弱因素有关,如迷路窗缘存在先天裂隙时,头部或耳部的轻微损伤可导致迷路窗缘微型瘘。或当用力擤鼻、大便、剧咳、从事需用力屏气的重体力劳动,如抬举重物时,由于中耳或蛛网膜下隙(脑脊液)压力的急剧变化,而引起的迷路窗膜破裂。

(2)先天性解剖异常:内耳发育不良,或存在解剖缺陷和畸形,如蜗水管异常宽大,管腔内缺乏脉络样纤维组织,一般蜗水管内口直径为 0.02mm,外口直径为 2～3mm,当口径过宽,脑脊液压力突然升高时,压力较易传递至鼓阶,可造成窗膜破裂。

【发病机制】

Goodhill 提出特发性迷路窗膜破裂可有"向内爆破"和"向外爆破"两种传导途径。"向内爆破"为当外来压力经鼓膜及咽鼓管传至鼓室,直接经圆窗或镫骨底板压向内耳所致。如喷嚏、擤鼻、咽鼓管吹张时用力过猛、吹奏乐器,或因外界环境压力迅速升高,如飞行、潜水、高压舱、爆炸、枪伤等,使中耳内陡升的气压冲破圆窗膜或环状韧带,形成外淋巴瘘(图 6-4)。"向外爆破"为当脑脊液压力突然增高,向外经蜗水管或内听道血管神经周围间隙传导至内耳外淋巴,经圆窗或卵圆窗外向性爆裂。如用力排便、托举重物、剧烈咳嗽、呕吐、大声用力哭笑等(图 6-5)。此外,蜗水管过宽的解剖变异,亦是引起迷路窗膜破裂的另一诱因。

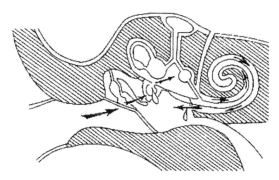

图 6-4　向内爆破示意

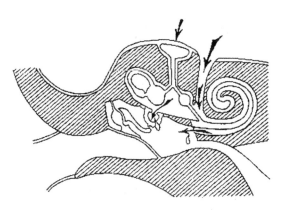

图 6-5　向外爆破示意

外淋巴瘘引起感音神经性聋的机制,过去曾有不少研究。动物实验中发现,用细针穿刺圆窗膜后,并不出现外淋巴液外流及基膜运动受干扰的现象。切开圆窗膜后,开始有外淋巴液外流,切口位于中央者,尚可见气泡进入鼓阶,30～90min后,仅有部分动物的耳蜗复合动作电位(CAP)反应阈升高,电镜下可见膜迷路水肿,3～8d 后窗膜自愈。切开圆窗膜后再将外淋巴吸出,此时的电反应测听显示,动物听力明显下降,而内淋巴电位(EP)大多不变。如同时穿刺圆窗膜和前庭膜,CAP 不再能引出,基于这种实验现象,又提出了"双膜破裂"即圆窗膜和(或)环状韧带与前庭膜同时破裂的学说。根据各家动物实验结果,本病引起感音神经性聋和眩晕的机制可分为:①外淋巴液流失,空气逸入外淋巴系,使内淋巴液的流动受到干扰,影响对声波的传导,并对耳石器和壶腹嵴顶产生异常刺激;②继发性膜迷路水肿,螺旋器退变;③窗膜破裂同时并发前庭膜或盖膜破裂后,内、外淋巴液混合引起的细胞钾中毒;④浆液性或浆液-纤维素性迷路炎。

【临床表现】

1.外伤史　多数病人有头部或耳部外伤史、中耳手术史,或托举重物、剧咳、用力擤鼻、用力排便等使中耳或颅内压力突然升高的病史。

2.平衡障碍　多有突发性眩晕,伴恶心、呕吐、出冷汗等自主神经症状,卧床数日后眩晕逐渐减轻,但仍有平衡失调,不稳感,运动耐受不良。多数患者有位置性眼震,在瘘管修复前,此症状呈持续性。有些患者在视觉易受干扰或听到强声环境中,如在商场症状会加重,即有头晕、恶心感,有的甚至对此出现恐慌和广场恐怖,检查时可发现自发性眼震。

3.听功能表现　有程度不等听力下降,伴耳鸣,典型的为突发性感音神经性聋,重者可为全聋,或进行性严重感音神经性聋。病变大多累及一耳。并发于手术者,多为术后出现波动性聋,听力损失一般不重,如瘘管不能修复,则耳聋逐渐加重。

4.鼓膜检查　多呈正常鼓膜像。头部外伤者,鼓膜可能有穿孔。

5.眼震电图检查　可发现一侧前庭功能有不同程度减退或 Hallpike 位置试验阳性。

6.瘘管试验(Hennebert 征)　30%～50%患者呈阳性,少数病例用手指挖耳或接触外耳道口时,即可诱发眩晕。

7.Tullio 试验　可为阳性,即用高强度的低频声刺激患耳时,可引起眩晕、恶心、呕吐,以及头位移动和眼震等。

8.Romberg 试验　几乎均呈阳性,并倒向外淋巴瘘侧。

9.耳蜗电图　约50%患者的-SP/AP 比值>30%,可轻度升高。

10.畸变产物耳声发射(DPOAE)　有实验发现豚鼠形成外淋巴瘘后 DPOAE 幅值明显下降,愈合后又上升,提示 DPOAE 可作为外淋巴瘘辅助诊断的手段之一。

11.甘油试验　可呈阳性。

12.影像学检查　高分辨率 CT 可显示先天性耳囊畸形、骨折、瘘管,甚至迷路内气体存在。

【诊断】

由于外淋巴瘘产生的症状复杂,目前尚无诊断试验提供确切的诊断依据,因此,病史仍然是本病诊断的主要依据。凡婴幼儿、青少年出现突发性、波动性、进行性感音神经性聋或眩晕,自发性脑脊液耳漏及复发性脑膜炎者,应想到先天性外淋巴瘘的可能。除头部及耳部外伤史、气压创伤史、手术损伤史、体力劳动或举重力史外,临床上遇有下列情况者,应疑及本病。①不明原因的突发性聋,伴眩晕,经治疗后眩晕不减轻,或虽有减轻,但仍有平衡失调、位置性眩晕及眼震。如发病前又有鼓室压或颅内压骤升史者,更应高度疑及本病。②颅脑外伤后眩晕长期不愈,感音神经性聋逐渐加重者。③鼓室成形术、镫骨手术后出现眩晕、波动性感音神经性聋。④瘘管试验阳性。

下列进一步检查有助于诊断。

1.鼓室耳窥镜检查　全麻或局麻下,在鼓膜紧张部做一辐射状切口,用 0°或 30°1.9mm Hopkins 耳窥镜插入中耳观察两窗有无瘘孔及陈旧纤维等病变。

2.核素扫描　经腰穿注入核素,从迷路窗取液送检测。

3.β_2-转铁蛋白　腰穿注药,迷路窗取液,阳性者,有较高诊断价值。

4.MRI 强化成像　可显示迷路囊骨发育异常或损伤、外淋巴瘘瘘管。增强 MRI 可发现圆窗外淋巴瘘后内耳出血。核素钆增强 MRI 可显示外淋巴瘘后由于创伤性炎症使耳蜗基底转层面增强。

5.鼓室探查　可确诊外淋巴瘘。

本病应与特发性突聋、梅尼埃病、听神经瘤及脑桥小脑角其他占位性病变等鉴别。

【治疗】

1.非手术治疗

(1)卧位休息:头部抬高 30°～40°,5d 后如症状减轻,则继续头位抬高卧床至 3 周。

(2)避免诱发因素:禁止用力擤鼻、咳嗽、用力排便、重体力活动等增加颅内压及鼓室压的活动,对便秘者可给予缓泻药。

(3)对症治疗:给予前庭抑制药,如地芬尼多(眩晕停)、异丙嗪(非那根)、地西泮(安定)、氟桂利嗪(西比灵)、倍他司汀(敏使朗)等。亦可用血管扩张药、激素和能量合剂静脉滴注。

2.手术探查　镫骨手术及其他耳神经手术后疑有外淋巴瘘者,应立即行手术探查及修补术。外伤性鼓膜穿孔及听骨链损伤,若出现外淋巴溢出,观察 2～3 周不愈,可一次性同期行鼓室成形术及外淋巴瘘修补术。外淋巴瘘经非手术治疗,听力无增进或继续下降者,应早期行鼓室探查及修补瘘孔。

（1）手术方法：成人一般用局麻，手术不合作者或儿童采用全麻。病人仰卧位，头转向对侧，术耳朝上，对侧耳枕在枕头圈上。

经耳道鼓室探查术，取耳道内切口，磨去少许外耳道后壁骨质后，磨去圆窗龛，暴露圆窗和前庭窗，在 16～25 倍手术显微镜下，仔细观察窗膜处有无清亮液体外溢，必要时可压迫同侧颈内静脉，或嘱病人做捏鼻鼓气动作等，以显示瘘管部位。用微小刮匙搔刮瘘孔周围黏骨膜，用自体（中胚层组织）颞肌筋膜、耳屏软骨膜或乳突骨膜修补瘘孔。如有镫骨足板骨折，可先做足板切除术，然后再修补前庭窗，并重建听骨链。

（2）术中注意事项

1）术中避免损伤鼓室黏膜，彻底止血，以免将组织液误认为外淋巴液。

2）探查圆窗膜前，应先磨去圆窗龛，在 16～25 倍手术显微镜下察看圆窗膜。圆窗膜的位置与颅底基本平行。注意勿将圆窗龛黏膜皱褶误认为圆窗膜。

3）准确找到瘘孔并进行切实修补：①用 16～25 倍手术显微镜仔细观察，时间不少于 6～10min；②有瘘管可疑时，可触动镫骨、颈静脉加压、擤鼻鼓气、头部放低等方式，促使瘘管显现；③瘘管周围黏膜必须充分搔刮，使形成可靠的移植床；④用中胚层组织（如颞肌筋膜、软骨膜）修补，不宜用脂肪组织；⑤用强化法不能显示瘘管，而临床表现典型者，可用中胚层组织填塞两窗。

（3）术后处理

1）用广谱抗生素 7～10d 预防感染，应用镇静药。

2）卧床休息 7～11d，头部抬高 30°。

3）术后 3 个月限制体力劳动，禁止用力擤鼻、咳嗽、打喷嚏，避免坐飞机、登山及潜水。

（4）手术并发症：可发生听力减退，甚至全聋，面瘫，感染。

（5）手术效果：术中能够确诊瘘管部位并切实修补瘘孔者，效果良好，眩晕可迅速减轻乃至消失，除少数病人外，听力大多不能恢复，仅能防止进一步恶化。有学者行外淋巴瘘修补术 16 例，其中 4 例两窗同时填塞，眩晕均消除，5 例听力提高，4 例耳鸣消失。若可靠修补迷路窗瘘孔后，效果仍不理想，应考虑同时存在迷路内膜破裂的可能性。

五、爆震性前庭损伤

强烈爆震形成的冲击波及强噪声（统称压力波）不仅损伤听器，还可损害前庭末梢器官。在战伤中,中耳和内耳伤的发生率约占全部耳鼻咽喉伤的 57.3%,炮兵尤为突出。损伤程度与火炮种类、口径、发射频度,阵地环境,爆震源距离、方向及炮手位置、年龄和个体差异有关。王尔贵等(2001)对参加实战炮手前庭损伤的调查,发现 435 名炮手早期头晕的发生率为 15.6%,其中大口径炮手的发生率为 20.1%,小口径炮手的发生率为 7.7%,大口径炮手发射炮弹数明显少于小口径炮手,而头晕发生率却明显高于小口径炮手,表明压力波的强度是引起头晕的主要因素。

【病因及发病机制】

枪炮射击、炸弹等武器及核爆炸、爆竹、烟花的爆震,开矿、采石、建筑及筑路的爆破性作业,锅炉、煤气罐、加压舱、高压锅、电视机等可爆物的爆震瞬间,形成巨大的压力波,直接作用于人耳,压力波自外耳、中耳、前庭窗或圆窗传入内耳,造成内淋巴强烈波动,在损及螺旋器的同时,可累及前庭器,引起鼓膜、听骨链损伤、迷路震荡、窗膜破裂、耳石器损伤。

【病理】

有学者实验观察爆震对豚鼠前庭器的影响,将豚鼠暴露于压力峰值为 175.3dB(SPL)的压力波环境,前庭功能未发现异常,透射电镜发现爆震后 2d,后半规管壶腹嵴和球囊斑、椭圆囊斑感觉细胞有轻度机械性损伤,纤毛弯曲或融合,耳石膜移位下陷和细胞质外溢。爆震后 7d 及 14d 机械性损伤减轻,少数感觉细胞有轻度代谢性损伤,其中以线粒体和神经杯水肿,细胞质和神经杯空化及传入神经终末异常为主。其损伤特点为:①Ⅱ型感觉细胞改变重于Ⅱ型感觉细胞;②感觉细胞细胞器中的改变主要是线粒体;③壶腹嵴中央区改变重于边缘区;④神经末梢改变多出现在爆震后期,传入神经末梢改变重于传出神经末梢;⑤前庭期中以壶腹嵴改变较明显,次为球囊;⑥早期以纤毛弯曲、融合,皮板受损、耳石层下陷和细胞质外溢为主;中期上述改变基本恢复,而以线粒体改变和神经杯水肿为主;后期以胞质线粒体改变、神经杯空化及传入神经终末异常为主,除早期外,病变多局限于少数感觉细胞。因而前庭症状较轻,多为可逆性。

【临床表现】

1.多为旋转性眩晕,轻者见于中耳损伤,为短暂可逆性,重者见于内耳损伤,可伴恶心、呕吐、平衡障碍。恢复期可出现位置性眩晕。

2.伴有听力下降、耳鸣等听功能障碍症状。听力下降的性质与创伤部位有关,可为传导性、感音神经性或混合性聋。

3.其他症状,如有颅脑损伤,则可出现昏迷。尚有耳痛、头痛。

4.耳镜、听功能、前庭功能检查,以及 CT、MRI 影像学检查。可明确损伤部位及程度。

【诊断】

有明确的爆震史,爆震后出现前庭及耳蜗症状,眼震电图可出现位置性眼震,或少数出现半规管功能减退或麻痹,前庭诱发肌源性电位振幅低或不能引出。

【治疗】

1.早期采用改善内耳微循环、扩血管药、激素、神经营养药及促进细胞代谢药物。如选用银杏叶制剂金纳多注射液、氟桂利嗪(西比灵)、山莨菪碱(654-2);右旋糖酐 40(低分子右旋糖酐)加地塞米松、ATP(三磷腺苷)或 CTP(三磷胞苷二钠)、辅酶 A;弥可保、B 族维生素;中药葛根素、丹参、川芎嗪注射液;高压氧治疗等。对前庭症状缓解恢复效果好,但对听力损害恢复效果差。

2.后期仍有头晕、不稳症状者,可进行前庭习服疗法,加强平衡训练。

3.对爆震性内耳损伤重在预防。

六、内耳减压病

减压病是由于潜水作业者暴露于高气压环境一定时间后,体液和组织中的气体溶解量大量增加,如突然脱离高气压环境,减压幅度太大、速度太快,多溶解的气体在血液和组织中呈饱和及过饱和状态,经脱饱和作用后形成的气泡释放和扩散,引起血管阻塞、挤压而造成的全身性疾病。内耳是减压病较易损伤的器官之一,减压病时释放的氮气等气泡进入耳蜗血管、内淋巴和外淋巴,引起内耳的机械损伤和组织缺氧,这种减压病引起的内耳损伤称为内耳减压病。内耳减压病以前庭减压病最为多见。随着潜水事业的发展,内耳减压病显著增多。潜水作业者发生率为 1%。

【病因】

引起减压病的原因是高气压作业,如潜水、沉箱、隧道、高压氧舱、加压舱等环境下的作业,作业后如减压不当可导致减压病。一般潜入水下每下沉 10m 即增加一个大气压的水压,相当于施加人体 17～18MPa 的压力,尤其在 100m 以上深氮氧潜水转换,或为了克服氮麻醉作用而采用压缩混合气体(如氦-氧)呼吸装置后,也可导致耳蜗及前庭损害,以前庭型减压病最为多见。

【发病机制】

减压病的发病机制有气泡-血液界面活性学说、弥散性血管内凝血学说及多普勒超声探测气泡技术等,多同意气泡栓塞学说。潜水员下潜时为加压过程,由于压力的不平衡易形成气压伤;而上浮时潜水员处于减压过程,由于外界压力的降低,溶解在组织及血液中的空气呈过饱和状态,大量气体经肺向外弥散,如减压速度过快,就可能在组织、血液或淋巴液中形成气泡。减压后形成的气体引起减压病的可能机制为:①机械性的挤压和阻塞。血管内的气泡形成气栓阻塞血流,使血管内压和通透性增高,周同组织缺血、缺氧、水肿;细胞内和组织内的气泡可挤压细胞器和组织细胞,造成细胞器的破坏和组织的损伤。②在气血界面,由于气泡的表面活性作用而形成一层薄膜,使血小板和红细胞等聚集,造成血栓及血管内凝血;这层薄膜还可妨碍气泡的溶解和排出,进一步加剧病情。

内耳动脉吻合支少、无侧支循环,一旦气栓形成,血流受阻,很易引起内耳组织的缺血、缺氧、水肿,甚至变性、坏死,且不易恢复而导致永久性损伤。此外,由于淋巴液的黏滞性小,有利于过饱和状态下气泡的形成,而淋巴液灌流速度慢又不利于气泡的排出;耳石表面的粗糙也有利于气泡的形成;内耳不仅可从自身血供获得气体,还可从圆窗和前庭窗获得气体,以及经圆窗和前庭窗的气逆扩散,使外淋巴形成饱和状态并迅速达到稳态,以及内耳毛细胞对缺氧的特别敏感等都是造成内耳减压病的因素。有学者曾用豚鼠进行模拟100m氦氧潜水实验,用快速减压方式发现有3只豚鼠在减压过程中出现自发性眼震(水平与垂直性)及躯体旋转、倾斜,听阈明显提高,而无圆窗膜破裂,表现为内耳减压病。

关于减压病对内耳的损害,Edmonds等(1983)认为有以下几方面的机制:①减压过程中形成的气泡可直接损害内耳的结构;②血管内的气性、液性或血栓性栓塞形成;③由减压病的血液学效应所引起的内耳损伤性灌注,在使用氦-氧混合气体潜水时更为常见;④内、外淋巴液惰性气体浓度的不平衡产生的渗透作用,可使内、外淋巴之间的液体交换发生混乱;气泡形成后骨管内的液态压力增高可引起内耳膜破裂。

Farmer(1977)认为潜水时的内耳损伤在以下情况可能发生:①浅潜水的出水或入水过程中;②在一定深度时;③在出水过程中或出水后短时间内,或在进行有可能导致减压病的潜水的减压过程中;④与潜水有关的噪声性听力损失。一般认为,潜水越深、环境压力越大、暴露时间越长、次数越多、减压幅度越大、速度越快,发病也就越快、越重。

【病理】

1.中耳　因咽鼓管功能障碍不能自动调节鼓室内气压,潜水后上升水面产生相对高压状态,而引起内爆性损伤,如听骨移位、窗膜破裂、单纯镫骨移位等,可引起眩晕。Lundgren(1974)报道潜水上升或下降致气压改变性眩晕发生率为17%,

如重新返回到原来水深,症状即可消失。

2.耳蜗　由于内耳的缺血、缺氧,可有 Corti 器毛细胞损伤或消失,仅残留立方上皮、前庭阶、鼓阶及螺旋韧带出血、水肿。

3.前庭　病损主要位于外淋巴间隙及前庭感觉神经上皮下的软组织。有学者所做的动物模拟潜水实验,发现半规管外淋巴间隙可有蛋白渗出、纤维化及骨化,壶腹嵴有出血。

【临床表现】

1.潜水员在减压时或潜水后短时期内,尤其在气体转换后可出现眩晕、恶心、呕吐、站立不稳、倾倒感等平衡与协调运动障碍,以及耳鸣、耳闭塞感、听力减退,重者全聋。

2.患者可能伴有全身多系统的急性减压病的临床表现,如较常见典型的皮肤、关节、肌腱、韧带和骨膜等处的损害,其他如脊髓、大脑受累时引起的呼吸系统、循环系统、消化系统症状及视觉系统受累引起的视觉功能障碍等。慢性减压病则表现为四肢关节酸痛、疼痛、感觉异常和减压性骨坏死等。

3.检查:眼震电图可记录到自发性眼震,多为水平性,有时出现垂直性眼震。静态平台试验可观察平衡协调状态。Romberg 试验,患者多向一侧倾倒。纯音听阈测试常有感音神经性聋,全频下降或高频下降。并行重振试验、声导抗测听、听觉脑干反应测听、耳声发射等,有助于了解损伤部位。

【诊断】

减压病的诊断主要根据高气压作业史及作业后出现上述症状。诊断时应对潜水者的过程进行评价,包括潜水深度、沉底时间、既往潜水次数,以及其他因素,如锻炼、寒冷、年龄、肥胖、脱水、饮酒、外伤等都可影响组织的灌流、血流分布和水合作用。除进行前庭功能及听功能检查外,对于大血管内的气泡可通过听诊、多普勒气泡监测仪等检查观察。如疑有骨坏死,则应进行 X 线、CT、MRI 等检查。

【鉴别诊断】

应注意与中耳、内耳气压伤相鉴别,气压伤和减压病的发病机制不同,内耳气压伤由于咽鼓管功能不良,为平衡中耳压力,潜水员捏鼻鼓气用力过大,而造成圆窗膜破裂或镫骨底板脱位,也可出现眩晕、耳鸣、听力减退症状,如出现耳痛,多为中耳气压伤。听力检查,如为中耳气压伤,常为低频下降,而内耳减压气压伤可出现高频听力减退,故应根据症状发生在加压期或减压期来判断(表 6-3)。

表 6-3　内耳气压伤与内耳减压病的鉴别

内耳气压伤	内耳减压病
多出现在加压过程,有咽鼓管吹张或中耳受压史	咽鼓管通畅,在减压过程中出现
不具备等压气体逆扩张的条件	具备等压气体逆扩张的条件
前庭窗、圆窗损伤或破裂,镫骨环韧带损伤或移位	前庭窗、圆窗完好,镫骨环韧带完好
内淋巴液有血液,外淋巴液入中耳	内淋巴或内耳血管内有气泡
加压治疗可能会加重症状	加压治疗症状明显好转或痊愈

此外,还应与潜水时的噪声性听力损失、气压伤所致的圆窗破裂相鉴别。沉箱和头盔内通风或压缩气体产生的噪声高达 $100\sim120dB$,可单独造成噪声性内耳损伤,而无减压病其他症状。

【治疗】

内耳减压病的处理应在全身性治疗的同时尽早进行,主要是改善内耳的微循环、增加供氧量、加快内耳内气泡的溶解和排出,促进内耳器官结构和功能的恢复。

1.加压舱治疗　应及早进行,最好不超过伤后 60min,一次成功。加压治疗分为加压 停留-减压 3 个阶段,每个阶段的压力程度和时间应根据致病的环境气压、病情的轻重和治疗的反应而定。治疗过程中要特别注意以下 3 个关键问题:①加压程度。加压愈高,体内气泡压得愈小,因此治疗一开始就应以最快的速度升高气压(如患者有明显不适时则应暂停并缓慢加压)。对内耳减压病加压的深度以眼震消失、症状缓解为最适宜,一般要大于症状出现深度30m。如内耳减压病发生在气体转换之后,加压治疗要用气体转换前使用的惰性气体。②停留时间。应在高气压下停留足够的时间,以便气泡能充分溶解于体液中,并经血流至肺部排出。③减压速度。加压治疗后的减压时间比高气压下作业后的安全减压时间长得多,因此应根据病情轻重、所加气压的高低和高气压下停留时间的长短,参照规定的治疗减压表制定减压方案。减压过程中应注意休息,并可用多普勒气泡监测仪监测大血管内的气泡变化。疑有圆窗破裂者采用加压疗法时应慎重。

2.吸氧　可增加组织的氧分压,促进氮气的排出。

3.输液　出现低血容量休克者,应尽早输液,可予右旋糖酐-40(低分子右旋糖酐)、羟乙基淀粉(706 代血浆)等以改善微循环。

4.乙醇疗法　发病后可迅速口服 $40\%\sim50\%$ 的乙醇 $100\sim150ml$,以促进氮气的溶解,并有加快血流的作用。

5.抗凝治疗　阿司匹林类药物口服可防止血管内凝血。

6.利尿　有尿潴留者可给予渗透性利尿药或其他利尿药。

7.激素　适当给予抗炎药物和类固醇皮质激素。

8.营养神经血管　在加压治疗的基础上,给予扩血管药、神经营养药、细胞活性药、维生素等。

9.对症治疗　前庭症状严重者,可对症处理,如氟桂利嗪(西比灵)5mg,每日 1次,睡前服。

地芬尼多(眩晕停)25mg,每日 3 次;地西泮(安定)2.5mg,每日 3 次等。

【预防】

减压病预防的关键是高气压作业后的安全减压。在每一次高气压作业后都应严格按照安全规定进行减压。应避免在减压过程中,尤其在较深的减压阶段进行气体转换,如需气体转换应尽可能缓慢,气体分压尽可能小,在超过 100m 的深水作业时,要避免 50～30m 减压阶段的快速上升。对于体胖、年纪大、减压病易感者,以及劳动强度大、气温低时,应注意缩短工作时间和适当延长减压时间。对潜水员应定期检查咽鼓管功能、听力及前庭功能。对鼓膜穿孔、咽鼓管功能不良、原有内耳疾病如感音神经性聋、梅尼埃病者,应避免从事高气压作业。

七、迟发性膜迷路积水

膜迷路积水可分为:特发性膜迷路积水(梅尼埃病),迟发性膜迷路积水(DEH)或继发性膜迷路积水,后者发生于内耳损伤之后,数月或数年,甚至数十年才出现症状,约占膜迷路积水的 3%。Hicks 则将内淋巴积水分为 3 型:①特发性内淋巴积水,即梅尼埃病;②梅毒性内淋巴积水;③迟发性内淋巴积水。DEH 分为同侧型和对侧型两类:耳聋的同侧耳若干年后发生膜迷路积水,称为同侧型 DEH;耳聋的对侧耳若干年后发生膜迷路积水,称为对侧型 DEH。常为一耳早期先发生耳聋,数年后同侧耳或对侧耳出现膜迷路积水,表现为发作性眩晕、波动性听力减退、耳鸣、耳内闷胀感,临床症状与梅尼埃病一致,而病因及发病机制不同,故又称之为创伤性梅尼埃综合征。

【病因与发病机制】

病因不清,可能由于外伤及病毒感染。

1.物理性创伤

(1)外伤致内耳损伤:首先波及耳蜗,听力突然减退或逐渐减退,出血进入内淋巴或耳石脱落、上皮碎屑堆积,潜在波及内淋巴囊功能及前庭水管的通畅性,多年后出现内淋巴引流及吸收功能障碍,产生膜迷路积水。由于膜迷路肿胀、前庭膜破裂与愈合,导致眩晕反复发作,耳鸣与听力下降亦可呈波动性,其病理生理机制与特发性膜迷路积水近似。

(2)外伤致骨迷路瘘管:引起正常内-外淋巴压力关系紊乱。如外淋巴漏出比补充的快,外淋巴压力下降,内淋巴压力相对增加,因而基膜向鼓阶移位。

(3)迷路膜性导管损伤:致膜性导管明显扩张和变形,但不同于特发性内淋巴积水。积水可能不是渐进性的,伤后很短时间内积水可能消退。本型症状通常于伤后很快出现。

(4)内淋巴引流系统损伤:包括颞骨骨折线通过前庭水管,致内淋巴管纤维-骨性阻断。手术损伤球囊使得内淋巴纵向流动受阻,引起膜迷路积水。本型内淋巴积水可为迟发性且通常呈持续性。

2.声创伤　强噪声和次声可引起前庭损害,导致内淋巴积水,但本型远较物理性致创伤性膜迷路积水少见。噪声后引起迟发性眩晕及内淋巴积水,已有组织病理学证据。强噪声(如爆震)引起的早期眩晕很快会消失,若不消失,应疑及存在外淋巴瘘。

3.病毒感染　近年人们对患有对侧延迟性膜迷路积水的颞骨进行组织病理学研究,表明聋耳的变化与病毒性迷路炎相似,而听耳的病理变化与梅尼埃病相似。

【临床表现】

1.有头部或耳部外伤史、颞骨骨折或手术创伤史。

2.常早期出现突发性聋,外伤至发病可为数月、数年至数十年。典型表现为发作性眩晕、波动性听力减退、耳鸣、耳内闷胀感等。

3.眼震电图示前庭功能减退较梅尼埃病明显。

4.纯音听阈测听呈不同程度感音神经性聋。耳蜗电图-SP/AP比值增大,-SP增加。听性脑干反应及耳声发射检查示耳蜗病变。

5.甘油试验可阳性。

6.颞骨CT扫描排除其他前庭周围病变及蜗后病变(听神经瘤、脑桥小脑角病变)。

Paparella、Ylikoski、Nadolet、Ernst等均提供明确外伤所致的膜迷路水肿病例而无颞骨骨折。Shuknecht报道DEH62例,其中31例同侧型DEH主要表现为耳聋平均21.3年后出现发作性眩晕、恶心、呕吐伴同侧耳鸣,耳闭及耳胀,类似梅尼埃病发作。前庭功能检查,正常6耳,减退21耳,无反应4耳。另31耳对侧型DEH主要表现为1侧耳聋平均20.3年后,对侧耳出现发作性眩晕、恶心,伴波动性耳聋、耳鸣、耳闭,亦似梅尼埃病发作。前庭功能检查 29 耳,对侧耳正常 11 耳,减退 6 耳,无反应 12 耳;同侧耳正常 7 耳,减退 11 耳,无反应 11 耳。有学者诊治 DEH14 耳,耳聋至眩晕发作相隔期平均 22.6 年,眩晕病程平均 6.2 年,前庭功能检查均有不同程度的减退,有残余前庭功能是致晕的因素。

【诊断】

外伤性迟发性膜迷路积水的诊断依据主要为头部或耳部外伤史,外伤与发病间期可为数月、数年至数十年,典型的膜迷路积水症状,-SP/AP 比值增大等。应注重与创伤性外淋巴瘘相鉴别。外淋巴瘘者于外伤后很快出现症状,多表现突发性或进行性重度感音神经性聋,持久平衡障碍,而 DEH 则需数月至数年,表现膜迷路积水的症状。

【治疗】

外伤性迟发性膜迷路积水同侧型的治疗与梅尼埃病大致相同。

1.非手术治疗　一般采用以调整自主神经功能、改善内耳微循环、解除膜迷路积水为主要目的的综合治疗。发作期应卧床休息,低盐饮食,少喝水。

(1)镇静药:发作期常用地西泮(安定)2.5mg,每日 3 次或盐酸异丙嗪 25mg、茶苯海明(晕海宁)50mg 等口服。

(2)抗眩晕药:发作时,根据病情选用。氟桂利嗪(西比灵)5~10mg,每日 1 次,睡前服。地芬尼多(眩晕停)25mg,3 次/d,可抑制眩晕和呕吐。

(3)血管扩张药

1)右旋糖酐-40(低分子右旋糖酐)500ml,静脉滴注,可增加血容量,降低血黏稠度,改善耳蜗微循环。

2)银杏叶制剂金纳多注射液 4~6 支(每支 17.5mg),静脉滴注,每日 1 次;或金纳多片剂 40mg,每日 2~3 次;银杏叶提取物(达纳康)40mg,每日 3 次。

3)5%~7%碳酸氢钠 50ml,缓慢静脉注射,每日 1 次,解除内耳小动脉痉挛,改善微循环,增加耳蜗血流量。

4)50%葡萄糖溶液 40~60ml,每日 2 次,静脉注射。可增加血流量,并有脱水作用,但维持时间较短。

5)山莨菪碱(654-2)注射液 10~20mg,肌内注射,每日 1 次。系抗胆碱药物,可扩张周围血管。

6)倍他司汀(敏使朗)6~12mg,每日 3 次;都可喜 1 片,每日 2 次。

7)中药制剂如葛根素、丹参、川芎嗪注射液等,亦有扩张血管作用,可酌情选用。

（4）糖皮质激素：基于免疫反应学说，可用地塞米松 1.5mg，每日 2～3 次，或泼尼松 5mg，每日 3 次。

（5）维生素类药物：维生素 B_1、维生素 B_6、维生素 E 等口服。

（6）利尿药：以氯噻酮较好，100mg 1～2d 1 次，因有耳毒性，不宜久用。依他尼酸（利尿酸）及呋塞米（速尿）因有耳毒性不宜应用。

2.手术治疗　本病手术治疗应严格掌握手术适应证，必须是经积极药物治疗和精神心理治疗无效，眩晕影响工作和生活质量者。手术治疗包括两类：①姑息性手术（保存听力），适用于有应用听力或听力波动性的持久眩晕患者，如内淋巴囊手术、化学性迷路切除术、前庭神经切除术等；②破坏性手术（不保存听力），适用于无应用听力，致残性前庭性眩晕患者，如迷路切除术。手术的选择应根据眩晕程度、听力水平、耳鸣程度、年龄、疾病种类、病人要求、设备条件、术者经验等综合考虑。

（1）内淋巴囊手术：外伤性膜迷路积水经非手术治疗眩晕不能控制，患耳有应用听力、听力呈波动性或唯一听力耳者，宜行内淋巴囊手术，以分流内淋巴，控制眩晕并保存听力。内淋巴囊手术包括内淋巴囊广泛暴露减压术、内淋巴囊切开术、内淋巴囊切开置管（片）乳突腔分流术或蛛网膜下隙分流术、内淋巴囊切开与切缘外翻术、内淋巴囊切开置单向活瓣引流术以及内淋巴囊带血管颞肌缝合术等。据文献统计，内淋巴囊手术的远期疗效为 50%～80%，耳聋发生率低于 5%。Thomson 等（1981）设置了对照组，只作单纯乳突切开术，暴露内淋巴囊，不做减压引流，结果与做减压分流的病人疗效相同。其后 Thomson（1998）又报道 29 例梅尼埃病双盲法行鼓膜切开置通气管术及内淋巴囊减压分流术，两组效果无差异，认为内淋巴囊手术只有安慰作用或为非特异性效应。对于因乳突、内淋巴囊发育不良而找不到内淋巴囊者，行颅后窝硬脑膜减压术亦可有效。Gianoli（1999）行内淋巴囊、乙状窦及颅后窝硬脑膜减压术 37 例，上起窦硬脑膜角，下至颈静脉球，后自乙状窦，前至骨迷路。随访 2 年，眩晕消失 85%，听力稳定或提高 86%。内淋巴囊手术由于手术安全，并发症少，能保存听力，术后无平衡障碍，目前全球仍在广泛施行，许多耳科医师将这种非破坏性手术作为非手术治疗失败后的首选手术。

（2）化学性迷路切除术：是局部或全身应用氨基糖苷类抗生素选择性破坏前庭感受器，达到消除眩晕的目的，为一种姑息性手术。迟发性膜迷路积水、外伤所致的周围性致残性眩晕、良性阵发性位置性眩晕经保守治疗无效，患耳有应用听力者，可进行化学性迷路切除术，其眩晕控制较可靠，听力可部分保存或下降，手术操作较容易。化学性迷路切除术包括微量链霉素外半规管灌注术、微量庆大霉素或透明质酸-链霉素圆窗膜灌注术。

八、颈外伤性眩晕

颈外伤性眩晕在临床上常见。近几年的临床研究发现绝大部分颅脑外伤患者同时伴有不同程度的颈部损伤，颅颈兼治能取得更满意的治疗效果。常见的有颈挥鞭伤，多发生于交通事故中，见于急刹车或猛烈屈颈后，继之过度反弹等；车祸致寰枢关节脱位，数年后仍可出现眩晕；长期反复举重，使颈椎错位、骨质增生；足着地的坠落伤（脊柱冲击伤）；猛烈牵拉手臂；颈椎推拿手法不当；颈过度扭转，长期伏案工作，姿势不良等。出现包括眩晕、耳鸣、听力下降及颈部疼痛等一组综合征。

【病因】

由于绝大部分颅脑外伤同时合并颈部创伤（头颈外伤），认为除了颈部伤外，脑、脑干、脑神经、颈神经根或内耳创伤所致病变亦是眩晕的病因。

【发病机制】

颈部的上端承托重量大、活动频繁的头颅，下端连接处于相对固定的胸部及躯干。位于中间的颈部较纤细，活动范围大、负重大，几乎所有的颅脑外伤均可引发颈部快速的过度活动、挥鞭样摆动或旋转，或者受到突发暴力的冲击与震动，从而导致颈椎、颈部相关韧带、颈肌、颈部血管、血管内膜及相应的颈神经受损伤。寰枢关节的结构及力学特点使其容易在外力作用下产生旋转和侧方位移，导致寰枢关节紊乱、半脱位甚至骨折。颈椎尤其寰枢关节与椎动脉、颈部神经等解剖关系密切。颈部损伤时，一方面可能直接损伤椎动脉及颈部交感神经，另一方面可由于颈椎错位、不稳或局部外伤性炎症而使椎动脉、交感神经受到压迫、牵拉、刺激，造成椎-基底动脉供血不足、交感神经功能紊乱从而出现类似颈性眩晕的系列症状。颈肌、颈部韧带等软组织损伤本身既可产生局部症状、加剧颈椎不稳，也可造成颈部本体感觉传入紊乱，由伤害感受器传入异常冲动，到达前庭神经下核，诱发前庭症状。这些因素互相交错，互相影响，甚至可形成恶性循环。

【临床表现】

1.有明确外伤史　在颅脑外伤，尤其轻中度颅脑外伤患者中可伴有头痛、头晕、记忆力减退、失眠、头颈部不适及心理情绪方面的改变，即脑外伤后综合征（PTS）。

2.眩晕　颈外伤发生眩晕者占86%。可表现为各种形式的眩晕，但多为颈部运动时发生短暂晃动、站立不稳、浮沉感等，亦可发生历时较长的旋转性眩晕，伴恶心、呕吐、耳聋、耳鸣等症状。有时表现为变位性眩晕，多于起卧时发生。

3.头面颈部症状　头面颈部感觉异常、颈部疼痛、颈僵硬感,甚至颈活动受限,耳痛、咽异物感或咽痛。颈源性头痛多表现为单侧偏头痛、后头痛或项枕部痛、颈后痛,疼痛为钝性、深在,以额颞部为重;间歇性发作,每次数小时至数天,后期可持续发作。

4.颈部检查　可见颈棘突偏歪征,于枕外隆凸外下方、棘旁、棘突间、颈肌、肩胛上肌群或横突等处可能有压痛,颈肌较紧张或两侧紧张度不对称、颈活动不同程度受限。

5.旋(转)颈试验　阳性。可能诱发眩晕及眼震。主观眩晕感在保持头固定不动做旋转运动时最为明显。

6.颈部 X 线摄片或 CT 扫描　应常规行颈椎 X 线检查,包括正、侧位及张口位。X 线片可发现有寰枢关节半脱位、小关节紊乱、生理曲度变直或过度前凸、棘突偏歪、增生性改变、椎间隙狭窄等。必要时行 CT、SCT 或 MRI 检查。

7.经颅多普勒超声(TCD)　TCD 是检查颈性眩晕及其他椎-基底动脉供血不足的较有效、安全、简便的方法,测椎动脉血流总量与颈外动脉血流总量的比值(QVA/QECA),当其小于 0.35 时可判断椎动脉供血不足。

8.前庭功能检查　部分病人眼震电图出现变位性眼震、半规管功能减退。前庭诱发肌源性电位可呈现低振幅或引不出。平台姿势描记可发现平衡功能异常。

9.纯音听阈测试　可有感音神经性聋,多有重振现象。

【治疗】

1.早期处理　颅脑外伤合并颈部损伤在受伤早期,X 线片发现有寰枢关节半脱位、小关节紊乱、椎间隙狭窄等改变时,应予颈部固定,行枕颌带牵引或颅骨牵引。早期配合药物治疗,减轻炎症水肿、镇痛、保护脑血供及对症治疗。

2.药物治疗　多选用改善脑供血、调节脑细胞代谢、抗凝、降血黏度、调节自主神经等药物。必要时使用前庭抑制药、抗眩晕药、地西泮(安定)、地芬尼多(眩晕停)、异丙嗪(非那根)、氟桂利嗪(西比灵)等。

3.颈部理疗　选择超声波治疗、电脑中频治疗、电兴奋治疗等。

4.颈部功能锻炼　主要针对颈椎活动度、颈肌肌力的锻炼及颈椎序列与生理弯曲度的调整,行颈肩部医疗体操。

5.前庭习服治疗　进行前庭康复训练,以促进中枢神经系统的代偿。

6.其他治疗　颈椎病变者,应请专科医师诊治。手法复位及手法治疗应在颅脑外伤病情稳定后进行,须由有经验的医师进行。颈椎损伤的手术治疗包括开放复位、减压、植骨融合及内固定术。椎动脉周围的交感神经剥离术、颈部软组织小针刀松解术等对颈性眩晕也有一定的治疗作用。

九、挥鞭伤性眩晕

挥鞭伤是交通事故伤中一种特殊类型损伤。早在 1928 年 Crowe 就提出挥鞭伤这一术语,描述类似鞭打样的外力作用于颈椎和躯干上部时,突然产生的加速和减速力对两者的影响。1995 年,挥鞭伤研究会对其重新进行定义:在车祸和其他事故中,颈椎受到来自后方或侧向的冲击力,所产生的突然加速和减速运动作用于颈部,这种能量转化可引起颈部急剧过度屈曲或伸展活动,导致颈部的骨及各种软组织的损伤,即挥鞭伤,从而产生一系列的临床症状。由于车辆和交通事故的增加而致发病增多,以致挥鞭伤几乎引用到机动车辆事故受累的每个乘坐者。

【病因及发病机制】

最常见的原因是发生于交通事故,车辆追尾式相撞,但其他类型的撞击,如前面、后面或侧面撞击也能引起。挥鞭伤发病机制是以上段颈椎($C_1 \sim C_4$)为鞭条,下段颈椎($C_5 \sim C_7$)为鞭把,在车辆行驶中相撞或急刹车状态下,由于躯体加速或减速过猛,使上段颈椎随头部及车辆的惯性作用而以 C_5 为交界点呈挥鞭样运动,造成颈椎的过度屈伸,或过屈,或过伸,此时强大的应力集中于 C_1、C_5 连接处的脊柱及相关肌肉、韧带等组织,由于相关的肌肉、韧带无法抗御骤然形成的暴力而引起下颈段的异常运动,产生 S 形曲度。这种损伤有时还可累及脊髓和脑干。常态下,挥鞭伤以无明显外伤条件下出现颈椎及周围相关韧带的损伤为特征,因此,病理变化也主要表现在颈椎及其相关组织。

【致晕机制】

颈部损伤引起眩晕有几种假说:①神经血管假说:椎动脉受压、狭窄并且刺激交感神经系统;②神经肌肉假说:颈部本体觉紊乱;③中枢神经系统功能失调;④外周迷路损害致良性阵发性体位性眩晕(BPPV)或前庭反应过度;⑤过度换气。目前认为挥鞭伤是导致眩晕的可能原因。

【临床表现】

除头颈部外伤症状外,眩晕、头晕和平衡失调占 25%～50%。可有位置性眩晕、恶心,但很少伴呕吐。头痛及颈痛、颈僵硬、活动受限也常见,有的伴肩痛、臂痛。通常听力正常,少数患者可有耳鸣。有一例 60 岁妇女在背部被猛烈撞击发生挥鞭样损伤后,出现听力下降、耳鸣及眩晕,经鼓室探查发现系镫骨脱位进入前庭所致。个别在挥鞭伤后出现颞下颌关节功能紊乱而致耳鸣及眩晕。此外,可有伴吞咽不适和声音改变。由于遗留慢性颈痛、头晕、失眠等症状,加上疗效不佳及未恢复工作的压力,有的患者可出现焦虑、抑郁等精神心理障碍。

神经耳科学检查包括眼震电图、前庭诱发肌源性电位、纯音测听、听觉脑干反应、脑电图、CT 及 MRI(了解颈椎、椎间盘、脊髓、韧带及颈部各种软组织损伤情况)、MRA(了解椎-基底动脉等血供情况)等,以便做出准确和全面的诊断。

【治疗】

由于本病症状多样,影响因素多,故需要多学科配合,才能获得最佳疗效。治疗方法的选择应根据不同患者的症状和体征而定。治疗以减轻疼痛、头晕和增强肌力为主,治疗越早越好。

1.早期应减少颈部活动,颈圈固定。然而,近年研究表明过度的休息和颈部制动可造成血流减少、局部肌肉萎缩,不利于损伤痊愈。Rosenfeld 对比了临床对此病的主动治疗和规范治疗后提出,只要伤后情况允许,96h 内即可适当锻炼。

2.对症处理,适当用镇静镇痛药、肌肉松弛药、抗眩晕药,改善血液循环药物,一般数周或数月可恢复。

3.对慢性疼痛者可采用射频神经切断术,使造成慢性疼痛的神经变性。治疗后 71% 患者的疼痛得到长期缓解。复发者可再次治疗。

4.眩晕、头晕患者后期可进行前庭习服训练。

5.配合心理治疗,对一些累及椎间盘患者,可能疗程要长,或遗有慢性颈痛症状,应与患者及其家属说明有关道理,以取得更好的配合治疗。

6.颈椎病变严重者,应请骨科协助诊治。

第四节　　药物性眩晕

应用或接触某些治疗性药物或化学物质后,其毒不良反应可引起第八对脑神经(前庭蜗神经)的损害,这类药物称耳毒性药物。根据对耳蜗和前庭损害的侧重、早晚和轻重不同而表现各异,中毒症状有的以眩晕、平衡失调为主;有的以耳聋、耳鸣为主。本章主要介绍药物致前庭耳毒性所诱发的眩晕。20 世纪 40 年代前主要是水杨酸类及奎宁类药物的耳毒性,其前庭损害多可恢复且不严重;而 20 世纪 40 年代中期以后,链霉素等一系列氨基糖苷类抗生素广泛应用于临床,以后又发现袢利尿药和抗肿瘤化疗药物顺铂等均具明显耳毒性,加之对药物的不恰当使用,使前庭和(或)耳蜗耳毒性的发生率日益增多。

一、前庭耳毒性药物的种类

(一)常见的前庭耳毒性药物

已知的耳毒性药物已有近百种,对前庭损害的常见药物有:

1.氨基糖苷类抗生素　为临床最常见的耳毒性抗生素,主要包括:

(1)来源于链丝菌属的链霉素、新霉素、卡那霉素、妥布霉素和核糖霉素。

(2)来源于小单孢菌属的庆大霉素、小诺米星、西索米星等。

(3)半合成氨基糖苷类,如卡那霉素的半合成衍生物阿米卡星(丁胺卡那霉素),西索米星半合成药物奈替米星等。其中以链霉素、庆大霉素、新霉素、妥布霉素对前庭的损害较重。

2.大环内酯类抗生素　红霉素等。

3.多肽类抗生素　多黏菌素、万古霉素。

4.襻利尿剂　呋塞米(速尿)、依他尼酸(利尿酸)。

5.水扬酸类解热镇痛药　阿司匹林、吲哚美辛(消炎痛)等。

6.抗疟药　奎宁、磷酸氯喹、乙胺嘧啶。

7.抗癌药　顺氯氨铂、长春新碱、2-硝基咪唑等。

8.β阻滞剂　吲哚洛尔(心得宁)、普萘洛尔(心得安)等。

9.其他　乙醇(酒精)、一氧化碳、汞、铅、砷、苯脏、激素类、避孕药等。

(二)氨基糖苷类抗生素(AmAn)

AmAn是一类化学结构中均含有具氨基糖分子的抗生素,为临床常用的抗革兰阴性菌的杀菌剂。AmAn有下列共同特性:

1.全部是有机碱,化学结构均具有多个氨基或胍基性的基团,是一组多阳离子化合物。

2.在体内有类似的代谢过程,不易被胃肠道吸收;主要分布在细胞外液内;不易通过血脑屏障;主要通过肾脏肾小球滤过作用而排泄。

3.具有相同的毒不良反应,如耳毒性、肾毒性等。临床应用中有 $10\%\sim20\%$ 的耳毒性及肾毒性,还具有神经肌肉接头阻滞作用和变应原性作用。如硫酸链霉素以前庭毒性为主,每天给药 $2\sim3g$ 时,可在 $2\sim3$ 周内丧失前庭功能。张素珍等分析 87 例小儿眩晕的病因,链霉素中毒占 11.5% 而居第三位。双氢链霉素及新霉素以耳蜗毒性为主,剂量大时也可引起前庭中毒,由于毒性过大已不再作为全身应用。庆大霉素和妥布霉素对耳蜗和前庭均有毒性,以前认为庆大霉素主要损害前庭,对耳蜗影响小,近年来庆大霉素引起重度感音神经性聋的报道并不少。有实验比较鼓室注射链霉素和庆大霉素对沙鼠前庭和耳蜗的毒性,发现两者对前庭和耳蜗的损害相当,呈剂量依赖性。肾功能不正常时,则药物不能以正常速率排出体外,每次用药后,药物在血清中的浓度升高,可达到中毒浓度。因此,肾功能不全患者应用 AmAn 会增加耳中毒的发生率。

4.抗菌原理是抑制细菌蛋白质的合成。

5.主要抑制革兰阴性菌的生长,对部分革兰阳性球菌也有较好的抑菌作用。如链霉素对大多数革兰阴性菌有强效杀菌作用,特别是对结核杆菌有突出的效果;庆大霉素适用于绿脓杆菌、变形杆菌、大肠杆菌及葡萄球菌等所致的感染。

(三)其他前庭耳毒性抗生素

1.大环内酯类　为一类有 12～22 个碳原子的内酯药物,包括红霉素、螺旋霉素、麦迪霉素等,其耳毒性不良反应少见,只见于乳糖酸红霉素,为过量静脉给药引起,可出现耳鸣、听力减退、平衡失调等症状,一般为可逆性,停药 1～3d 内开始恢复,偶尔需数月才能恢复,少数可发生永久性损害。

2.多肽类抗生素　包括多粘菌素、万古霉素。多黏菌素用于绿脓杆菌和大肠杆菌所致的感染、对磺胺和其他抗生素产生耐药性的痢疾杆菌感染;万古霉素主要用于耐甲氧西林(甲氧苯青霉素)的金黄色葡萄球菌所致全身各系统感染。耳中毒与剂量相关,注意早期检测耳中毒症状,及时停药可缓解症状。

(四)抗肿瘤药

最常见的耳毒性抗肿瘤药物有顺铂(CDDP)、卡铂、长春新碱、氮芥、硝基咪唑、环磷酰胺、博来霉素、氟尿嘧啶、甲氨蝶呤等;这类药物往往快速大剂量冲击静脉注射时才产生耳毒性,耳毒性易感性的个体差异明显,受多种因素影响。顺铂是无机铂盐中最有效的抗肿瘤药,对治疗某些头颈肿瘤及泌尿系肿瘤有效,对耳、肾和骨髓有毒性作用。如一次大剂量给药,耳聋为不可逆性,发生率为 25%～91%,亦可出现眩晕。

(五)解热镇痛抗感染药

又称非甾体类抗感染镇痛药,是一类具有解热镇痛而且大多数还有较强的抗感染和抗风湿作用的药物,可分为解热镇痛药和消炎镇痛药两大类。前者包括水杨酸类、安乃近、保泰松等;后者包括吲哚美辛(消炎痛)等。目前认为,此类药起作用的共同基础,都是通过抑制花生四烯酸代谢中的环(加)氧酶,而抑制了前列腺素的合成。非甾体类解热镇痛抗感染药长期大量应用可引起眩晕、耳鸣及可逆性听力丧失,特别是水杨酸类制剂,其抗风湿和抗感染的效力随剂量增加而增大,其血药浓度接近轻度中毒水平,不良反应相应增大。阿司匹林是目前治疗关节炎、风湿热及多种结缔组织病的常用药物。近年来,有主张较长期地服用,以预防心脑血管血栓病,应用范围更广泛。过大量口服后,可出现耳鸣、听力减退、眩晕。这些症状均为可逆性,及时停药多可恢复。吲哚美辛等亦可引起耳中毒,其发生与剂量呈正相关。

(六)奎宁和磷酸氯喹、乙胺嘧啶

为抗疟药。不同抗疟药对抗疟原虫增殖过程不同阶段的作用各异。由于疟疾流行区域广,对人类危害大,所以抗疟药临床使用广泛,毒不良反应应予重视。有耳毒性的主要有奎宁、磷酸氯喹、乙胺嘧啶。长期使用可致迷路缺血、缺氧而出现耳鸣、听力减退及眩晕,可为暂时性,剂量大时可呈永久性。

(七)利尿剂

襻利尿剂是目前利尿作用最强的药物,虽其化学成分不一样,但都作用于髓袢升支厚壁段,主要有依他尼酸(利尿酸)和呋塞米(速尿)、布美他尼。其利尿作用迅速、强大,对 K^+、Na^+、Cl^- 等转运系统有强大的抑制作用。同时该类药物又有很多不良反应,耳毒性是其最严重的不良反应之一,这种不良反应与剂量有关。长期大剂量静脉给药,且速度过快时可致耳聋、耳鸣、眩晕;肾功能不全或与氨基糖苷类抗生素联合应用,则可加重耳毒症状,可呈永久性。

(八)其他

1.甲基汞　CH-Hg,相对分子质量 251.08。WHO 规定每周摄入甲基汞不能超过 $0.17\sim0.2$mg。甲基汞可通过水、气、食物等途径经呼吸道、消化道及皮肤侵入人体,90%从消化道吸收,绝大部分存于白细胞中。甲基汞由于有较强亲脂性,可破坏细胞代谢,导致细胞死亡。汞中毒后,耳蜗感觉上皮最早损害,在急性及慢性中毒时,前庭中的两型前庭毛细胞及邻近神经末梢均受损。汞中毒主要影响中枢神经系统。文献报道汞中毒的发生多系饮用含有大量甲基汞的废水所致,出现听力减退、共济运动失调、视野向心性缩小等。

2.甲紫(龙胆紫)　作为抗真菌制剂,经鼓室应用时可具前庭毒性。

3.氯己定(洗必太)　作为局部消毒剂,外用(经鼓室)时具有前庭毒性。

4.苯衍生物　吸入可引起前庭损害,为一种职业病。

二、前庭耳毒性机制

近数十年来,学者们对耳毒性机制进行了大量研究,提出了许多假说,并不断深入,综合各家学说如下。

(一)AmAn 耳毒性机制

1.选择性内耳毛细胞中毒学说　全身或局部给药后均可到达内淋巴液,高浓度药物积蓄可导致内耳毛细胞中毒受损,前庭或耳蜗毛细胞先于邻近细胞受损的现象,与其他药物有选择性作用其他活细胞的情况相似。近几年来,许多学者采用光镜、扫描及透射电镜,观察到实验动物在使用 AmAn 后,壶腹嵴中央区及囊斑微纹区常为首先被累及的部位,Ⅰ型毛细胞明显受累,表现为感觉上皮变薄,毛细胞肿胀、坏死、缺失;超微结构可见胞核皱缩,线粒体空化、变形,胞质稀疏,空泡形成。从分子水平研究发现:①AmAn 可抑制前庭毛细胞线粒体蛋白质合成,细胞色素 C 在胞质分布散乱;②氧自由基参与损害;③前庭毛细胞死亡以凋亡为主要形式;④作用于 N-甲基-D-天门冬氨酸(NMDA)受体多胺位点,NMDA 受体过多激活,以及一氧化氮(NO)产生是毛细胞中毒死亡的主要原因。近几年动物实验发现,哺乳动物前庭毛细胞损伤后可以再生,临床上也有一些前庭功能恢复或部分恢复的现象存在,说明前庭毛细胞损伤并非完全不可逆。

2.内耳毛细胞线粒体功能失常　20 世纪 90 年代以来,一些作者在分子遗传学研究中发现许多母系遗传的线粒体疾病,最常见的是一种线粒体性感音神经性聋。据报道在中国家系和日本家系中都显示有与线粒体基因(mtDNA)突变,mtDNA 突变有 $1555A \rightarrow G$,$7445A \rightarrow G$,74721NSC3 种,这种情形常呈家族性分布。在没有高敏家族史的正常个体,当大剂量应用 AmAn,也会出现耳蜗及前庭毒性,作者们认为这也可能是线粒体功能异常所致。

3.AmAn 的代谢及自由基生成与耳毒性　Schacht 根据其实验结果提出了 AmAn 代谢形成毒性更强的代谢产物以及药物与铁离子结合形成复合物催化自由基生成的理论。实验发现:将庆大霉素加入分离的外毛细胞溶液中,未影响外毛细胞的存活,药物经肝细胞质及内耳组织胞质激活后形成杀伤毛细胞的细胞毒性物质,抗氧化剂在体外可拮抗这种细胞毒性,在体内这种保护作用有限。进一步研究发现庆大霉素可以与铁离子形成复合物,催化自由基生成,导致脂质过氧化;铁离子整合剂和自由基清除剂合用可明显保护大剂量庆大霉素所致的内耳损害。其提出的自由基机制,从发病机制到预防都可得到进一步的解释。而药物的代谢机制虽有较完善的体外实验依据,但用化学手段检测不到代谢产物,这两个机制之间的合理联系,还须进一步研究。

4.听觉传出神经系统及其第二信使与耳毒性　有学者注意到传出神经在耳蜗的分布与 AmAn 对耳蜗毛细胞的损害存在一致性,提出内侧橄榄耳蜗(MOC)传出神经可能在耳毒性方面起作用,近年研究证实,一次性注射庆大霉素可消除对侧噪声对耳蜗共振、阻尼、听神经复合电位及畸变产物对耳声发射(DPOAE)的抑制作用,庆大霉素急性中毒反应的作用部位亦可能在 MOC 传出神经和外毛细胞突触区的乙酰胆碱的 N 受体。研究还发现传出神经末梢存在大量 Maxi-K$^+$ 通道,推测耳蜗传出神经末梢上的 Maxi-K$^+$ 通道是 AmAn 的一个作用部位,在其毒性方面起重要作用。有学者采用乙酰胆碱酯酶组化染色和耳蜗铺片技术,发现庆大霉素慢性中毒时 MOC 传出神经末梢均受到明显损害,显示庆大霉素对 MOC 传出神经及其支配的外毛细胞产生明显毒性作用。近年的研究提示,耳蜗第二信使系统与 AmAn 耳中毒有关,AmAn 可通过抑制传出神经末梢及神经递质的释放,改变第二信使系统代谢和外毛细胞离子通道活性,最后导致听觉传出神经和外毛细胞损害。

5.变态反应学说　有认为前庭损害是由于机体敏感性和过敏反应所致,其次是药物过量的中毒反应。这可以解释部分患者接受小剂量、短疗程药物治疗,也可出现一般人不会发生的严重耳中毒反应,有人用纯链霉素和双氢链霉素加佐剂免疫家兔,成功地制备了抗链霉素和双氢链霉素的抗体,因而推测其耳毒性与变态反应有关。

6.磷脂沉积病态学说　AmAn 是多胺化、具有强烈阳离子的亲水性分子,能与带负电荷的磷脂结合,这种结合发生在富含阳离子的磷脂的溶酶体中,它们的结合可减低溶酶体磷脂酶的活性,使溶酶体出现髓样小体的聚积。有学者观察到 AmAn 所致的髓样小体由磷脂构成,主要富含磷脂酰胆碱,后者是主要的磷脂。有学者报道溶酶体中甘油磷脂和鞘磷脂的聚积可导致磷脂酶 Al 和鞘磷脂酶活性降低,磷脂酶 Al 对磷脂酰胆碱而言是最有活性的磷脂酶,它是细胞的基本酶,具有膜转换、融合和清除毒物等重要作用。它的活性降低抑制了对磷脂酰胆碱的降解,很快引起溶酶体超负荷,形态上表现为溶酶体扩大,发生髓样变性,使溶酶体功能失调、溶酶体破裂,导致细胞受损、坏死。

7.血-迷路屏障学说　有人认为血-脑屏障可阻止许多毒性物质进入脑组织,因此提出可能存在作用相似的血-耳或血-迷路屏障阻止毒性物质进入内耳。耳毒性药物可损害此屏障功能,导致内环境稳定的破坏,使高浓度的耳毒性药物蓄积予内淋巴液中,从而损害内耳毛细胞。Tachibana 等提出耳蜗外侧壁(包括血管纹、螺旋韧带和螺旋凸)存在一个"碱性氨基糖苷类分泌系统",该系统损害将延缓进入内耳的毒性药物的排泄,增加耳中毒机会。

8.干扰细胞代谢学说　耳毒性药物中毒使内耳毛细胞的代谢受到干扰而发生

紊乱,产生 ATP 酶系统的特殊抑制,使内淋巴液钾离子含量减少和钠离子含量增多,从而使内耳结构损害。有学者以 3H 标志卡那霉素自显影显示毛细胞静纤毛、表皮板、质膜都有卡那霉素,但尤其积聚在线粒体,线粒体形态结构发生改变。线粒体是能量代谢和蛋白合成的主要场所,认为 AmAn 可使毛细胞上述功能受损。

9.抑制蛋白质合成学说 Spoendlin 电镜观察发现猫中毒时细胞受损的结构是能合成蛋白质的细胞核和核糖体。耳中毒生化机制可能是药物与第二信使二磷酸磷脂酰肌醇结合干扰细胞信息的传递,干扰内耳蛋白质合成,导致毛细胞损害的蛋白质错构。

(二)非抗生素的耳毒性机制

1.抗肿瘤药物 顺铂应用于临床治疗肿瘤已有 10 余年历史,但对其剂量相关性毒不良反应的细胞及分子水平上的作用机制了解不多。顺铂的耳毒性作用,可能受铂血清峰浓度、清除动力学、铂与内耳感觉毛细胞的结合及酶活动的影响。其前庭耳毒性与氨基糖苷类损伤相似,主要影响前庭的感觉上皮,也具有累积效应。

2.水杨酸盐类 阿司匹林的耳毒性机制不清,可能为引起供给内耳的血管收缩,干扰毛细胞内酶的活性和代谢。出现的耳鸣、听力减退、眩晕多可恢复。

3.抗疟药 可能为该药物的血管收缩作用,致迷路缺血、缺氧,内耳毛细胞损害,血管纹内空泡形成,神经变性。

4.利尿剂 早期病变累及血管纹的边缘细胞、中间细胞及基底细胞层;晚期导致耳蜗及前庭毛细胞损害。

三、前庭耳毒性的药代动力学

(一)药物进入内耳途径

全身或局部给药-外淋巴液-内淋巴液,或经血管纹而术经外淋巴直接进入内淋巴。椎管内给药可更直接通过脑脊液经蜗水管进入鼓阶。由于此路径不受血-脑屏障影响,常引起更严重内耳损害。中耳局部用药可经圆窗膜或环韧带渗入外淋巴。

(二)内耳药物的药代动力学

AmAn 主要分布在细胞外液,一般于肌注后 30~90min 达血清峰浓度,但其在血清中的浓度并不代表各器官系统组织间隙中的浓度。其在血清中的半衰期约为 1.5~3h,在组织间隙中的半衰期则很长。药物经血液进入内耳淋巴液,由于其间存在的血-迷路屏障,使药物进出内耳淋巴液的速度均较血中缓慢。AmAn 较慢透入外淋巴液和内淋巴液,皮下注射此类药物经 2～5h 后,淋巴液中的浓度才达到峰值,其在淋巴液中的半衰期也较血清中的半衰期长,如链霉素、阿米卡星(丁胺卡那霉素)、妥布霉素、庆大霉素、卡那霉素及新霉素,血清半衰期为 1.5～3h,而外淋巴液中的半衰期分别为 3.5h、10h、11h、12h、15h 和 30h,可见淋巴液中药物峰谷浓度的波动范围低于血中变化。因此,内耳膜迷路比其他组织接触高浓度药物的时间长得多,致使内耳易发生损害。AmAn 几乎都由肾小球过滤清除,尿中浓度达血中浓度的 10 倍,肾功能减退将导致药物清除率降低,致药物半衰期延长,血中药物峰谷浓度差增宽,在内耳淋巴液中的半衰期会延长,长期用药将造成内耳药物蓄积,加重内耳损害。但有些学者的研究未能证明淋巴液中此类药物的聚积超过血浆浓度。另外,内耳中氨基糖苷类抗生素也可经血管纹再吸收而被清除,但由于药物耳毒性破坏了血管纹,导致再吸收率减慢,加重药物在内耳的蓄积。

四、前庭耳毒性的病

(一)AmAn 前庭损害的组织学特征

1.主要损害在壶腹嵴和囊斑,壶腹嵴较椭圆囊更易受损,病变程度以后壶腹最重,其次为上壶腹,最轻为外壶腹。感觉细胞的损伤最明显,暗细胞的损伤较轻,支持细胞不明显。感觉毛细胞可出现纤毛融合、减少、消失,胞质肿胀、变性、空泡化,核上区线粒体肿胀、空泡化,内含无定形物质,核周与细胞器及浆膜连接的中间丝分离,由肌动蛋白丝组成的中间丝分解退变,以致感觉细胞消失。实验证实,细胞凋亡是前庭毛细胞损害后的主要死亡形式。

2.壶腹嵴中央区较周边区易受损,囊斑微纹区较周边区重。

3.Ⅰ型感觉细胞较Ⅱ型感觉细胞易受损,但两型改变相似。

4.中央区与周边区Ⅱ型感觉细胞的损伤无差别。

5.椭圆囊斑病变较球囊斑明显,球囊对 AmAn 有相当的耐受力。

6.囊斑耳石膜表现为耳石数量减少,耳石脱落,病变耳石增大,失去六棱柱结构,耳石钙含量下降,导致耳石器功能障碍,此可能是 AmAn 引起前庭耳毒性的机制之一。有学者研究链霉素对豚鼠耳石层的影响,在停药 8 周或 10 周后,椭圆囊和球囊斑耳石层的形态可完全恢复正常。

7.前庭系中枢病变中前庭外侧核及小脑浦肯野细胞受损明显,前庭内侧核和背核病变较轻。脑干的红核、网状外侧核也可有不同程度的病变。

（二）顺铂前庭耳毒性的形态学改变

顺铂前庭耳毒性的形态学改变与用药剂量呈正相关。扫描电镜观察，发现病变轻者表现为壶腹中央区纤毛脱失，囊斑微纹区纤毛稀疏，周围纤毛排列紊乱、融合，表面有球状物突起及孔洞，细胞界限尚清；病变重者壶腹中央区及囊斑微纹区纤毛全脱失，细胞境界不清，表面有孔洞、突起及细胞碎片。透射电镜见毛细胞胞质稀疏、空泡，线粒体肿胀、空化退变。

五、影响药物性前庭耳中毒的因素

（一）用药剂量

AmAn 的用药剂量与耳毒性有密切关系，日剂量越大，用药时间越长，中毒的机会越多。一般认为，每日 1 次疗法较每日 3～4 次疗法具更强耳毒性。药物治疗超过 2 周或反复应用可增加耳毒性危险，可能使一过性可逆性病变转为永久性损害。

（二）给药途径

药物经口服、肌肉注射、静脉注射、局部创面敷用、体腔或椎管注射、中耳滴药等途径，均可对内耳产生毒性作用。静脉注射可使血液中的药物浓度迅速升高，引起中毒的机会增多；肌肉注射时，血液中药物浓度较低，中毒的危险性相对较小；向大面积烧伤创面、上颌窦腔、支气管、腹腔、胸腔、关节腔等局部投药，可从局部组织吸收而发生中毒；鼓室给药，药物可透过圆窗膜及经中耳血管进入内耳，而发生中毒性前庭功能障碍和（或）耳聋。在中耳存在炎症时更能增加药物的耳毒性。进入鼓室内药物的浓度与中毒的严重程度有关，浓度越高，中毒越重。鼓室内给药可引起内耳毒性损害的常见药物为新霉素、庆大霉素、链霉素，还有氯霉素、红霉素、多黏菌素 B 等。

（三）经胎盘进入胎儿血循环

胎儿血清中的药物浓度虽仅为母体血清浓度的 15％～50％，但由于药物在胎儿体内排泄速度慢，故可损伤胎儿内耳，特别在妊娠头 2 个月最明显。

（四）耳毒性药物的联合应用

AmAn 如与利尿酸合用，或抗疟药与氨基糖苷类抗生素同时使用，均可发生对前庭耳毒性的协同作用，氨基糖苷类与碱性药（碳酸氢钠、氨茶碱等）联合应用，抗菌效能增强，耳毒性也增强。

（五）肾功能不良

AmAn 经肾小球滤过后排出体外,药物对肾脏亦有明显的毒性作用。如患者肾功能不全,药物由肾排出发生障碍,导致血清及内耳淋巴液中药物浓度增高,组织内药物蓄积可增加耳毒性。

（六）年龄

婴幼儿和老年人对 AmAn 具有易感性,可能与婴幼儿体内酶系统发育不全,血浆蛋白结合药物能力弱,肾小球滤过率较低,致血药浓度增高和半衰期延长有关。

（七）遗传因素

某些个体或家族对 AmAn 具有高敏感性,少量药物即可引起耳中毒。这种高敏感性具有随母系遗传的特点,且在不同的 AmAn 之间存在交叉易感性,如家系成员中有链霉素耳中毒史,其他成员改用庆大霉素或卡那霉素,亦易发生耳中毒。晚近发现许多母系遗传的线粒体疾病,此可能是家族性链霉素中毒的原因之一。分子遗传学证实,线粒体基因组突变与家族性高敏感性完全相关,且多认为是常染色体显性遗传,但可具有不完全外显率,表现为隔代遗传。

（八）内耳疾病及其他因素

曾有前庭蜗神经(位听神经)疾患者,暴露于高强度噪声、振动环境,发热、脱水、饥饿状态,糖尿病和败血症等,血药浓度可增高,可促进或加重耳中毒。研究证实膜迷路积水的豚鼠较正常者更易引起前庭、耳蜗耳毒性。

六、前庭耳毒性临床表现

（一）有使用耳毒性药物史

应仔细询问所用药物的日剂量、疗程、用药途径,有无家族史、过敏史。家族中发生过同类药物中毒者,中毒的可能性比一般人大得多。有些患者往往有家族倾向和个体差异,在使用该类药物时,即使小剂量、短疗程、正常用药途径,也可能出现早期或严重的前庭耳毒性反应。致晕药物中以 AmAn 引起前庭损害发生眩晕和平衡失调的发病率最高,其中又以硫酸链霉素和庆大霉素最多见,这可能是这两种药对前庭毒性较大,在临床应用较多的原因。

（二）前庭症状

一般多在用药当日、数日或数月内,出现视外物或自身翻腾、起伏和步态蹒跚等平衡障碍症状。多数在用药 2 周后出现不稳感、步态蹒跚或位置性眩晕等。症状可持续数周或数月不等,多数患者的症状可因前庭代偿而消失,少数患者可长期存在。双侧前庭损害者步态非常不稳,必须靠支持物才能站立,这些症状在闭眼或黑暗处会更明显。全身用药导致一侧迷路损害引起的严重、急性眩晕者并不常见,但如单耳使用AmAn,损害发生很快,则可出现严重、急性眩晕发作,恶心、呕吐,睁眼时视物旋转,须卧床闭目休息,可有自发性眼震。部分慢性中毒,因代偿功能已逐渐建立,故可不出现前庭症状,仅通过前庭功能检查发现前庭功能障碍。

前庭功能低下或丧失,一般经前庭功能代偿后可逐渐恢复平衡,也有长期不能恢复者。如损害已经稳定,并有一定的前庭功能未受损,经过锻炼和有计划的康复,可以完成中枢代偿,即使不完全,也可以达到正常生活的目的。一般说来,年轻人恢复快而完全;而老年人可能不会完全恢复,步态不稳可能会伴随余生。

在前庭功能严重丧失的眩晕患者中,常出现定向障碍,并且在缺少视觉或本体感觉信息传入的支持下更为明显,这些患者常有其周围环境向一侧倾斜的感觉,有认为这与前庭终器耳石部分的病变有关。在前庭终器严重中毒者中,可出现摆动性幻视情况。部分患者在头部或体位改变时突然出现视力模糊、头晕和不稳,活动停止后立即自动消失。严重病例还可伴发眩晕、恶心、呕吐和倾倒。故患者常使头保持正直、少动或不动,行立起坐和翻身、卧倒时尽量减慢,减少头位和体位活动的速度和幅度,以减轻症状和由此引发的不适,此称为Dandy征,又名前庭性视觉识别障碍综合征。AmAn前庭中毒致前庭功能丧失,使眼球位置的保持有赖于视觉跟踪体系,以及如颈部感受器等本体感觉的传入,但是,这些传入并不能代偿在行走中的高频摆动。头动中的视线调整仅依靠于潜伏期较长和速度较慢的眼球视动反射来完成,视线不能迅速对准新的前方外界景物,因而视物不清。一般摆动性幻视多为垂直性的,如将头部向左右两侧频频摇动,也可出现水平向的摆动性幻视。如患者坐在颠簸的交通工具中,周围的环境对病人来说就不停波动,而诱发摆动性幻视。故应尽量避免造成双侧前庭功能丧失,这种情况临床上处理很困难,是一种严重的残疾。

前庭症状可同时伴有耳蜗症状,两者程度可不一致,有的前庭症状重而耳蜗症状轻,也有的前庭症状轻而耳蜗症状重。

袢利尿剂类、水杨酸类、降压药等药物引起的眩晕一般较轻,无严重平衡失调症状,多数患者病程较短,前庭功能检查在正常范围。

(三)耳蜗症状

部分患者可同时或先出现耳蜗中毒症状,多在早期出现高调顽固性耳鸣,由于初期仅为高频听力受累,即对4000~8000Hz听力损失,对低频(语言频率)即

125～2000Hz影响不大,故常无自觉听力障碍,随病情进展,频率波及范围扩展,耳聋程度加重,出现听力障碍。可发生在用药期,或停药数周至数月后,随时间的延长而加重,有明显的延迟作用,晚期表现为全频程的听力减退。个体易感者可发生于用药早期。耳聋多为双侧性,两耳对称,少数患者可不对称,偶见全聋者。

(四)前庭功能检查

包括自发现象的观察和诱发性前庭功能检查法。

1.自发现象观察

(1)自发性眼震:观察自发眼震有无快慢相,若有快、慢相,应记录快相方向、眼震类型、强度、幅度、持续时间等。

(2)Romberg试验:是静态平衡功能检查法,让受试者直立,两脚并拢,两手以手指互交予胸前并向两侧拉紧,观察受试者睁眼及闭目时躯干有无倾倒。前庭末梢器官中毒者向患侧倾倒,中枢神经损害者则向各方向倾倒。

(3)步态试验:让受试者沿直线走,先睁眼后闭眼。平衡功能障碍者不能沿直线行走。

(4)过指试验:如一侧前庭末梢病变,则一侧臂偏向眼震慢相侧(患侧),且双臂偏向一侧,但病变早期则偏向健侧。

2.诱发性前庭功能检查　临床常采用变温试验,以眼震电图(ENG)描记,ENG可记录自发性、诱发性、视动性、位置性眼震和固视抑制表现等,有助于了解前庭功能状态。此外,可行旋转试验、静态姿势图描记。前庭诱发电位亦是近年新兴的客观检查法,尚处于研究阶段,很少应用于临床。检查结果多显示前庭功能单侧或双侧低下或丧失。

(五)听功能检查

纯音测听多显示双侧对称性感音神经性聋,早期主要在4000Hz以上高频听阈提高,以后渐向低频扩展,呈下降型听力曲线。纯音阈上功能检查、声导抗测听可有重振现象。耳声发射、耳蜗电图及听性脑干反应提示为耳蜗性病变。

(六)诊断根据

1.根据有用耳毒药物史及Dandy综合征。

2.潜伏一定时间后出现头晕、不稳感、平衡失调,少数重者有眩晕、恶心、呕吐,但眩晕无反复发作;可伴耳鸣及耳聋。

3.前庭功能检查半规管冷热反应减退或丧失等表现,一般不难诊断。

七、前庭耳毒性的预防

由于药物性耳中毒治疗的难度大,特别是耳聋、耳鸣症状难以治愈,平衡障碍主要依靠的是机体本身的代偿,眩晕和平衡失调症状大部分可以消失,但部分患者可失代偿或代偿不全。中毒引起的前庭损伤大部分是不可逆的,因此预防药物中毒非常重要。

（一）用药前注意事项

1.严格掌握适应证　合理、慎重选用耳毒性药物,特别是不要滥用 AmAn,其他耳毒性药物也应合理应用。

2.用药前要详细询问家族史、过敏史、用药史　AmAn 耳中毒有家族易感性,家族中发生过同类药物中毒者,中毒的可能性比一般人大得多,对有这种情况者用药更要慎重。有过敏史者禁用。最近使用耳毒性药物者,应注意防止蓄积中毒。

3.6 岁以下儿童和 65 岁以上老人慎用　肾功能尚未发育完善的婴幼儿和肾功能减退的老年人,用药后血液中药物浓度偏高,可导致耳毒性药物积蓄而发生耳中毒,故不宜应用从肾排泄的耳毒性药物。

4.妊娠期妇女禁用耳毒性药物　耳毒性药物在孕妇可通过胎盘进入胎儿,胎儿血中药物浓度约为母体血液浓度的一半,可造成胎儿耳中毒。

5.注意耳毒性危险因素

（1）每日剂量和总量。

（2）长期治疗超过 2 周。

（3）血药浓度升高。

（4）发热、脱水和败血症时,血中药物浓度升高。

（5）肾功能不全,使药物蓄积,加重其耳毒性不良反应的发生。

（6）与其他耳毒性药物联合使用。

（7）暴露于高强度噪声环境中。

（8）有家族史者。

（9）患耳感染或曾有听力异常者。

（二）用药期间注意事项

1.严格掌握用药途径　尽量选用治疗有效,且对内耳损害小的途径给药。

2.严格掌握用药剂量及疗程　前庭耳毒性多见于剂量大、疗程过长的病例。因此,剂量要按体重计算,疗程应尽量减少到最低有效程度。

3.注意药物间的相互作用　联合使用或先后使用耳毒性药物可使耳毒性加重,必须慎重。如 AmAn 与利尿酸合用,顺铂与庆大霉素合用都可增加耳毒性。

4.注意耳局部用药　特别对化脓性中耳炎鼓膜大穿孔或乳突根治术腔,忌用 AmAn 制剂,如新霉素滴耳剂、庆大霉素滴耳剂、卡那霉素滴耳剂等。作者曾遇到一些中耳炎患者滴复方新霉素或庆大霉素滴耳剂后数天,即出现眩晕、平衡失调症状,患耳前庭功能丧失。由于氯霉素耳局部用药也可有轻度耳毒性,在应用氯霉素滴耳剂时应避免浓度过高和粉剂,并密切观察有无耳中毒症状。

5.采取相应的监测手段

(1)注意发现耳中毒症状:对接受耳毒性药物治疗的患者,每日要询问其听觉及前庭、平衡失调症状,早期毒不良反应主要表现为:头痛、头昏、耳鸣、耳部满胀感、头晕、不稳感、平衡失调或眩晕、恶心、呕吐等耳毒性反应,并观察有无血尿、蛋白尿、尿量减少等肾毒性反应。

(2)前庭功能检测:可疑前庭损害,如出现眩晕、平衡失调等,应做前庭功能及眼震电图检测,如变温试验、旋转试验或姿势图检测等。

(3)听功能测定:在用药前、用药过程中及长期用药后,应定期进行听力检测。可应用音叉试验粗略测试气、骨导听力改变,但不能发现早期高频听力下降;纯音测听,8000～20000Hz 超高频听力检测有助于早期发现耳蜗中毒。没有测听仪器,可做言语测试或秒表测试,即用简单易懂的词语或表声来测试听力。

(4)血药浓度监测及肌酐清除率测定:在用药过程中宜进行血中药物浓度监测,以指导临床用药;不能测定血药浓度时,应根据血清肌酐清除率调整剂量,肌酐清除率可据以下公式计算:

成年男性肌酐清除率=(140-年龄)×体重(kg)/72×患者血肌酐浓度

成年女性肌酐清除率=(140-年龄)×体重(kg)/72X 患者血肌酐浓度×0.85

或用血肌酐含量来调整剂量。有下列情况之一者可作为停药指征:①血清肌酐>132.6μmol/L或增加 35.36μmol/L(原血肌酐含量正常);②血清肌酐至少增加 44.2μmol/L,原血肌酐升高,但在 265.2μmol/L 以下;③血清肌酐增加>88.4μmol/L,原血肌酐>265.2μmol/L。

6.逾量处理　由于缺少特异性拮抗荆,主要用对症治疗和支持疗法,或采取一些特殊处理办法。

7.保护内耳　据报道一些药物和元素如维生素 B$_1$、维生素 B$_{12}$、维生素 C、泛酸钙、葡萄糖酸钙、铁、镁、锌元素等对内耳有保护作用,其效果尚不能肯定。

8.拮抗耳毒性药物的研究　动物实验中发现,缩宫素(催产素)、葛根可拮抗依他尼酸(利尿酸)、吲哚美辛(消炎痛)、甲状腺素、磷霉素、牛磺酸、阿司匹林、铁螯合剂甲磺酸去铁胺等可拮抗 AmAn,亚硒酸钠、硫代硫酸钠可拮抗顺铂。近年研究发现,脑衍生神经营养因子(BDNF)可能参与前庭感觉上皮和前庭神经节的营养,以及庆大霉素损伤后神经再生和壶腹嵴毛细胞的修复;抑制参与细胞凋亡的酶系可能使前庭毛细胞不受损伤;NO 合酶抑制剂和 SOD 对庆大霉素用药有保护作用;链霉素与 N-甲基-D-天门冬氨酸(NMDA)受体非竞争性拮抗剂 Dizocilpine 联用可减少受损前庭毛细胞数,并防止毛细胞过度运动造成的前庭损害,提示 AmAn 的前庭耳毒性可受 NMDA 受体拮抗剂的调节。有认为 AmAn 的抗菌作用和兴奋毒性作用是分离的,因而有望开发出新型的少或无前庭耳毒性的 AmAn。

八、前庭耳毒性的治疗

【病因治疗】

一旦发现药物中毒,若治疗原发病病情许可,应及时停药,改用无耳毒性的药物治疗。部分患者药物中毒时先出现耳蜗症状,后出现眩晕症状,若已有耳蜗症状也应立即停药。在停药同时应给予药物积极治疗。

【对症处理】

眩晕症状严重者可选用盐酸异丙嗪 12.5~25mg 口服或 25mg 肌注;地西泮(安定)2.5~5mg 口服或 10mg 肌注。呕吐较重者可选用甲氧氯普胺(胃复安)10~20mg,或阿托品 0.5mg,皮下注射;溴丙胺太林(普鲁本辛),每次 15~30mg,多潘立酮(吗丁啉),每次 10~20mg,西沙必利(普瑞博斯),每次 5~10mg 等药物,必要时服。

【药物治疗】

1.神经营养药　可酌情选用或合用维生素 B_1、维生素 B_6、维生素 B_{12}、维生素 A、ATP、辅酶 A、辅酶 Q10、泛酸钙,还可用弥可保(甲钴胺)500μg,每周 3 次肌注或静脉滴注,或 1 片,3 次/d 等。增强神经功能的药物,如培磊能 2.5mg,3 次/d;吡拉西坦(脑复康)400~800mg,3 次/d;胞二磷胆碱 25~50mg,1 次/d 肌肉注射。

2.改善内耳血液循环　复方丹参 12~15ml、川芎嗪 40~80mg 等,可加入 5% 葡萄糖液中静脉滴注,每日 1 次。尼莫地平 20mg,3 次/d;活血素 2~4ml,2 次/d;必来循宁 200mg,2 次/d;倍他啶 8mg,3 次/d;藻酸双脂钠 100mg,2~3 次/d 等口服。近年,银杏叶制剂(EGb761)应用于临床治疗眩晕、耳鸣和突发性聋有较好疗效,如金纳多注射液 4~8 支(17.5mg/支)加入生理盐水静脉滴注,或金纳多片剂

40mg,2～3 次/d,或达纳康 40mg,3 次/d,其含银杏黄酮甙、银杏内酯和白果内酯,经动物实验和临床应用证实其具有调节血管张为.抑制血管壁通透性,改善血液流变学,对血小板活化因子有拮抗作用;有消除自由基作用,可保护神经元、脑组织免受缺血、缺氧的损害,改善其代谢功能,从而起到治疗作用。此类药物有多种,可根据具体情况选用。

3.大脑营养药　增加对大脑和神经感觉组织供氧、保护神经细胞药物,如都可喜 1 片,2 次/d。

4.抗眩晕药　氟桂利嗪(西比灵)5～10mg,1 次/d;敏使朗(甲磺酸倍他司汀)6～12mg,3 次/d;地芬尼多(眩晕停)25mg,2～3 次/d;盐酸倍他司汀 8～16mg,2～3 次/d;晕海宁 25mg,3 次/d。待眩晕症状缓解,及时停药。有报道,茶苯海明(晕海宁)＋氟桂利嗪(Arle-vert 疗法),较单独用药患者更易接受。

【高压氧治疗】

通过高压氧舱治疗,以改善内耳血供,提高血氧浓度,可能会促进内耳感觉细胞的修复;或紫外线辐射充氧自血回输疗法。每周 2 次,5 次为 1 个疗程。

【前庭康复治疗】

当患者病情稳定后可进行前庭康复训练,促进前庭代偿,加速症状的缓解和消失。康复训练包括卧床、坐位、站立、行走时的平衡训练和视觉训练,可根据患者平衡失调、位置性眼震、Dandy 征等酌情选用,或从卧位或坐位开始逐渐增加训练量及训练项目。介绍如下。

1.平衡训练　平衡训练适用于眩晕,可分为静态和动态平衡训练。在平衡训练中先从比较稳定的体位开始,然后转至较不稳定体位。按先睁眼、后闭眼的原则。

(1)卧位平衡训练法:在疾病急性期过后即可在床上进行。

1)头颈部练习:先在仰卧位进行,作头前屈、后仰、左转、右转动作。

2)转体练习:从仰卧位作向左、向右转体或左、右侧卧位,再回复至仰卧位。

3)翻身练习:从仰卧位作向左、向右 360°转体活动。

(2)坐位平衡训练法:坐位平衡是立位平衡的先决条件,能锻炼肌肉的耐久力。

1)坐起练习:坐位训练开始时,可先用靠背架支持,再训练由坐在靠椅到坐在凳子上,在坐位作前后、左右改变重心,加强患侧承重练习,左右交替抬臂练习及抬臂负重练习。

2)头位变动的卧坐起练习:先作头固定在某一位置的卧坐起练习,后作头变动的卧坐起练习,先作睁眼练习,后作闭眼练习。

3)坐位转体练习:作上身前俯、后仰,左侧弯、右侧弯、左转身、右转身、左前俯、右前俯、左后仰、右后仰、左转身后倒、右转身后倒练习。

4)坐位头颈部练习:双手叉腰,作头前倾、后仰、左侧弯、右侧弯,顺时针转头、逆时针转头练习。睁、闭眼进行。

5)坐位拾物练习:患者坐于凳上,弯腰俯身从地上将插板上的小木块拾起,并坐直,然后俯身弯腰将所拾小木块放入插板上的原位。左右手交替,睁闭眼交替进行。先坐在较低的凳上进行,逐渐增加凳子的高度。

(3)站立平衡训练法:开始起立训练可子平衡杠内进行,或在床上系带,以使患者拉带坐起,还可扶凳起立或利用高低不同的凳子练习起立。

(4)立位平衡训练法:在患者经站立平衡练习能徒手站立平衡后,可进行此练习。1)左右腿支持体重练习。

2)立位转体练习。

3)站立架转圈练习。

4)站立移动练习。

2.**步态训练**　在练习步行前,患者必须能保持坐位和立位平衡,在帮助下能完成站立时的体重转移、单腿站立及立位移动的动作。

(1)室内走行练习:先练习在平地上行走,再练习在软垫上行走。还可练习停止、转身、后退等。睁、闭眼进行。

(2)步行机练习:可通过调整活动平板的速度和坡度,练习行走速度感和节律感,但应注意步速不宜过快,运动量不宜过大。

(3)上、下楼梯练习:训练在扶梯上进行上下楼梯练习。

(4)室外行走练习:先在草地或软地上练习行走,包括直线、转弯、后退、曲线、上下台阶及足尖抵足跟等行走方式,然后在斜坡及不平整的地面上练习。

3.**重心平衡检查-训练仪训练**　在专用的重心平衡仪上进行体重负荷训练及重心平衡训练。

4.**视觉平衡训练**　视觉系统在维持身体平衡中占有重要地位,进行这方面训练是十分必要的。

(1)视眼动练习:应用研制的视眼动仪进行训练,患者端坐于该仪前方 75cm 处,双眼与仪器上的灯相平行。

1)眼扫视跟踪练习:患者双眼注视仪器上的红灯,红灯按一定速度左右端分别发亮和熄灭,患者双眼左右跟踪发亮的红灯,练习 1～2min,分别作水平、垂直、斜位练习。灯亮速度为 0.2(1/5s)～1.0Hz(1/1s),先慢后快。

2)眼平稳跟踪练习:患者双眼注视仪器上从左至右或从右至左依次闪亮的灯,练习 1～2min,分别作水平、垂直、斜位、前后练习。灯亮速度为 0.2～1.0Hz,先慢后快练习。

(2)视前庭协调练习:注视前方某一物体,患者活动头部作上下左右动作,但眼仍注视此物体不变动。可在卧位、坐位或立位进行。还可在步行中注视前方一固定物体进行练习。

第七章 中枢性眩晕

第一节 血管性眩晕

血管源性眩晕临床最常见,其中以椎-基底动脉系统疾病所致者较颈内动脉系统疾病为多。后循环又称为椎-基底动脉系统,由椎动脉、基底动脉、大脑后动脉及其分支组成,主要供应脑干、小脑、枕叶、颞叶后部、丘脑、上段脊髓。前庭系统主要是由椎-基底动脉系统供血,并且供血给内耳及前庭神经核的均为终末动脉,发生病变时较难建立侧支循环;但是前庭神经核是脑干中最大的神经核,位置较表浅,对缺氧特别敏感则较易发生眩晕。

【病因】

最常见的病因是高血压、动脉粥样硬化、动脉炎、动脉痉挛、血栓、血管畸形、心血管疾病等。

【临床特点】

多发在中年以后,常突然发病。一般而言,病变越接近动脉的末端,眩晕症状越剧烈;病变越接近动脉主干,神经症状越多见;病变越接近内耳,耳鸣、耳聋症状越明显。

【辅助检查】

眼震电图、ABR 独立检查、TCD 或 rcBF 均异常则可确诊。如有一项正常为可疑,三者均正常排除诊断。但上述辅助诊断必须在发病 3d 内进行,确诊意义较大。如临床已出现上述脑干各水平定位常见综合征,且有 CT 及 MRI 脑扫描证实病灶所在,则可确诊为脑梗死。

【分型】

1.迷路卒中　由于内听动脉痉挛、闭塞或出血所致。

[临床表现]

突然发生剧烈的旋转性眩晕,可伴恶心呕吐,若同时有前庭耳蜗动脉受累则伴有耳鸣、耳聋，其眩晕性质属于前庭周围性眩晕，而病因则归类为脑血管性眩晕。

2.脑干梗死　延髓背外侧综合征（Wal-lenberg综合征、小脑后下动脉血栓形成）是脑干梗死最常见的类型，是当一侧椎动脉、小脑后下动脉闭塞时，在该侧延髓背外侧形成一个三角形缺血区，小脑后下动脉是椎动脉的主要分支，较易发生动脉硬化，使得动脉腔逐渐变窄，造成局部血流量逐渐减少而致。

［临床表现］

（1）病灶侧霍纳综合征：病变累及网状结构，为下行交感神经纤维受损，出现病灶侧眼球内陷、眼裂变小、瞳孔缩小，面部皮肤少汗或无汗。

（2）三叉神经脊束核及脊髓丘脑束受累：病灶同侧面部及对侧肢体呈交叉性浅感觉减退，可伴以角膜反射消失。

（3）病灶侧前庭神经下核及迷走神经背核受累：眩晕、恶心、呕吐、伴眼震。

（4）病灶侧舌咽、迷走神经麻痹：饮水呛咳、吞咽困难、声音嘶哑及构音不清；查体见腭垂（悬雍垂）偏向健侧，病灶侧软腭活动受限，声带麻痹，咽反射消失。

（5）病灶侧小脑共济失调：脊髓小脑前束及后束受累，病侧肢体共济失调，向病侧倾倒。

（6）神经影像学检查：头颅MRI检查可示延髓缺血性病灶；DSA检查可见病灶侧椎动脉闭塞或明显狭窄。

（7）其他辅诊检查：脑干听诱发电位（ABR）可示Ⅰ、Ⅲ波潜伏期延迟、波幅下降，严重者可波形消失；Ⅰ～Ⅲ、Ⅰ～Ⅴ波峰间潜伏期明显延迟。

（8）鉴别诊断：须与延髓旁正中动脉及长旋动脉供血障碍引起延髓被盖综合征相区别。

3.基底动脉尖部综合征　基底动脉尖部综合征（RBAS）由Caplan于1980年首先提出，使之有别于椎-基底动脉缺血综合征。本综合征是指以基底动脉顶端2cm内为中心的5条血管交叉部，即由双侧大脑后动脉、双侧小脑上动脉和基底动脉顶端组成，由于各种原因所致的血循环障碍，使幕上和幕下的脑组织同时受累，包括中脑、丘脑及其下部、脑桥上部、小脑、枕叶、颞叶各部。临床症状以眩晕、眼球运动障碍、视觉障碍及意识行为异常为主。病因主要为血栓及栓塞。本症占脑梗死的7％左右。临床分型分为脑干-间脑缺血型及大脑后动脉半球型两类。发病时均有明显的眩晕性发作（77％）和视物模糊（74％）。

（1）脑干缺血型

1）眼球运动障碍（74％）：可因双侧中脑顶盖部病灶致垂直注视麻痹，上视麻痹较多；分离性斜视，因中脑导水管灰质区受累所致，常伴瞳孔异常及动眼神经麻痹征;核间性眼肌麻痹,因内纵束病变所致;眼球过度聚合呈假性展神经麻痹。

2)瞳孔异常(52%):因 E-W 核受累,有瞳孔散大,光反射消失;亦可由于间脑功能障碍致双侧交感神经功能受损致瞳孔缩小,光反射弱;中脑被盖内侧病灶致瞳孔异位。

3)眼震(52.6%):脑干内纵束受累。

4)意识障碍(74%):由嗜睡到昏迷,各种程度不等的意识障碍,缄默症。

5)精神症状:常于黄昏时有视幻觉,可持续 1h 左右;虚构症,在回答问题时,常离奇古怪,答非所问且为远离现实的虚构。

6)睡眠周期异常:由于网状激活系统受损,可有睡眠倒错,周期性嗜睡;在发病后 1 周左右出现较多,且可持续数天。

7)运动感觉障碍:由于大脑后动脉近端深穿支闭塞,致大脑脚梗死,可有偏瘫及偏身感觉障碍(37%);另因丘脑膝状体动脉缺血可引起丘脑外侧核病变致舞蹈症或手足徐动症;影响红核则可致震颤及偏身投掷。

(2)大脑半球缺血型

1)偏盲(32%):与一侧大脑中动脉征区别在于有视动性眼震;视觉缺失的自知性,由于距状裂病灶故偏盲视野中存在部分视觉,偏盲视野边缘有火花闪烁,无视觉忽视。

2)皮质盲(21%):由于双枕叶梗死所致。

3)神经行为异常:主侧半球大脑后动脉缺血可致颞枕交界 21、37 区受累引起失命名症;胼胝体压部受累阻断左半球语言区到右半球枕叶联系致失读、失写症;颞叶海马区或 Paperz 环路受损可致 Korsakoff 遗忘症,可有近记忆障碍伴虚构,另可有视觉失认症,对物体、颜色、图像不能辨认其名称及作用。

4)辅诊检查:CT、MRI 扫描可在上述各部位有脑梗死灶,与临床症状基本符合;脑血管造影:85%病例在基底动脉尖端 2cm 直径范围内有狭窄或闭塞,或示尖端区脑动脉瘤。脑电图:75%有广泛中度异常,慢波为主;事件相关电位(ERP)测定可有 P300、N200、N400 各成分潜伏期延迟,频谱异常或消失、波幅低下;显著概率地形图(SPM)示频段为主体,且有高功率谱值显示。

4.锁骨下动脉盗血综合征(SSS)　锁骨下动脉虽不直接参与脑供血,但其起始部的阻塞可引起椎动脉系统血液逆流而产生脑缺血症状,是脑动脉盗血综合征中最常见的一类,多见于左侧,其病因通常是动脉粥样硬化。当锁骨下动脉第一段起始端或无名动脉近心端发生狭窄或闭塞,心脏流出的血液不能直接流入患侧椎动脉,而使健侧椎动脉的血流一部分流入患侧脑组织,另一部分则经基底动脉逆流入患侧椎动脉,再进入患侧上肢,进而出现相关缺血临床症状。诱因常为患侧上肢活动需血量增加。此征占短暂性脑供血不足病因的 1%～4%。

[临床表现]

(1)上肢供血不足表现:患侧上肢常有乏力、麻木、沉重感,可有疼痛或冷感。特别是上肢活动时易出现症状或使原有症状加重,患侧上肢桡动脉搏动减弱或消失,收缩期血压比健侧低 3kPa(20mmHg)以上,患侧上肢皮肤温度降低,约 2/3 的患者可在锁骨上窝可听到血管杂音。

(2)椎-基底动脉供血不足表现:本症最常见的症状是眩晕,患侧上肢用力活动时头晕、眩晕更明显,伴有恶心、呕吐、视物模糊、复视、共济失调等,少数可有意识障碍或倾倒发作,亦常有颈枕部疼痛和不适感。

(3)盗血严重时还可引起颈内动脉系统缺血表现:出现发作性轻偏瘫,偏身感觉障碍,一过性失语等。

此征内科缺乏特异性治疗方法,一般禁用血管扩张药和降压药,以手术疗法效果为佳。

5.颈动脉窦综合征(carotid sinus syn-drome,Weisis-Baker 综合征)

[病因]

颈动脉窦反射过敏。

[临床表现]

突发晕厥、头晕、无力、面色苍白、冷汗、意识丧失、心率减慢、血压下降、EEC 高波幅慢波。

6.小脑卒中　国内学者认为,非高血压性小脑出血应考虑淀粉样血管病。经证实,60～80 岁老年人 23% 有淀粉样物质沉积于脑血管壁;而大脑淀粉样血管病的患病率随年龄增长而增加。病理研究证实,血管内淀粉物质与老年斑的淀粉物质是同一种 β 蛋白,提示本病与年龄老化密切相关。

(1)小脑梗死:绝大多数小脑梗死病例发生在小脑后下动脉供血区;堵塞可发生于该动脉本身,亦可发生在发出小脑后下动脉的椎动脉,其发生率高于小脑后下动脉;其次为小脑上动脉及小脑前下动脉,但由于后二动脉与基底动脉的桥支有较丰富的血管侧支吻合,使其代偿能力极强,所以小脑梗死发生率不高。而小脑后下动脉则行程长,且侧支循环较少,故当缺血发生时最易形成梗死灶。

[临床表现]

1)小脑症状:眩晕、呕吐、眼震(50% 以上可有水平、垂直、旋转或混合性眼震)、小脑性言语、病侧肢体共济失调。

2)脑干受压症状:很少见,可出现在危重型小脑梗死患者。部分患者可有复视、一侧瞳孔散大,眼球运动障碍、耳鸣、周围性面瘫、交叉性麻痹或眼球麻痹。

3)意识障碍:少数病例可有急性大面积梗死或合并有脑干梗死,可影响网状结构上行性激活系统,致各种程度的意识障碍,在发病初期小脑体征可因之而无法查出,延误诊断。另有部分病例意识清晰,且小脑体征轻微或缺如,但影像诊断结果却有大面积梗死灶,而临床症状仅有眩晕、恶呕、头痛。其发生机制为在小脑半球病变时,代偿功能强,另亦有学者认为未严重影响半球齿状核的患者体征轻。

4)颅内压增高:小脑梗死范围较大,超过一侧小脑半球的 2/3;或梗死灶周围小脑组织严重水肿,压迫第四脑室,造成梗阻性脑积水时可有明显的颅内压增高;除头痛、颈项强直、呕吐外,可有视盘水肿,严重者可发生小脑幕切迹上疝或小脑扁桃体征,须与颅后窝占位性病变鉴别。本症可迅速进展至昏迷,终至死亡。

(2)小脑出血:小脑出血占脑出血的 5%～10%。

[临床表现]

常有突发性程度剧烈的眩晕,有时眩晕为首发症状,伴发频繁的呕吐,剧烈头痛尤其是后枕部。症状与出血量多少有直接关系,出血多者颅压迅速增高,很快出现各种不同程度的意识障碍;凡血肿体积≥6ml 者,起病时意识障碍明显,而<6ml者,多无明显意识障碍。轻型可伴一侧肢体笨拙、平衡失调。重型可出现意识障碍、脑干受压、颅内压增高等症状。

第二节　颅内肿瘤与眩晕

脑干包括延髓、脑桥和中脑,为脑的传导束和脑神经核集中的部位,它将脊髓与间脑及大脑互相联系起来,且是第Ⅲ～Ⅻ对脑神经进出脑的部位。脑干内部的主要结构为白质,还有少量脑干中央神经核,如红核、黑质、中脑和脑桥内散在小的神经核。脑干内布满神经核团与传导束,其结构与功能十分复杂和重要。腹侧部分主要是白质纤维束,背侧部分则是灰质核团所在部位(如脑神经核团)。在白质和灰质之间,有由白质和灰质交织而成的网状结构,内有调节血压、呼吸和心跳的中枢,因而有"生命中枢"之称。眩晕是听神经(蜗神经和前庭神经)或其传导路径病变所致,因二者感受器相邻、传入神经相伴、蜗神经和前庭神经进入脑干后彼此分开等特点,可与听力障碍同时(内耳病变)或单独(脑干病变)出现。

【原因】

一种是由于肿瘤直接压迫或浸润前庭神经核或其中枢通路;另一种由于颅内

压增高,特别是肿瘤阻塞脑脊液循环而产生脑积水,引起第四脑室底部前庭神经核充血和水肿。

【临床表现】

1.眩晕　程度较轻,旋转性或向一侧运动感,持续时间长(数周至数年),与改变头部方向或体位无关。

2.眼震　与眩晕程度不一致,粗大,持续;眼震快相也向健侧(小脑例外)或方向不一致。

3.平衡障碍　站立不稳或向一侧运动感。

4.自主神经症状　不明显。

5.耳鸣和听力障碍　无或不显著。

【肿瘤类型】

临床常见早期可致中枢性眩晕的肿瘤,包括脑桥小脑角肿瘤、小脑半球肿瘤、小脑蚓部及第四脑室肿瘤或囊肿、脑干肿瘤、颞叶肿瘤。上述肿瘤以幕下颅后窝或颅底部为主;幕上肿瘤除颞叶外,其他部位肿瘤均与颅内压增高继发有关。

1.脑桥小脑角肿瘤　脑桥小脑角肿瘤以神经纤维瘤为最多,尤以听神经瘤为主;国内统计占该区肿瘤的76.8%;其次为胆脂瘤、脑膜瘤。听神经瘤常发生于前庭神经鞘,仅有极少数源于听神经;听神经瘤多在内耳道区生长,增大后突入内耳门向脑桥小脑角发展,绝大多数病例为单发;双侧听神经瘤仅占2%,见于 von Reckling Hausen 病,即多发性神经纤维瘤病。

脑桥小脑角肿瘤的早期症状为眩晕、恶心、呕吐及耳鸣、耳聋;当进一步发展侵及邻近组织,其临床症状取决于肿瘤的性质、大小及发展方向,基本表现为脑桥小脑角综合征,即有三叉神经、面神经、听神经及后组脑神经损害征,且合并有小脑、脑干征。其中最具代表性的为听神经瘤,是颅内常见的肿瘤之一,多属良性,故进展缓慢,可全部切除,预后良好。患病率占颅内肿瘤的8%,约占颅后窝肿瘤的1/4,在脑桥小脑角肿瘤中占90%～95%。发病年龄为30～60岁,女性多于男性,病程多经1～2年甚至10年以上。而本组肿瘤早期诊断极为重要,因听神经瘤发展有其规律故确诊较易。典型者可分为三个阶段:第一阶段,第Ⅴ、Ⅶ、Ⅷ对脑神经受损;第二阶段,除第一阶段加重外,出现同侧小脑征、水平眼震向病侧注视更为明显;如有脑干受压移位,则 CSF 通路受阻,可有颅压增高;第三阶段,除上述症状加重外,颅后窝、后组脑神经受损,颅压增高明显,少数可因视神经继发性萎缩而失明。其余该区肿瘤合并有中枢性眩晕为早期症状者尚有脑桥小脑角脑膜瘤、第四脑室室管膜瘤、小脑半球星形细胞瘤、小脑蚓部髓母细胞瘤,及该区表皮样囊肿及皮样囊肿等,应早期确诊,尽早手术切除。

(1)脑桥小脑角脑膜瘤:在脑桥小脑角肿瘤中占 3%～4%,多源于岩下窦、乙状窦部位的硬脑膜,紧靠颈内静脉孔、球形、质硬。上极可伸入颅中窝,下极可抵枕骨大孔。早期即有眩晕、耳鸣、耳聋;进展不如听神经瘤规律,前庭、听力征较轻,但第Ⅸ～Ⅺ后组脑神经受累较多且明显;其他可累及第Ⅴ、Ⅶ对脑神经。较易压迫导水管故早期可有颅内压增高;肿瘤亦可同时伸到颅中窝致第Ⅲ、Ⅳ、Ⅵ对脑神经及颞叶受累;晚期可有小脑征。CSF 蛋白增高,岩骨尖和嵴部骨质吸收或破坏,肿瘤钙化斑,但内听道正常;椎动脉造影显示基底动脉向对侧向后移位,有时可见病理血管团影。

(2)脑桥小脑角胆脂瘤(表皮样囊肿):为异位胚胎残留的外胚层组织,在胚胎发育晚期继发性脑泡形成时将表皮带入所致。囊肿常位于中线外侧,多发生于脑基底部蛛网膜下隙。发生率占脑桥小脑角肿瘤的 4.7%。临床先以三叉神经痛为症状,包括运动根受累、面肌痉挛、眩晕、恶心、呕吐、耳鸣、耳聋,与听神经瘤征相似,后可有颅中窝神经、小脑、脑干征、颅内压增高征。X 线片多正常,仅可见岩骨尖骨质吸收,内听道多正常,有助于和听神经瘤鉴别。

2.第四脑室内室管膜瘤　第四脑室内室管膜瘤是该脑室中最常见的一类肿瘤,多数起于第四脑室底部,起源于脑室系统的管室膜细胞,生长慢;渗透性低,其中 80%长在脑室系统内,为神经胶质细胞瘤中较良性者;在神经胶质细胞瘤中占12.5%;60%部位在幕下,儿童、青年患者为多,儿童幕下多见,青年及以上年龄者幕上比例大。肿瘤一般无广泛粘连,瘤体充满第四脑室致显著扩大,经常通过中孔延伸到小脑延髓池,甚至经枕骨大孔进入椎管内。早期症状由于压迫第四脑室底前庭诸核可致剧烈头痛、眩晕、恶心、呕吐;另因肿瘤在脑室内活动,当体位或头位变化时可突然阻塞第四脑室出口,致急性梗阻性脑积水,可有发作性意识丧失、剧烈眩晕、头痛、呕吐,称为 Brun 征;亦可因急性严重颅内压增高致小脑危象(脑干性强直发作),即发作性去皮质强直;发作时,意识丧失,全身肌紧张,四肢伸直呈角弓反张状,呼吸缓慢,面色苍白,出冷汗;一般数秒、数十秒即缓解。但本征为一严重征象,可因肿瘤直接压迫或刺激脑干或小脑上蚓部,通过小脑幕切迹向幕上疝出所致。另压迫小脑腹侧或小脑脚可有小脑症状,见于 1/3 的病人,可伴各型眼震。当肿瘤压迫第四脑室上部可累及第Ⅴ～Ⅷ对脑神经核;向中线生长影响内侧纵束,可致内纵束综合征。位于第四脑室下部肿瘤可有第Ⅸ～Ⅻ对脑神经根受累较显著。脑干长束受累中,感觉障碍多不出现,运动障碍亦少见。晚期可因枕骨大孔疝压迫呼吸、心搏中枢,终至死亡。

3.小脑星形细胞瘤　小脑星形细胞瘤占幕下肿瘤的 1/3，在小儿颅内肿瘤中占 20%，好发于小儿及青年。以小脑半球最多，其次为蚓部，少数见于第四脑室。症状有眩晕、呕吐、头痛（枕部为重），初期为发作性，可因颅压增高或肿瘤直接压迫第四脑室底部所致。颈项强直及强迫头位为保护性反射；亦可因小脑扁桃体疝出枕骨大孔刺激或压迫上颈部神经引起。小脑蚓部肿瘤者常仰卧位，头向前倾；小脑半球肿瘤则头常偏向病侧。有 1/2～3/4 的病例可有颅内压增高、视盘水肿；晚期均有颅内压增高，而蚓部肿瘤则出现较早。小脑性眼震特点为振幅大、速度慢、水平性、不规律，快相向注视方向；另可有小脑性共济失调，重者可有小脑危象。

颅片可示枕骨大孔边缘骨质不整齐及颅后窝示肿瘤钙化影约占 5%；脑室造影示中脑水管以上脑室系统扩大；位于半球肿瘤第四脑室及导水管下端向前侧方移位；小脑蚓部肿瘤者第四脑室受压前移或闭塞。椎动脉造影诊断半球肿瘤价值高，小脑上动脉向上移位，小脑后下动脉向下移位。巨大肿瘤可致基底动脉向前或向对侧移位。CT、MRI 头颅扫描应做加强法，则显示肿瘤范围及性质更为明确。

4.小脑蚓部髓母细胞瘤　小脑蚓部髓母细胞瘤是极度恶性肿瘤；约占儿童颅内肿瘤的 10%，主要发生于 14 岁以下儿童，发病高峰在 3～10 岁，少数可在 20 岁以上发病，男性比女性发病高 2～3 倍。本瘤亦源于小脑胚胎的外颗粒细胞层，位于软膜下小脑分子层胚胎的外颗粒细胞层，为软膜下小脑分子层表层，约在出生后一年半内逐渐消失；当出生后数年仍存在则可致肿瘤。儿童肿瘤多位于小脑中线部位，即源自第四脑室顶的后髓帆，可向上侵犯小脑蚓部（75%），向下伸入第四脑室或充满延髓池，甚至经枕大孔突入椎管上端，向上累及导水管。成人亦可见于小脑半球。此瘤易有瘤细胞脱落入蛛网膜下隙脑脊液内顺流或逆流致播散种植，尤其术后更易发生，多见于脊髓马尾部，且迅速向上蔓延，可有脊髓压迫症。临床早期症状可有头痛、眩晕、呕吐、视力减退、视盘水肿，因第四脑室底部受压或颅内压增高均可致上述症状；可有躯体性共济失调、小脑性语言，约 1/3 患者有眼震。放射治疗为本瘤重要的治疗措施，如无特殊治疗，平均生存时间为 1 年，80%患者死于 3 年内；经放射治疗及化学治疗，5 年生存率为 20%～30%，甚至可达 50%，10 年生存率达 15%。本瘤多数死于局部复发；有神经系统内种植播散者，约 95%种植于脊髓，致截瘫，仅 5%种植于大脑。

5.脉络丛乳头状瘤及癌　脉络丛乳头状瘤及脉络丛乳头状癌为一种少见的颅内肿瘤，约占 0.7%。起源于脉络丛上皮细胞，儿童、青年及成年均可发生。10 岁以下儿童较多见，占 1/3～1/2；另有统计，在 20 岁以后发病者占 70%，30～39 岁患病率最高。发病年龄和肿瘤部位似有一定关系；位于第四脑室者常发生于儿童后期;发生于侧脑室者多为儿童,甚至为新生儿。男性患病率高于女性。肿瘤发生部位,侧脑室、三角区为最多,第四、第三脑室内者次之。极少数脉络丛的上皮肿瘤属于恶性肿瘤,即脉络丛乳头状癌。有10.5%可有蛛网膜下隙播散,多发生在侧脑室脉络丛乳头状瘤,个别可有颅外转移。

早期临床症状视病灶部位而定,可因肿瘤使脉络丛分泌增多,而产生交通性脑积水;亦可因阻塞脑脊液循环通路引起梗阻性脑积水,均可导致颅内压增高及呈强迫头位。如肿瘤位于第四脑室内压迫菱形窝底脑神经核,则出现眩晕、耳鸣、听力减退;压迫内囊可有偏瘫及偏身感觉障碍;压迫小脑脚或蚓部可致小脑征。肿瘤常引起蛛网膜下腔出血,故可出现脑膜刺激征;脑脊液压力增高,常有黄染,蛋白质含量多明显增高;脑室造影有脑室系统向健侧移位,脑室内有边界不整的圆形肿瘤阴影。

第三节　炎症及脱髓鞘性疾病所致眩晕

【多发性硬化症(MS)】

MS是脱髓鞘性疾病中致眩晕最常见的疾病。MS是一种免疫介导的中枢神经系统慢性炎性脱髓鞘疾病,具有时间和空间多发的特点,其病因及发病机制尚不清晰。可能是遗传易感个体与环境因素作用发生的自身免疫性病理过程。病变可累及大脑半球、视神经、脑干、小脑、脊髓等。本病以眩晕为首发症状者占5%～12%,在病史中有眩晕者占30%～50%。

1.流行病学特征　MS患病率较高,倾向于青壮年罹患,且每次发作常遗留神经系统症状体征,最终导致神经功能残障。

(1)患病率随纬度增高而增高,离赤道越远患病率越高。

(2)女性MS患病率高于男性。

(3)移民的流行病学资料显示,15岁以后移民仍保持出生地的高患病率。

(4)遗传因素对MS易感性起重要作用。

(5)MS与6号染色体组织相容性抗原HLA-DA位点相关。

2.可能的病因

(1)病毒感染与自身免疫反应。

(2)遗传因素。

(3)环境因素。

3.诱因　感冒、发热、感染、败血症、外伤、手术、拔牙、妊娠、分娩、过劳、寒冷、中毒、精神紧张、药物过敏等。

4.临床分型　根据病程分为以下类型。

(1)复发-缓解型(RRMS):临床最常见,占 80%～85%,发病年龄多在 20～40岁,男性发病少于女性,疾病早期出现多次复发缓解,可急性或亚急性发病或病情恶化,症状在数周内可以完全或部分消失,两次复发间病情稳定。

(2)继发进展型(SPMS):复发-缓解型患者经过一段时间可转为此型,患病 25年后 80%的患者转为此型,病情进行性加重不再缓解,伴或不伴急性复发。

(3)原发进展型(PPMS):占 10%～15%,起病年龄偏大(40～60 岁),亚急性或慢性起病,病情逐渐进展,无缓解期,但有间断的稳定期。发病后轻偏瘫或轻截瘫在相当长时间内缓慢进展,神经功能障碍逐渐进展,常出现脊髓、小脑或脑干症状,MRI 显示增强病灶较继发进展型少,脑脊液炎性改变较少。很少出现视觉受损或皮质功能异常。

(4)进展复发型(SPMS):临床少见,仅约 5%,隐袭起病,逐渐加重,可在原发进展型病程基础上同时伴急性复发。

(5)良性型:约占 10%,病程呈现自发缓解。

5.临床表现

(1)眩晕(约 50%),可为首发症状,可呈发作性,亦可持续数日。眼震明显、不稳感、平衡障碍,眩晕消失后眼震仍存在。不同程度听力障碍,约 1/3 的患者听力检查或脑干听觉诱发电位异常。

(2)一个或多个肢体局部无力、麻木、刺痛感、单肢不稳、单眼突发视力丧失或视物模糊,复视。

(3)神经功能缺失的体征:①肢体瘫痪,常见双下肢无力或沉重感,亦有截瘫、四肢瘫、单瘫、偏瘫。②视力障碍,约占 50%,一般从一侧开始侵犯对侧,常有缓解一复发的特点。③眼球震颤,以水平眼震为主,亦可见水平加垂直眼震;内侧纵束受累可致核间性眼肌麻痹;两者并存提示为脑干病灶。④感觉障碍,约 50%有深感觉障碍和 Romberg 征。⑤共济失调。

6.辅诊检查　T 细胞数低下,尤以 TS 细胞活性减退更为明显;在病情活跃时可显示 TH/TS 比值上升(正常两者比值为 2∶1),恢复期 TS 升高,故比值下降。CSF 检查:60%病例有单核细胞轻、中度增高,但多不超过 50×10^6/L,大多为 T 淋巴细胞,主要为 TH;CSF 中 B 细胞少见,30%～40%病例蛋白质轻中度升高;90%病例有 γ 球蛋白含量增高,其中大部分为 IgG,偶见 IgA 及 IgM 升高。寡克隆带阳性率达 40%～45.8%,明显低于西方人群,寡克隆带(OB)在诊断多发性硬化症中具有较高的敏感性,但缺乏特异性,各种中枢神经感染性疾病中 OB 阳性率可达 28%～72%,故不能把 OB 的存在作为 MS 确诊的依据。抗髓素碱性蛋白抗体 (MBP)在多发性硬化症中占 88%。眼震电图在早期诊断中阳性率达 77%,视觉诱发电位 64%阳性,体感诱发电位 43%阳性,脑干听诱发电位阳性率为 23%,运动诱发电位,有锥体束征者阳性率可达 90%。CT 及 MRI 脑扫描对定位有较高价值,但定性则尚须结合临床症状分析;MRI 可示等 T_1 长 T_2 异常信号,或长 T_1、T_2 异常信号。

【脑干脑炎】

脑干脑炎,临床上并非少见,其病变局限于脑干或以脑干为主,可累及邻近组织,多为急性或亚急性起病,以多脑神经损害、长束征及小脑征为突出表现。

多数学者认为,脑干脑炎与病毒或细菌等感染有关,患者大多数有前驱性感染,如流感、单纯疱疹病毒、巨细胞病毒、EB 病毒、带状疱疹病毒、弯曲菌、支原体等。根据文献报道主要有两种观点,即免疫受损学说和病毒感染学说。前者通过免疫介导产生迟发性过敏反应,以脑干白质为主的斑片状脱髓鞘软化灶,血管充血,血管周围淋巴细胞浸润,血管袖套形成,灰质神经胶质细胞受累较轻,无明显神经元被噬现象和胶质瘢痕形成。如病毒直接侵犯脑干可见神经元被噬现象,胶质增生和胶质瘢痕形成,而白质无明显脱髓鞘改变。严重者可见组织坏死、出血灶、大片状脱髓鞘及轴索破坏等改变。

该疾病因病变程度不同和病灶大小不等,临床症状常不典型,综合有关文献总结其主要临床特点为:①病前多数患者有前驱性感染病史;②急性或亚急性起病,以急性起病为多见;③多脑神经受累,四肢瘫或交叉性瘫痪,双侧或一侧锥体束征,偏身或交叉性痛觉减退,双侧或一侧肢体共济失调等小脑束受损征,有国内研究报道,脑神经受累以第Ⅸ、Ⅹ对脑神经为多见,其次为第Ⅶ、Ⅴ、Ⅵ、Ⅲ、Ⅳ等对脑神经,锥体束征占 90.9%,小脑征占 72.7%,偏身或交叉性痛觉减退占 63.6%;④实验室检查:腰椎穿刺示颅内压正常或轻度增高,可见 CSF 细胞数及蛋白轻度增高;⑤呈单相病程,多数患者预后良好。有研究发现,脑干脑炎患者随访中复查颅脑 MRI 发现病灶逐渐缩小至消退,无复发病例,可见 BSE 并不是多发性硬化(MS)首次发作。也有观点称,约有 20%的患者可以转化成多发性硬化,该观点需进一步论证及完善。多数学者认为皮质类固醇激素、抗病毒药及免疫球蛋白对脑干脑炎治疗有效。

第四节　中枢性眩晕的治疗

中枢性眩晕结合病因分析,除肿瘤及脱髓鞘性疾病外,多数以血管性疾病为主体;前两者可行手术治疗、放射治疗、γ刀或X刀、立体放射治疗等方法治疗中枢性脑肿瘤;以激素为主的疗法治疗中枢性脱髓鞘性眩晕。以下主要介绍脑血管病的治疗、外伤性眩晕治疗及对症处理。

【短暂性脑缺血发作的防治】

1.原发病的治疗积极防治　高血压,各种心脏病,特别是心律失常、心房颤动、内膜严重疾病者,糖尿病、高血脂等疾病;特别应重视心源性TIA及心脑综合征。

2.钙通道阻滞药常用药物　尼莫地平口服20～40mg,3/d,本剂可选择性地阻断病理状态下细胞膜上的钙通道,减少平滑肌收缩,增加供血量,可作用于大、小动脉。但当静脉滴注时如速度较快,可致血压迅速下降,引起心、脑缺血性发作。

3.抗血小板聚集药

(1)阿司匹林:可抑制环氧化酶,每日40～300mg为最佳剂量,以肠溶片为佳,防止胃黏膜受损。可用中性阿司匹林片,须选择合适剂量,定期监测血小板各项指标,长期应用,治疗期内须密切观察脑及内脏出血并发症的出现。

(2)双嘧达莫(潘生丁):可抑制磷酸二酯酶,以阻止环磷腺苷(cAMP)的降解,本剂可增加血小板内cAMP的作用,以抑制对ADP诱发血小板聚集的敏感性而降低其聚集率。常用剂量25mg,3/d,可和阿司匹林合用。

(3)噻氯匹定(抵克力得,Ticlopidine):新型抗血小板聚集药,无阿司匹林的不良反应,疗效佳,作用持久,常用剂量为250mg,1/d,餐时服用。

4.改善脑组织代谢药　可增加动脉血氧含量及血氧饱和度,特别改善脑组织的氧含量及携氧量,可再建有氧代谢,对急性缺氧的脑组织有保护作用。

5.脑血管扩张药　一般疗效不肯定,现急性期不主张应用,因可致病灶半暗区脑水肿加重,引发脑内盗血及降低血压产生不利影响。但对轻型椎-基底动脉供血不足,尚有应用价值。目前应用药物有罂粟碱、碳酸氢钠、CO_2吸入等。

【脑梗死的治疗】

1.减轻脑水肿,降低颅内压,防止脑疝　出现颅内压增高可给予脱水减压药,常用药物为20%甘露醇,25%山梨醇或10%甘油盐水,须视病情需要而增减。不能突然停药,须逐渐减量或减次数,逐渐停用,不然可致颅高压反跳而脑疝死亡。

2.扩容疗法　有增加血容量,降低血黏稠度,改善局部微循环的作用;故在无严重脑水肿及心功能不全病例,可用扩容疗法。常用低分子(相对分子量4万以下)右旋糖酐或羟乙基淀粉(<706代血浆),有心功能不全而必须应用者可减半量,减慢滴速。

3.溶栓治疗 再通的时间一般均在发病后3~4d,此时半暗带神经细胞早已出现不可逆性坏死,故早期溶栓尤为重要。溶栓药物主要为尿激酶(UK)及Rt-PA,最佳治疗时间为发病后6h内,最好在4.5h内。治疗较晚则疗效差,且可合并出血。Rt-PA应用剂量为0.9mg/kg,最大用量90mg,尿激酶100万~150万U,其中的10%静脉注射,其余1h内静脉滴注完毕。符合条件者可行介入治疗。

【脑创伤后眩晕或头晕的治疗】

有报道表明,有效控制焦虑可以减少脑震荡后综合征的症状。患有慢性头晕的患者,需要与偏头痛性眩晕、迷路因素、自身自主神经功能紊乱和药物的不良反应进行鉴别。如果患者主诉摇摆式眩晕,首先要考虑迷路的原因,需要在耳鼻喉科进一步明确诊断。如果排除迷路因素,可以考虑对创伤后偏头痛进行预防性治疗。焦虑情绪必须进行严格控制,因为焦虑会加重前庭功能紊乱。让患者保持乐观心态,重回正常的工作和生活也是非常重要的。

【中枢性眩晕对症治疗】

除上述对脑血管短暂性缺血的药物治疗外,还有几种较为有效的常用药物。

1.镇静、催眠药 可用苯巴比妥、地西泮等口服,茶苯海明、晕动片亦可服用,用于程度较轻或慢性眩晕。

2.抗组胺药物 盐酸苯海拉明、盐酸异丙嗪、氯苯那敏(扑尔敏)、茶苯海明用于眩晕发作期,尚有止吐作用。

3.抗胆碱药物 东莨菪碱、阿托品,有解血管痉挛、止吐作用,可用于急性发作期,如未缓解可每隔4~6h重复给药。

4.血管扩张药 烟酸、妥拉唑啉、山莨菪碱、地巴唑。

5.针灸治疗 取穴风池、合谷。

第八章　精神源性眩晕和头晕

　　精神源性眩晕和头晕是由行为因素介导,或心理因素参与,或产生心理后果的一类慢性眩晕头晕疾病,不但发病率高,而且长期困扰临床诊治。进入21世纪后出现的一些重大科研成果使这种状况开始发生重大变化。行为因素介导的前庭疾病主要包括焦虑相关性前庭综合征和抑郁相关性前庭综合征,基本包括了早就存在的表现为前庭综合征的原发性和继发性焦虑症和抑郁性疾病。因此,精神源性眩晕和头晕大体上可分为与焦虑症相关或与抑郁症相关两大类综合征,与焦虑症相关综合征又分伴或不伴惊恐发作。大多数精神源性眩晕和头晕为持续性,但症状可有起伏。如有惊恐发作症,可表现为发作性。为了符合最新版国际疾病分类ICD-11和美国疾病诊断与分类DSM-5(DSM)的定义,国际眩晕疾病分类即ICVD提出如下疾病分类术语:焦虑引发的发作性前庭综合征、焦虑引发的慢性前庭综合征、抑郁引发的前庭症状、焦虑并发发作性前庭综合征、焦虑并发慢性前庭综合征、抑郁并发前庭综合征,跌倒恐惧,以及持续性姿势-知觉性头晕综合征(PPPD)等。

　　人们很早认识到心理因素对正常人平衡功能的影响。例如处于焦虑状态或具有焦虑特质的正常人具有依赖视觉信息维持平衡的倾向性。即使视觉信息是错误的,与前庭和深感觉提供的正常信息有冲突,也倾向于接受视觉信息。由于视觉的暗示作用远远大于前庭和深感觉,常因接受错误的视觉反馈信息对平衡功能产生影响。因此,偶尔会在正常人,特别是处于焦虑状态和具有焦虑特质的正常人发现一些非特异性前庭功能异常,或加剧老化相关性不良作用。

　　医学界也很早认识到心理因素在眩晕疾病和平衡功能障碍中的影响和作用。例如头晕与焦虑之间的双向作用关系,惊恐症患者有较高的前庭功能障碍发生率,而前庭功能障碍患者也有较高的惊恐症发生率,从而出现心身性和身心性疾病。临床研究发现并描述的三种疾病情况中均出现这种双向交互性作用。

　　德国的Brandt(1996)把恐惧性姿势性眩晕(PPV)描述为主观性头晕和身体扰动性幻觉,尽管75％PPV患者临床上有显著焦虑和抑郁。但还是将PPV归为神经耳源性疾病类,是他们就诊患者中的第二大常见眩晕病因。随后的研究发现,患者初次发病后会有意识地使用反射性姿势控制,这是正常人在具有真正跌倒危险时才使用的一种维持平衡的方式,特点是3.53～8Hz频率范围的摆动幅度增高。但当维持平衡的难度加大时却并无摇摆和跌倒风险,表现接近正常人。恐惧性焦虑是可能性原因,造成了实际躯体运动与知觉躯体运动之间的不相匹配性以及警觉性增高。PPV症状具有慢性特点,症状可有起伏或减轻趋势但从未消失过。伴发焦虑或抑郁的PPV患者对治疗反应不佳。经过长达5～16年跟踪的105例PPV无一例错诊或发现器质性神经耳科疾病。研究发现,PPV的恐惧行为和精神性合并症等特点超出了经典神经耳科疾病的范畴,凸现了虽然模糊但所具有的心因性质。

美国的Jacob等(1993)定义了空间运动不适(SMD)。这是一种对运动性环境的不适感觉,通常由环境中存在的潜在视觉—深感觉传入信息冲突引发,与几种感觉信息冲突时过度依赖非前庭信息有关。SMD患者常报告桥、船、高台以及开阔空间造成的运动不适感和平衡不安全感,首先发现于前庭疾病之后的慢性头晕患者,后来也见于由于焦虑造成的头晕,尤其惊恐发作症病患。随后的临床研究发现,SMD与惊恐症和恐高症症状有重叠,与临床代偿的外周性前庭障碍也有相关性。惊恐症和恐高症均对去稳定性运动刺激具有高度敏感性,而SMD的严重程度可预测患者对去稳定性运动刺激的敏感程度,这种预测的敏感性高于患者所具有的神经耳科或精神科诊断。因此,SMD提供了临床或亚临床前庭功能障碍和慢性头晕患者精神性合并症之间的某些具体联系。

英国的Bronstein(1995)定义了视觉眩晕(VV)。这是对复杂视觉刺激环境高敏感性反应而产生的一种头晕不稳感觉,通常在人流穿梭的超市和商场等环境行走时发生,视觉与其他感觉信息冲突时过度依赖视觉信息为诱发因素。与SMD类似,VV首先见于有前庭疾病的患者,但症状在前庭疾病好了之后并未完全消失,后来也见于其他原因的慢性头晕和精神性疾病患者。随后的研究还发现,VV患者对去稳定后的动静态视觉刺激比单侧外周性前庭丧失患者或正常人更易感或受影响。外周前庭功能检测是否存在障碍并不影响VV的动静态功能,两组患者的焦虑状态和头晕残障类似,均高于正常人,但焦虑倾向在患者组与正常组并无差异,因此VV与焦虑倾向无关但与焦虑状态相关,视觉依赖性高,难以适应视觉与其他感觉信息的潜在冲突。

以上三种疾病尽管当时都归为神经耳源性功能障碍类,但后来发现在原发性焦虑疾病患者中也存在。由于无法明确界定这类疾病的器质性和心因性并加以区别,从临床诊断的角度出发,曾把这三种表现不同的疾病统称为慢性非眩晕性头晕。神经耳科学和精神科学虽然经历了 100 年的科学发展,但直到 20 世纪结束时为止,对这类疾病的结论没有发生重大改变,未能从本质上解决头晕与焦虑之间关系,对治疗的指导意义有限。因此需要对以前笼统称之为"心因性头晕"的这类疾病从以下方面重新认识和界定:①具有重复性的精确诊断标准;②疾病的病源;③有效的治疗措施;④理解疾病机制的理论框架,以便形成确切的疾病体诊断,更好地指导治疗。进入 21 世纪后出现了新进展:①大量研究证实,人所感觉到的威胁和焦虑对平衡功能产生影响。这提供了一个理解正常人和头晕患者大脑威胁-焦虑系统和平衡系统间交互作用关系的框架。焦虑不仅是空间知觉或运动障碍的原因和结果,也是人体威胁评估系统对所感觉到的威胁产生的表现之一。例如 PPV、SMD、VV 等产生心理后果的生理性疾病所见到的,恐惧可产生焦虑,焦虑状态是个体恐惧性警觉水平的体现;②这类产生心理后果的生理性疾病是一类可以与活动性神经耳源性疾病确切区别的一类临床疾病体;③这类疾病与前庭功能缺损,惊恐症状和恐高症之间具有明确的关系。在这些新进展的基础上,经过 10 多年大量工作,Staab 团队在进入 21 世纪后提出了慢性主观性头晕(CSD)的概念重新认识这类疾病,用精神病学对行为特质的研究证据解释 CSD 患者的复杂精神症状组合,以及 CSD 临床疾病体的定义和相关理论在欧洲、美国、日本、以色列等处得到了广泛响应和验证。与此同时 PPV 在最初定义之后,经过长达 5～16 年病例跟踪研究发现,PPV 的恐惧性行为和精神性合并症的特点超出了经典神经耳源性疾病的范畴,凸现了其所具有的心因性质。鉴于两者的主要临床表现基本相同,只是疾病命名的侧重有所不同,在大量研究成果的基础上,国际前庭疾病分类(ICVD)经过讨论,决定根据 PPV 和 CSD 核心特征,将两者整合为一个综合征,称为持续性姿势-知觉性头晕综合征(PPPD)的疾病体。SMD 和 VV 属于症状可以在外周性前庭疾病、中枢性前庭疾病、行为性前庭疾病(如 PPPD)中出现,而非独立的疾病体。

第一节　持续性姿势-知觉性头晕综合征

眩晕交互性模式是 21 世纪的新模式,以前称之为 CSD 现在称之为 PPPD 的疾病体是建立在眩晕交互性模式基础上的新概念。疾病的本质是前庭性疾病和精神性疾病之间交互反应而产生的一种病态性代偿。这中间涉及头晕发生的心理机制:①头晕心理易感性;②伴随性精神合并症;③诱发,加剧和持续的因素。这些概念是器质性和精神性疾病交互作用的图解,提供有效诊断性评估,患者教育和治疗计划的重要信息。

　　慢性头晕产生的重要心理机制。心理因素在慢性头晕形成过程中起重要作用,这些心理因素包括诱发因素、介导因素、加剧因素、持续因素。这些心理因素在一定条件下作用下形成慢性头晕发病机制。

　　1.恐惧性焦虑和神经质性特质　精神病学研究证实,恐惧性焦虑和神经质性特质是产生具体性焦虑症和抑郁性疾病的风险因素,这些风险因素使这个人群具有内在的易感性。恐惧性焦虑是惊恐症的诱发因素,神经质性特质是慢性担忧和抑郁的诱发因素。生活中压力事件很容易使易感个体诱发前庭型偏头痛(VM)、惊恐疾病、抑郁症、梅尼埃病复发等。

　　2.先前存在的焦虑疾病　研究发现,先前具有焦虑疾病的患者,极可能在急性前庭疾病发作后产生慢性头晕。因此病程转归可能取决于对压力的内在易感性和事先的病理心理状态。

　　3.心理事件性诱因　心理事件可在没有器质性疾病的情况下诱发头晕,是头晕发作性加剧的诱因。头晕是惊恐发作最常见的症状,惊恐发作是发作性非眩晕性头晕的最常见精神性病因。惊恐发作可见于惊恐疾病、社交恐惧、各种恐惧症、创伤后压力疾病等。

　　4.条件反射　条件反射是人先天固有的学习方式,环境或身体刺激通过条件刺激形成某种特异反应。条件反射可使头晕持续,无论什么病源引起的。眩晕的经历具有很高的焦虑诱发性,是条件反射的强力诱发因素。经典性条件反射是对运动刺激产生警觉增高和自主反应增强的机制。操作性条件反射是头晕相关性行为改变的机制。条件性反应可以泛化超越诱发事件本身,扩大诱发头晕的刺激范围。

　　5.回避行为和预期焦虑　回避行为和预期焦虑在条件反射形成后随之发生,导致一旦想到这些条件性刺激就会发生条件性反应。反复的条件刺激强化条件反应,导致对运动刺激的高度警觉和对正常平衡反射的自主意识,因此产生慢性不稳的感觉。

　　6.认知过程　认知过程包括对头晕后果的灾难性想法和对慢性症状的焦虑性思考。维持对头晕的意识性专注,进一步强化了条件反射的不利作用,增加了日常生活能力的残障。研究发现,对眩晕的恐惧,眩晕发作后10天焦虑的水平,对头晕的灾难性想法是精神性后果的强力预测指标,症状持续存在6个月是精神性疾病发病的强力指标。

　　在这些心理因素和机制的参与下,器质性眩晕疾病与精神性因素或疾病相互作用,产生病态性代偿。①应对急性前庭疾病在早期产生的不适当过度调节,在后期当急性损害痊愈之后,不能随之消失,无法重新适应恢复正常的机体状态。急性前庭疾病早期的焦虑状态程度越高,越容易在早期产生这种不适当性过度调节。后期持续的焦虑状态抑制了正常平衡机制的恢复。②恐惧性回避使患者在日常生活中回避登高或导致平衡不稳的活动,避免可能带来的不良感觉,或者以回避运动的方式提早预防运动刺激可能造成的不稳定感和高度敏感性反应,强化条件反射的不利作用,阻碍正常前庭代偿机制的产生。无论是原发于精神性因素还是器质性疾病演化而成,躯体因素和精神因素的交互作用最终决定临床病程转归(但以精神因素主导)。了解和评估心理因素和机制,对理解患者的临床状态,制订有效干预奠定基础,也有助于提供患者教育信息,帮助他们理解这些过程,积极参与治疗。

　　由于 ICVD 刚确认 PPPD 的这个疾病体名称,以 PPPD 为主题检索的临床数据和文献还很少。而在此之前发表的大多数文献都是以 CSD 为主题的临床数据,虽然 CSD 与 PPPD 在本质上是一个疾病体,CSD 文献大多也适用于 PPPD。但毕竟临床数据检索是在 CSD 主题词下的,为了方便在引用时忠于原文,所以下面仍以 CSD 为题目来讨论有关这方面的内容。

第二节　慢性主观性头晕

【发病率】

　　CSD 现称持续性姿势-知觉性头晕综合征(PPPD),通常 40～50 岁发病,但青春期至成年后期均可发病,65%～70% 为女性。30%～50% 前庭病患可发生 CSD。长期跟踪发现,急性前庭功能丧失患者在病后长达 3～6 年期间有高达 50% 的焦虑和抑郁症发病率以及 50% 的持续性头晕发病率。这种病程转归大多是精神性疾病导致的结果,而不是神经耳源性功能导致和决定的结果。一些三级神经耳科中心报告,35% 慢性非眩晕性头晕患者有惊恐症或焦虑症,远高于一般人群中惊恐症(2.7%)或焦虑症(3.1%)的发病率。由于发病率高,精神性因素筛查方法通常简单实用有效.很多学者主张精神性因素筛查应该成为眩晕患者综合性神经耳科学评估的一部分。

【分类】

　　1.心因型　这一类型见于无器质性疾病包括没有器质性前庭疾病的患者,头晕不稳慢性症状是原发性焦虑疾病的表现,在惊恐症最常见。患者的精神性疾病达到了可以诊断的标准,属于原发性心因型CSD,占所有CSD患者的1/3。剩下的2/3均与短暂性器质性疾病诱发急性眩晕或头晕有关,随着躯体性疾病好转但没有及时形成完全性代偿,持续性的非眩晕性头晕和不稳症状逐渐以CSD的形式出现,继发了或恶化了精神性疾病。这2/3基本上均与躯体性器质性疾病相关,但因相关的方式不同而分为两类。

2.神经耳源型　这一类型发生在之前没有焦虑疾病的患者,急性神经耳源性前庭疾病发作早期焦虑水平较高,随着器质性疾病好转但是焦虑水平居高不下,继发了焦虑和抑郁疾病等精神性疾病。因此神经耳源型CSD可见于之前没有精神性疾病病史、但有过器质性眩晕病的患者,约占1/3。

3.交互型　这一类型发生在先前有焦虑疾病病史或具有焦虑特质/焦虑倾向的患者,急性前庭疾病发作之后,导致先前存在的焦虑疾病因此恶化加剧。这一型器质性和心因性两种因素同时存在相互作用,以致器质性病好后焦虑疾病仍旧处于高峰状态,约占1/3。

Staab和Ruckenstein(2007)报告了345例CSD患者,单纯心因型占34.2%,其余均具有或有过躯体性疾病或器质性前庭疾病,其中中枢性疾病占38.6%。精神性疾病易感人群的易发疾病合并精神性疾病的比率较高,例如焦虑常见于偏头痛,脑外伤,自主神经功能紊乱等疾病并主导其临床病程转归。

【临床表现】

CSD临床表现和相关特征如下:①主要症状为超过3个月的持续性非眩晕性头晕或主观性不平衡感。可能会有如下含糊描述:头晕,头昏,头重,与自身环境分离的感觉,头脑内旋转感(但无外在视觉环境旋转的知觉),身下地板移动感。具有某种含糊的不稳感,但在他人眼里,看不出明显的不稳。在直立位时常有摇摆或滚动的感觉,但没有跌倒或共济失调。②对自身运动或外界物体运动的慢性高度敏感性造成感觉不适(如SMD),使症状加剧。③症状在有复杂视觉刺激的环境中恶化,如行走在人流穿梭的大街或商场,或作精细视觉工作时(如VV)。②和③是症状加剧的因素,并非主要症状。

残存的或亚临床性前庭缺陷,例如慢性或反复发作性前庭疾病,常认为是引起慢性头晕的原因,特别当患者过去曾有过外周前庭疾病发作病史,即使检查并未发现异常。但临床数据不支持CSD是由未治愈的前庭功能缺损造成的。①前庭损害症状不同于CSD临床症状。活动性前庭损害造成眩晕、共济失调、视振荡。CSD的主要症状为非眩晕性头晕,主观性不稳,非特异性视觉主诉。神经耳科疾病诊断和平衡功能检查结果与持续性非眩晕性头晕之间并无相关性。②SMD和VV

虽然首先是在前庭疾病患者中描述的,但在没有前庭疾病但具有焦虑等精神性疾病患者中也很常见。③345 例 CSD 研究确认了包括惊恐发作、中枢性和外周性前庭疾病、偏头痛、创伤性脑损害、自主神经功能紊乱、短暂性医疗事件等在内的 CSD 诱发因素。患者虽有慢性头晕和运动敏感性等 CSD 临床表现,但与神经耳科具体情况并无相关,并不能由单一的神经耳科疾病机制引发。④跟踪研究发现,22 例(29%)前庭神经元炎(VN)一年后仍有持续性头晕,尽管其中 20 例完全恢复,仅 2 例存在未代偿的前庭障碍,其中 17 例(85%)在前庭疾病期间焦虑水平居高不下。因此,急性期 VN 患者的高焦虑状态水平以及头晕恐惧,可能是大多数患者在神经耳科疾病恢复后 1 年仍有持续性头晕的原因。

【诊断标准】

符合 CSD 诊断标准的症状:①非旋转性头晕,不稳,或两者兼具,在≥3 个月的大多数日子,每天持续至少半天,或者 30 天中至少 15 天有症状。症状可波动但通常持续整天。②症状于直立位时最严重,卧位时消失或减轻。典型的是行走或站立时最差,在直立坐位时至少仍有某些程度的症状。③症状的出现没有具体诱因,但会因以下情况恶化:自身主动或被动运动,但与方向或位置无关;大范围视野的移动视觉刺激或复杂视觉图形;进行小范围视野的精细视觉活动(如使用计算机、阅读、缝纫)。由于很容易在一整天因运动刺激使症状恶化,通常在早上一起床时感觉最好,自身运动或处于人流穿梭的环境时最差,即使一些久坐不动的活动,如需要持续视敏度的工作,也会感觉不适。④症状常在引发前庭症状或中断平衡控制的急性疾病,心理或环境事件发生后很快出现。最常见的诱因为急性前庭综合征、前庭型偏头痛、惊恐发作、晕厥/晕厥前以及轻度脑震荡。但头晕/不稳感在有些事件结束后至少持续 3 个月或以上,诊断才能成立。⑤症状引发临床显著的严重焦虑或功能障碍。

【病理机制】

93% CSD 患者具有导致其症状的精神性疾病。根据 DSM-4,焦虑是最常见精神性疾病,其中包括一般性焦虑性疾病,惊恐症或恐惧症,轻度焦虑。其他精神性疾病,例如抑郁、创伤后压力疾病、转化症(癔症)也出现在少数患者。焦虑和抑郁是易感 PPPD(CSD)的基础。

威胁恐吓感可在不提高焦虑水平的情况下通过上行通路诱发警觉,使皮质对各种感觉刺激的警觉-醒觉敏感性提高。高敏感性警觉-醒觉状态可通过下行通路影响前庭核对前庭眼动反射的反应,使其敏感性增高,呈现反应增高状态,可见 VOR 增益轻-中度增高,但缺乏恒定的具有临床意义的异常类型。

前庭系统与威胁系统间的联系。外周和中枢前庭通路本身没有威胁感受器直接探知威胁,但威胁系统在从皮质至脑干的重要关口与前庭系统发生联系,所以前庭系统受行为因素的影响。行为因素是控制步态、姿势、眼动的神经系统的重要组成部分。大约 1/3 患者有急性或发作性前庭疾病病史,在这些疾病好了之后仍长期存在头晕等症状,90％患者前庭功能检测正常,已经代偿。这类患者有如下特点:①转变过程:从急性/发作性前庭疾病转变为每日的头晕不稳感,但原发性发作性前庭疾病无法解释长达 3 个月以上持续存在的头晕不稳感。②高度敏感:即使传入刺激过去很久了,仍对视觉、前庭觉和深感觉传入的运动刺激高度敏感。③高度警觉:即使境况已经过去很久了,仍对运动环境高度警觉。患者因急性或发作性前庭疾病对平衡功能产生影响,形成一系列威胁反应,但在急性或发作性前庭疾病好了之后,应对急性或发作性前庭疾病平衡不稳所产生的高危防护行为,无法通过多感觉整合过程的调整使威胁反应消失,无法重新适应已恢复正常的躯体状态,平衡控制系统长期不能回归正常功能,导致 PPPD(CSD)。

为了评估前庭功能障碍以及先前存在的精神性病因对病程的影响,Best 等(2009)对 68 例前庭疾病患者进行了为期一年的跟踪。68 例前庭疾病分别为 BPPV19 例,VN14 例,VM27 例,MD8 例。所有患者在一年之中分 4 个时间段进行了神经科和神经耳科查体,前庭功能检测,以及精神科量表评估。结果发现,VM 的精神性疾病发病率明显高于其他,前庭疾病发作前有阳性精神性疾病病史者,精神性合并症显著增高。文献报告接近 20％的 PPPD(CSD)患者有偏头痛发作,15％有创伤性脑损害。

常见神经耳科疾病有较高精神性疾病合并症。30％～50％偏头痛同时有焦虑性疾病,要减轻这类患者的平衡症状需要同时对焦虑和偏头痛两种疾病有效治疗,VM 的精神性合并症可高达 65％。70％MD 患者在急性期有显著的临床抑郁症状,抑郁和焦虑的发病率随疾病的持续时间和发作次数增加,但并不与神经耳科功能客观检测相关(Staab,2％)。高达 57％MD 可有精神性合并症。VN 精神性合并症 22％,BPPV 精神性合并症 15％。

【症状与急性神经耳源性疾病症状的区别】

Eagger 等(1992)发现 50％前庭疾病病者在病后 3～5 年期间表现出临床显著的焦虑或抑郁,产生与疾病相关的精神性合并症。同样,Kammerlind 等(2005)发现,53％急性前庭功能丧失病患在病后的 3～6 年期间产生持续头晕。神经耳科检查和前庭功能检测无法区别这些慢性头晕患者与那些已经恢复的患者。持续头晕患者具有较高的焦虑和抑郁水平,以下特点可能有助区别:①患者过去可能有前庭功能障碍病史。要注意区别哪些是过去的症状。哪些是现在持续存在的症状。②CSD与活动性前庭疾病的区别在于,神经耳源性疾病患者可通过抱住头部,使头部静止不动的方式减缓症状;但CSD即使在静止时还有症状,并不因此减轻。③神经耳科学检查可能会诱发CSD患者的头晕,但不会发现活动性前庭功能障碍的表现,平衡功能检测通常正常,不过因对运动刺激的前庭反应敏感,也会出现非常特异性异常,或遗留的陈旧性前庭功能障碍的表现。④CSD不是有残留或亚临床前庭疾病造成的,因此其症状与前庭障碍无关。80%CSD患者有焦虑症,但仅有1/3CSD为原发性CSD。两者的区别不仅有助于识别CSD,也有助于对合并前庭疾病的CSD选择适当的治疗措施。当前庭疾病伴有CSD时,要考虑所选择的前庭疾病治疗的方法是否会引起焦虑水平进一步增高,产生相反效果。

第三节　惊恐发作

惊恐发作是焦虑症的一种表现。焦虑症分两种:伴惊恐发作和不伴惊恐发作。伴惊恐发作的焦虑症当惊恐发作时症状具有发作性特点,对由于焦虑诱发的发作性前庭症状称之为焦虑引发的发作性前庭综合征。

【病理机制】

恐惧性条件反射是焦虑疾病者产生惊恐发作的病理机制。当体内的威胁评估系统经杏仁核上行通路感知到潜在危险时,可通过威胁-焦虑系统中的杏仁核下行通路,对恐惧性条件刺激产生高度警觉,并介导对传入的恐惧刺激产生高度条件反应。当然惊恐发作与心理特质类型不同也有关。恐惧性焦虑特质,一般对事物的反应多保守,承受能力差,对压力和病痛的反应多易产生惊恐发作。神经质性特质在承受能力减弱时,多产生一般性焦虑症或抑郁症。一些回顾性和前瞻性研究报告,焦虑症病患得了前庭疾病后,较易发展成慢性头晕。即使同时不伴前庭疾病,头晕也是精神性疾病很常见的症状。惊恐性疾病产生眩晕和头晕的精神性诱因主要有焦虑、前庭性偏头痛,以及同时伴发的神经源性疾病。

【临床表现和症状】

典型的惊恐发作由突然发生的剧烈恐惧产生,伴发心率加快、胸痛、呼吸困难、震颤、发汗。其眩晕实为头晕甚至轻度头痛,伴有非特异性不稳的感觉。当患者提及自己的焦虑时,常将其归因于担心眩晕发作,不会把恐惧作为原发症状,这会造成诊断的困扰。其他原因诱发的发作性非眩晕性头晕,很少能使所伴发的自主神经症状在2~5分钟达到高峰,又在随后的15~60分钟自然消退。患者可能在

Hallpike变位试验感到头晕加剧,但不会出现前庭功能障碍的客观表现,即使出现也是由于同时伴神经耳源性疾病的缘故。

惊恐疾病患者在静止和动态两种情况下都有比正常人较多的躯体摆动。较大的摆动与头晕诱发的预期焦虑和恐惧性回避相关。因此,惊恐症或恐高症病患比正常人更可能有至少一项前庭或眼动反射检测异常。较多见的是VOR增益的轻中度增高,但是缺乏恒定的具有临床意义的异常类型。

第四节 精神源性眩晕和头晕的诊断流程

精神源性眩晕或头晕不易及时早期诊断,造成不能及时早期诊断的因素如下:

1.眩晕或慢性头晕的习惯性诊断思维集中于耳源性、神经源性和心源性等器质性疾病,没有把精神源性眩晕和头晕疾病纳入诊断思维常规,由于缺乏认识,不知道如何诊断和鉴别诊断。据统计,大约30％三级神经耳科中心的头晕患者不能由器质性疾病解释。慢性眩晕或头晕是精神性病理机制的表现之一,在有能力识别和诊断这类疾病的三级神经耳科中心,CSD是因前庭症状就医的急诊患者中第2大常见诊断,远高于以前认识的发病率。

2.精神源性眩晕和头晕的传统诊断方法是建立在排除诊断基础上的,在没有排除器质性疾病之前,一般不能也不适宜做这一类的诊断,以免误诊。所以这类患者常常辗转于无休止的各种检查和会诊咨询,在很多没有效果的治疗之后,才会考虑到这一类诊断。

3.器质性疾病不能解释患者情况了,即使缺乏心理因素相关性,也会考虑心因性疾病。而传统的"心因性"疾病是一些缺乏科学定义,缺乏大量研究数据支持,建立在推测基础上的。由于没有明确定义,没有建立在科学依据基础上的临床诊断标准,因此不能及时识别。

4.不熟悉或不能熟练使用简单的精神性常规筛查工具,例如筛查量表,神经耳科眩晕门诊医生不太容易早期识别一些行为性异常表现。常常经过较长时间后才开始认识并处理。

5.缺乏有效治疗和干预手段。由于没有充分认识到这一类疾病是产生于精神性病理机制基础上的,需要有针对性的科学治疗方法。常常视这一类疾病为心因性头晕甚至装病,缺乏有效的治疗,患者常常长年辗转寻求治疗,但是治疗结果不佳。

以上这些都导致了早期诊断的困难。

【早期诊断的重要性】

21世纪出现的精神性药物学和认知行为治疗方法,成功地应用于临床产生积极结果。因此早期识别这类疾病,可以使患者及时得到有效治疗。

一些慢性眩晕或头晕与治疗不及时不彻底,或没有及时形成完全性前庭中枢代偿机制有关。例如:①MD,复发性BPPV,中枢或外周的退行性病变等疾病,由于疾病的原因,前庭中枢或外周系统处于反复变化的不稳定状态,很难发展出完全的代偿机制。②继发于长期使用眩晕的症状性药物治疗。这些药物大多数是镇静性前庭抑制剂,例如Meclizine或任何苯二氮卓类的药物,阻碍了前庭代偿机制早期有效形成。

大多数慢性头晕与精神性病理机制有关:①自发性防卫机制产生的回避性行为,为了避免运动带来不良感觉刺激,逐渐产生了一些不良的适应性行为和生活方式,长期不敢转动头以免头晕,长期禁锢于病态功能状态。②原发性或继发性精神性疾病、伴或不伴惊恐发作的焦虑症、惊恐症、偏头痛性眩晕、长期的紧张抑郁、病理性焦虑使威胁反应系统始终处于高反应状态。③前庭功能已经代偿了,但是之前产生的不适当过度调节以及高敏感性不能产生再适应。这些精神性病理状态也是一种疾病状态,可严重影响生活质量,造成极大痛苦。如果这些病理状态和因素能及时早期识别诊断,及时进行治疗可产生很好效果。

【诊断流程】

最好的诊断流程程序是首先识别是否存在PPPD(CSD),这对活动性症状的治疗性干预有指导价值。PPPD(CSD)的最初诱因可能已经不存在了,不再需要治疗了,但是PPPD(CSD)症状是需要及时治疗的。其次,PPPD(CSD)的精神合并症非常常见,可高达80%。如果没有指向焦虑和抑郁等合并症的干预,PPPD(CSD)的治疗是不完全的。但患者通常不会首先去精神科就诊,其他眩晕相关科室医生若能把精神源性疾病筛查纳入自己专科诊断常规,有助于及时识别这类患者。首先,这些筛查方法简单不费时,不需正式培训,只需稍加努力就可使用。其次,这些筛查提供的信息有助于采取有效措施,进行完整性治疗,及时解除患者的痛苦。由眩晕病史-眩晕查体常规,前庭眼动功能检测构成的诊治流程系统(图8-1),可快速有效解决这些面临的问题和挑战。

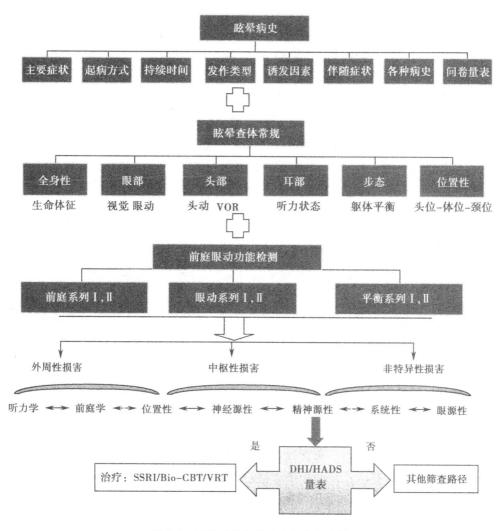

图 8-1 精神源性眩晕和头晕诊断路径

诊断 PPPD(CSD)需考虑的问题。三个有助于诊断的问题：

1.患者是否有活动性神经耳科学病情？ 这个问题有助于将过去的病史与现在的病况分离开来。如果眩晕头晕和不稳的过去病史提示 VN，但当前的慢性头晕和运动性敏感并无眩晕和不稳，说明目前的基本问题是 PPPD(CSD)，查体和平衡功能检测可确认之前前庭疾病的代偿程度。急性眩晕常常可以演化为慢性头晕，例如神经性耳源性 CSD。

2.神经耳科学病情是否可解释患者所有的症状？ 这个问题有助于明确已知

神经耳科疾病症状的准确原因。如果存在神经耳科学病情不能解释的症状，主观感觉与客观发现不成比例，提示可能存在躯体疾病—精神性合并症，对于选择治疗很重要。例如，如果 VM 同时合并 PPPD(CSD)，可能在使用 SSRI 类药物时，同时考虑使用 VM 的预防性药物，以达到更好的效果。

3.患者是否具有提示精神性合并症的行为症状？　这个问题有助于警觉作为精神性合并症指征的行为症状。许多患者并无焦虑或抑郁的特征，但是他们的行为表明其精神性疾病状态。DHI(DHI)量表和 HADS(HADS)量表纳入眩晕问卷作为常规筛查，有助辨别看起来并不太焦虑或抑郁患者的行为症状。如果相关指标较高，应当引起医生的注意进一步评估其精神性合并症。同时提醒医生注意患者是否有回避行为，预期性焦虑，以及与其他可识别的神经耳源性疾病不成比例的行为，有助于决定是否需要精神性干预治疗。这种兼顾行为因素的整合性诊断思维，可降低无诊断眩晕的比例，但并不增加成本。

眩晕床边查体：大多数患者有很多主观感觉，但查体没有阳性发现或很少发现异常。除非患者同时合并了急性活动性的前庭疾病，则会出现一些与这些急性活动性病灶相一致的体征。这些患者的一个重要特征是在静止状态和静止环境下（器质性病变可以减轻的条件下）症状反而加剧。

前庭功能检测：大多数研究发现，焦虑性精神病患的前庭功能检测结果与正常人相比，有较高的异常率，可表现在温度试验、视动试验、旋转试验以及 VAT 检测上，但是没有可供诊断的恒定异常类型。焦虑性惊恐症患者可表现为反应增高，VOR 增益或增高或降低，相移或高或低。高敏感性警觉-醒觉状态可通过下行通路影响前庭核对前庭眼动反射的反应，使其敏感性增高，呈现反应增高状态，可见 VOR 增益轻-中度增高，但缺乏恒定的具有临床意义的异常类型。大多数这类病患的前庭功能检测出现一些非特异性异常或正常，结果之间互相矛盾。这可能与患者的精神类型不稳定处于对运动刺激的高敏感状态有关。如果患者以前曾有过器质性前庭疾病，也可能与没有形成完全性代偿有关。

动态平衡功能检测：由于患者对视觉和深感觉信息过度依赖，在 CDP 感觉组合1~6项检测中，出现与一般前庭病变不同的异常反应类型。当患者处于视觉干扰条件下时，视觉的流动和改变对平衡功能造成干扰，导致不稳定性增高，摆动幅度增大，与深感觉信息与视觉信息的冲突有关。在同时屏蔽了深感觉信息时，由于不能正常利用前庭信息，平衡反应反而很差。

精神性眩晕的筛查工具：眩晕病史问卷中使用了 DHI 和 HADS 量表帮助筛查精神性疾病，这2个量表简单、易于使用，可操作性强，第二章如何采集眩晕病史对这 2 个量表有详细介绍。DHI 总指数范围从 0～100(最好～最差)从整体来评估眩晕主观症状的严重程度。DHI-E 指数与抑郁相关,DHI-F 指数则与焦虑相关,如果患者的 E 和 F 指数较高,应当使用 HADS 量表进一步评估是否具有了精神病性疾病合并症。慢性眩晕的发病率高达 30%～50%,无论是否伴有器质性神经或耳源性疾病,都可能合并精神性疾病。对于看眩晕门诊的耳科和神经科医生们来说,如果患者存在着耳科或神经科器质性疾病不能完全解释的情况,使用 HADS 量表比寻求精神科会诊可能更快捷地判断患者的精神性状态,以及合并精神性疾病的可能性。由于使用方便实用性强已被推荐为眩晕患者的精神性疾病评估和筛查工具。HADS 焦虑指数≥8,或者抑郁指数≥8,或者两指数之和≥12,提示临床显著的精神症状。可以给予相应的治疗,或者请精神科会诊,或者进行心理咨询。因此,精神性眩晕头晕筛查应该成为眩晕患者神经学耳科学评估常规的一部分。

对于涉及躯体性症状的评估可以考虑使用 VSS(VSS)和 ABC(ABC)。精神性疾病有时会伴有一些躯体性症状,这两个量表有助于筛查焦虑等精神性疾病造成的躯体焦虑症状。ABC 是一个对日常生活中所涉及 16 种活动的信心度高低评估,广泛应用于眩晕患者平衡功能评估,与 DHI 有较好的相关性。VSS 由 2 部分 36 个自评问题组成,其中第一部分涉及平衡的眩晕症状评估,第二部分涉及自主神经性的躯体焦虑症状评估,具有较好的心理性评估性质。

第五节　精神源性眩晕和头晕的治疗

新治疗方法是在 21 世纪交互性概念基础上的综合治疗模式,将取代那些模糊的、过时的,对治疗指导作用有限的概念,例如复发性前庭病和心因性头晕,对提高眩晕头晕患者的临床诊断和治疗能力具有较好效果。

治疗方法和流程:最近的研究报告显示,21 世纪以来的新治疗对于伴有焦虑和抑郁的躯体性和精神性合并症有较好效果,是一种现代神经精神药物学治疗、心理干预-认知行为疗法,以及前庭康复相结合的方法。

一、原发病治疗

针对不同疾病的病因治疗见眩晕疾病各论。需要注意的问题是:①如果患者具有前庭疾病病史,目前仍旧存在活动性前庭疾病的依据,应及时治疗前庭疾病。

②如果患者眩晕病史-眩晕查体-前庭功能检测未发现异常,特别是前庭功能检测提示已经代偿,患者目前的主要症状是 PPPD(CSD)症状,应以治疗 PPPD(CSD)为主。③如果患者查体正常,但是前庭功能检测显示一些非特异性异常或不恒定的异常发现,如何处理呢? 有人主张仍应给予相关的前庭疾病病因治疗。但是研究发现,一些精神性合并症,特别是焦虑症,可引发皮质警觉,醒觉系统高度敏感,造成敏感性反应增强。这些非特异性功能检测异常发现应结合临床实际进行合理分析,如果患者没有前庭疾病病史,当前也没有前庭疾病的查体表现,可能前庭疾病的病因治疗并非必要,应在繁复冗长的病因治疗之前,及时开始有效的 PPPD(CSD)治疗。

二、治疗

1.神经精神药物学治疗   主要药物为选择性 5-羟色胺重吸收抑制剂(SSRls)和 5-羟色胺去甲肾上腺素重吸收抑制剂(SNRls)。虽然还没有大样本随机对照研究数据,但一些小样本无对照研究支持 SSRls 对慢性头晕的治疗作用。在 60%~70%参加临床药物试验和 80%完成至少 8~12 周治疗的患者中,主要症状减轻 50%。对某一种 SSRI 药物没有反应的患者,还有很好的概率对另一种 SSRI 药物产生反应。头晕加剧的情况很少见,合并性焦虑和抑郁可以得到改善。对 PPPD(CSD)和伴有精神性合并症的活动性前庭疾病有效,可以减轻伴焦虑和抑郁症状头晕患者的躯体症状和精神性症状以及运动敏感性。药物治疗需要维持至少一年或一年以上才能减少复发。临床试验报告还发现,SSRIs 比 Meclizine 或任何苯二氮卓类前庭抑制剂效果好。大多数患者的 DHI 指数有明显改善,半数患者摆脱了 CSD 疾病的长期困扰。这可能源于 SSRIs 和 SSNRIs 可降低杏仁核对威胁性刺激的反应,并影响第二级前庭神经元的活动性,85%神经元对前庭神经核内 5-羟色胺张力水平改变有反应。SSRIs 和 SSNRIs 可能通过杏仁核和前庭中枢通路在两个层面对 CSD 产生药物治疗作用。

SSRIs 类药物通常需要小剂量开始,逐步加大剂量,因此可能需要 8~12 周才能产生完全性治疗反应。对于少数患者可在开始时短暂结合 meclizine 类的前庭抑制剂,虽然并不具有 CSD 治疗作用,但在 SSRls 发生完全治疗效果前可能对急性眩晕有助,但不主张长期使用。由于个体差异,有少数患者可能对 SSRIs 和 SNRIs 一类药物有不能耐受的反应,此时,应主要考虑下面提到的 CBT 和 VRT 的治疗方法。

2.心理行为干预治疗　主要为认知行为疗法(CBT)。CBT 治疗主要针对 CSD 产生的行为认知层面的问题,例如恐惧回避性行为,对头晕的恐惧性想法,以及一些消极思维,但对于 PPPD(CSD)产生或伴随的躯体症状作用不大。对新近产生的 CSD 及时早期进行 CBT 通常效果显著,但是对于长期 CSD 患者效果有限,因此 CBT 的长期持续性效果还需要更多的研究。不过 CBT 临床试验发现,如果能在引发事件发生的 8 周内开始 CBT 治疗,也就是 PPPD(CSD)刚开始发生还没有完全形成时,CBT 治疗可显著减轻头晕和头晕相关性回避症状,这种情况下的治疗疗效可以持久。与其他方法结合使用效果会更好,例如与 SSRI 结合,尤其是与前庭康复结合进行行为脱敏治疗,对降低视觉刺激的敏感性很好,也对 CSD 的躯体症状产生较好作用。

结合生物反馈技术可提高可操作性,通过生物反馈技术介导 CBT 可以更有效地缓解焦虑、紧张、压力造成或加剧的 PPPD(CSD)头晕症状。

3.前庭康复疗法(VRT)　研究发现,长期使用镇静类前庭抑制剂可阻碍前庭代偿抑制早期形成,导致急性眩晕转变为慢性头晕。因此如果能避免使用镇静类前庭抑制剂,即使不得已也尽可能在 48 小时内或短时间内停止使用,早期开始前庭康复,促进前庭代偿机制早期形成。越早开始前庭康复,效果越好。即使已经患了 PPPD(CSD),如果能坚持 VRT,仍旧能使前庭代偿机制得以继续发展,逐渐形成较完全的代偿。15 例伴有前庭功能低下的恐惧症和焦虑症患者在行为干预治疗之后,进行前庭康复治疗,测量指标改善显著。如果能在 VRT 方法中针对个案 PPPD(CSD)的具体情况,适当加入降低对运动和视觉刺激敏感性的脱敏康复治疗,可能治疗效果更好。

当然,以上几种方法能结合使用,例如结合 SSRIs、生物反馈介导的 CBT 以及 VRT,治疗效果会更好。

因此,及时识别和诊断,才能及时给予治疗,从整体上提高眩晕的治疗效果。识别眩晕患者精神合并症的主要障碍是医生只有前庭系统这个唯一的诊断路径和思维,对慢性眩晕中的心理机制的作用仍存错误概念。去除了这个认识上的障碍,这类眩晕不难识别和诊断,也不难提高其治疗效果。

第九章　儿童眩晕

眩晕是最常见的临床症状之一,在门诊的眩晕患者中发现,发病年龄有 2 个高峰期,第一个高峰期在 4～15 岁、第二个高峰期为 40-60 岁,由此可见,眩晕在儿童中并不少见,但由于儿童的表达能力限制,可能不能完全描述自己的症状导致很多漏诊。2009 年,"lancet"曾报道了一例 5 岁儿童因恶心、呕吐和腹部疼痛就诊被诊断为梅尼埃病的病例报道。有关于儿童眩晕在国内的研究相对于成年人而言非常有限。因此,鉴于儿童的年龄特点及在诊断与治疗上的特殊性,在接诊儿童患者时医师除了要了解小儿的生理发育与儿童眩晕的特点外,还要掌握采集小儿眩晕病史的技巧,注意观察小儿的阳性体征。值得一提的是,在儿童眩晕的诊断中,患儿的平衡能力评估是非常重要的鉴别因素和重要组成部分。

一、流行病学

儿童眩晕的流行病学资料比较少,Russle G 对苏格兰一所学校 5～15 岁儿童(2165 例,占总数 10%)进行问卷调查,回收有效问卷 1754 例。在前一年内至少一次头晕/眩晕发作 314 人,有至少 3 次头晕/眩晕发作 92 人。儿童在各个年龄均有发病,其中最高峰出现在 12 岁。Niemensivu R 等在苏格兰赫尔辛基大学医院地区对 1～15 岁的儿童共 1050 例进行问卷调查,回收有效问卷 938 份,其中 75 人(8%)经历过眩晕。他们将儿童分为 2～5 岁组、6～10 岁组及 11～15 岁组,结果显示随着年龄增加,眩晕儿童人数逐渐增高。

而临床医师报道的儿童眩晕的概率<1%,这可能也与儿童眩晕消失比较快,导致就诊人数相对较少有关。

二、儿童眩晕的临床症状和表现

由于眩晕是一种自我感觉的异常,因此要准确地掌握儿童眩晕的症状相比成年患者而言更为困难,所以要耐心地面对小儿和他们的家长,以便获得有价值的病史资料。

1.儿童的眩晕病史采集非常棘手但十分重要　对眩晕疾病的诊断而言,完整而正确的病史至关重要。因此,病史询问是非常重要的一个环节,对于儿童眩晕患者而言,病史的问诊内容与成人一致,但是询问中要以一些儿童能理解的语言讲明旋转性眩晕的特点,要鉴别出真性眩晕的特征。特别要询问是否有眩晕家族史,因为运动病和良性发作性眩晕等有比较明显的家族倾向,问诊时特别要注意询问母亲家族的发病情况及母亲幼年时的眩晕发作情况。要注意眩晕发作前有无诱因,询问内容要详细具体,尽可能要求家长回忆小儿发病前的情况。此外,还要注意询问儿童心理及情绪上的变化和与之相关的诱因。眩晕发作时神志是否清楚,有无眼、口角和四肢的抽搐等小动作,这是与癫痫鉴别的重要依据。

2.是否伴有听力损失和耳鸣　耳源性眩晕占儿童眩晕原因的首位,多数伴有听力损失和耳鸣症状。但幼儿往往不会诉说准确的症状,常用虫虫叫形容或以耳痒、挖耳、拽耳等动作表现,家长和医师、护士应密切注意观察小儿的异常动作和神态,必要时可通过客观听力检查协助诊断。

由于儿童眩晕的原因比较广泛也比较复杂,一些临床研究指出,中耳炎和中耳积液是主要原因,但当鼓膜正常时,偏头痛和良性阵发性眩晕是造成儿童眩晕的主要原因。同时提到,病毒感染也是儿童眩晕的一大因素,同时指出儿童前 10 年视觉系统的发展导致视觉异常也常以眩晕症状出现。这些都与成人眩晕有很大不同,在成人中常见的疾病在儿童中比较罕见。

3.儿童的成长发育史在平衡发育中的关联性需要关注　了解平衡系统的发育规律是与儿童生长发育密切相关的,而且是需要关注的另一个重要话题。理论研究已经证明,动作发育的协调与婴儿期前庭系统基本反射参与姿势控制有关。约在 1 岁,前庭眼反射系统逐渐发育成熟,更进一步完成了前庭系统和其他系统协调的平衡维持作用。良好的姿势控制是依赖于所有系统的完整性和整合能力的,而且后天训练和反复体验可以加强平衡的控制能力。

伴有半规管功能下降的听力障碍儿童在出生后的前 2～3 年会出现粗大运动与平衡和运动功能的发育延缓,此后患儿的多数粗大动作如头部控制、独自直立、行走和奔跑等可以随着年龄增长得到逐步发育。因此,了解准确的病史不仅有助于疾病的诊断,同样有助于利用指导康复。因为,前庭中枢的代偿作用在帮助先天性前庭功能低下的婴儿或儿童发展运动能力上发挥重要作用。

4.家族史和运动病史在儿童眩晕患者的病史调查中同样重要　患儿家族中如

果母亲或姥姥有眩晕病史,则患儿出现前庭功能异常的发生率相对较高,当然判断患儿眩晕是否具有遗传性仍需要大样本数据和进一步的基因学检查。

三、儿童眩晕的临床检查

1.一般检查　对儿童眩晕患者,医师既要关注相关疾病的发病情况,也要关注儿童的生长发育特点和生活特点。

2.眼科和耳鼻咽喉科检查　小儿屈光不正、斜视、弱视与先天性眼震均会引起眩晕,因此对眩晕儿童要进行详细的眼科检查,如检查视力、眼肌功能等;要注意眼动和眼震的检查。

(1)自发性眼震:用手指或笔在距眼球 50cm 外,齐眉水平,引动眼球向上、下、左、右方向移动各 30°,观察眼球注视及运动情况。记录眼震的方向、振幅及有无快慢相。如有条件最好戴上 Frenzel 眼镜,可以观察得更清晰。

(2)位置性眼震:对能合作的儿童,眩晕与头位有关时应做这项检查,注意要与家长配合好,观察不同头位是否可诱发眼震、眼震方向,有无潜伏期和持续时间等。

此外,小儿鼻炎、鼻窦炎也会引起头晕,在询问病史和体检时要考虑一些常见的五官科疾病。儿童眩晕中常见的病因还有外中耳疾病,如外耳道耵聍栓塞与异物、化脓性中耳炎和分泌性中耳炎等。

3.儿科检查　凡有眩晕主诉之儿童,均应在儿科做全面体检。心、肺、血管系的疾病如低血压、贫血、低血糖、肠蛔虫症、胃肠系统慢性疾病、电解质紊乱及内分泌系疾病等,均能诱发眩晕。眼科应详查视力及眼底,小儿屈光不正与先天性眼震均可导致眩晕。在儿童的体格检查中,神经系统应作为重点检查,包括角膜反射、面肌运动、面部感觉、行走步态及共济失调体征等,小脑病变时可呈鸭步,指鼻或跟胫试验时可有颤抖。

4.听力学检查　听力检查可根据患儿年龄大小,选择合适的听力学检查。所有儿童均可进行声导抗测试、耳声发射、听觉诱发电位、ABR、耳蜗电图。纯音侧听适合 4～5 岁或以上儿童,刚出生的婴幼儿可以选择,以及多频稳态诱发电位,6 个月后可以做小儿行为测听。

5.平衡功能检查　人体平衡与前庭系统、视觉系统及本体感觉系统相关,三者在儿童时期尚未发育完全,相互间的联系也未完全建立,故儿童的平衡功能检查要依患儿年龄及发病情况,选择可行的检查项目并对结果综合分析。

(1)站立与步态试验:是临床常用的方法,这类检查方便灵活,不受设备限制,比较适合在诊室内、床旁应用,常用的检查包括以下几个。

1)闭目直立试验,即昂白试验:双脚并拢,头位保持正位、直立。先睁眼,后闭眼,观察 60s,观察其有无摇晃和倾倒。

2)Mann 试验:令患儿双脚前后放在一条直线上,即一脚尖顶住另一脚跟后面,先睁眼后闭眼,左右脚更换位置,闭目站 30s,观察有无晃动或倾倒。

3)单脚直立检查:单脚直立,另一脚轻轻举起,大腿抬平,闭目站 30s,同上法观察。

4)步行试验:先观察站立、步行有无不稳,再闭目向前步行。前庭功能有低下者,步行偏向病侧,小脑病变也偏向患侧。

(2)平衡仪检查是客观评估眩晕患者动静态平衡能力的设备,通过受检儿童在睁眼及闭目站立时身体重心移动面积和移动轨迹长度。

6.视动检查、冷热试验、旋转试验及影像学检查与成人相同。

四、儿童眩晕的诊断原则和常见疾病

儿童眩晕的诊断首先要鉴别眩晕是中枢性的还是外周性的,前庭病变引起的眩晕多为发作性,持续十几分钟到数小时,为一过性发作,发作间歇期症状可完全缓解。中枢性疾病往往缓慢起病且持续时间较长,症状不易完全缓解。

儿童眩晕的原因比较复杂,在成人中常见的良性阵发性位置性眩晕(BPPV)、梅尼埃病(MD)在儿童中却不常见,Balatsouras DG 等调查了 3～16 岁儿童眩晕患者后指出儿童常见的眩晕依次为前庭神经炎、良性阵发性眩晕及偏头痛等。而ErbekSH 等对 4～17 岁儿童调查指出常见病依次为偏头痛、良性阵发性眩晕、BPPV、心因性障碍等。

1.儿童眩晕的诊断原则　　对于不同的急性和慢性眩晕患者来说,诊断程序和治疗计划完全不同。在评估一个首次发病的急性眩晕患者时,除需做出初步的诊断外,还应排除可能存在的神经或心血管疾病等危及生命的病因。

对于初诊眩晕的儿童患者首先要鉴别是否为外周性眩晕,如非外周性眩晕则应迅速判断属何科疾病,即时转科或邀请有关专家会诊,协同处理。临床医师应在全面细致的病史调查和临床检查基础上进行综合判断,更要积极与儿科、小儿神经科合作共同查找原因,减少儿童眩晕的误诊、漏诊。如符合外周性眩晕则按初诊印象予适当处理。如能明确原因则针对病因治疗,否则对症治疗。

2.儿童眩晕的常见疾病

(1)良性阵发性眩晕(BPV):这是一种儿童期常见的眩晕疾病。此病于1964年由Basser首次描述,发生在神经学正常的儿童中,呈现阵发性的、非癫痫、反复发作的主客观眩晕,患病率为2%～2.6%,发病年龄为2～5岁,发病突然,常伴随自主神经症状。很多研究认为,BPV与偏头痛是有联系的,一些早期为BPV的儿童在几年后出现偏头痛,在这些BPV儿童中有50%有偏头痛家族史。

目前,BPV的病因尚不明确,有些学者认为是前庭功能异常导致的,也有学者认为是前庭神经核和前庭小脑通路障碍引起的中枢性眩晕。而前庭功能的检查结果并不一致。诊断此病的前提要确定脑电图、头CT/MRI、神经系统检查、听力是正常的。眩晕发作无预兆,发作无定期,可间歇几日至数月,预后较好。

(2)晕动病:这是儿童时期常常引起眩晕的疾病,是一种由于人体处于主客观运动状态环境下,受不适宜的运动环境或其中的不习惯因素刺激所致的综合征,亦称运动病,常表现为急性平衡与空间定向功能紊乱并伴有自主神经系统反应,可有晕机、晕船、晕车、晕动画等表现形式,4～10岁时最敏感。病因机制尚不明确,目前存在许多学说,大多数学者支持感觉冲突学说。预后更好。

(3)大前庭导水管综合征(LVAS):这是一种先天性内耳畸形,1978年被正式命名为LVAS。以渐进性波动性听力下降为特点,可同时伴有反复发作的耳鸣或眩晕等一系列临床症候群;听力检查通常表现为感音神经性聋,也有部分患者表现为混合型聋。

此病虽为先天性畸形,但出生时听力多正常,多数婴幼儿期发病并呈波动性听力下降趋势。大前庭导水管综合征的病因尚不明确,一种认为是胚胎发育异常,另一种可能为遗传所致,目前已经发现致病基因,GJB2和SLC26A4(7q31)的9个位点。据保守估计,至少1%～1.5%的感音神经性聋和平衡问题的患者会有大前庭导水管综合征。此病的防治关键在于早期诊断和有效的预防,当出现听力下降时要积极治疗,不可治愈的中重度感音神经性聋可依据适应证选择助听器和人工耳蜗进行听力重建康复。

(4)中枢性疾病:儿童眩晕一定要注意除外中枢系统疾病。1～3岁的小儿脑膜炎常以突然的不稳定开始,一周后出现无规律的舞蹈样不同步眼震。约3/4的脑肿瘤患者会有前庭功能紊乱的现象,应引起高度警惕。小儿的神经胶质瘤比较多见,可发生在颅内不同部位,第四脑室附近的肿瘤多伴有眩晕症状,CT及MRI等检查可明确诊断。

五、儿童眩晕的治疗原则

在全面认真的病史调查、检查分析并做出明确诊断后,一般应采取积极的治疗措施。临床上以处理病因、控制症状、减少发作、加强功能锻炼、促进前庭康复与代偿为目的,必要时可考虑外科手术治疗。

1.对症治疗　急性眩晕发作时常常伴有恶心、呕吐,应给予镇静药,适当使用降低中枢神经系统兴奋性的药物。呕吐严重时可肌内注射爱茂尔或甲氧氯普胺。眩晕严重不能进食者,可静脉滴注5％碳酸氢钠,50％葡萄糖,并注意维持水、电解质平衡,卧床休息。

2.对因治疗　对于病因明确者,应给予积极的治疗,如疑有中耳炎、胆脂瘤及迷路瘘管等合并症者,应手术清除病灶或予以修补;颅内病变如明确诊断并定位清楚,适应证适合者应及时手术;如因肠蛔虫症、贫血、屈光不正等症诱发眩晕,应针对病因进行矫治。

3.加强功能练习,促进前庭功能恢复与代偿　对于成长发育期的儿童患者而言,加强功能锻炼是有益的,特别是对病毒感染、外伤、术后及药物中毒性眩晕等患者。按摩、体操、适当的头部运动等都能奏效。晕动病的患儿可逐步由短距离的乘车、慢速转椅、原地踏步转动等开始,反复多次乘坐该交通工具,逐步加大活动量,要持之以恒,症状可明显减轻。

4.解除精神顾虑　对于反复发作眩晕,会使患儿及家长精神都十分紧张,因此,要特别地注意态度,给予必要的安慰。患儿应有充分的睡眠、规律的生活、舒适的环境及少油腻、易消化的饮食,特别是在炎热的夏天。部分精神过于紧张者应给予少量镇静药。

5.外科手术　对于诊断明确,疑有中耳炎、胆脂瘤或迷路瘘管等合并症、颅内占位病变等,具有明确病因和手术指征的,应选择手术治疗。

六、结语和展望

眩晕在临床各科均可见到,在儿科、耳科、眼科和神经内科更为多见。因此,除了一些经典的儿童眩晕疾病外,对儿童眩晕患者还要注意与儿科常见疾病相鉴别,如儿童生长发育异常、儿童蛔虫症、儿童血液疾病、儿童心脑血管疾病、儿童抑郁症与孤独症、儿童癫痫、儿童期运动病等。

　　临床医师应注意，当面对儿童眩晕患者时要注重体现多科室协作和家长的配合参与，要做到耐心周到的问诊、全面细致的检查、准确的鉴别诊断、积极的治疗和康复训练，多数患儿可得到良好的预后。最后引用某教授的一句话：在常见的外周性眩晕的发病机制、鉴别诊断和治疗策略等方面都有值得继续探索的空间，前庭学研究的不断创新是我们大家的共同认识和期待。关注儿童眩晕的发病原因、诊断和治疗也将是未来前庭医学发展的重要方向。

第十章　眩晕的外科治疗

　　尽管大部分眩晕患者通过休息、药物及功能锻炼等保守治疗可以获得满意疗效,仍有一小部分较重的眩晕患者,眩晕使其正常的工作及生活受到很大威胁,甚至丧失生活自理能力,需要寻求外科治疗。这部分患者包括:①顽固性梅尼埃病(MD);②良性阵发性位置性眩晕(BBPV);③前庭神经血管压迫症,国外又称:失能型位置性眩晕(DPV);④其他:前庭神经元炎,颞骨骨折,继发于感音神经性聋的迟发性膜迷路积水等。只有当系统内科治疗无效,患者强烈要求手术时才考虑外科治疗。医生对手术适应证的掌握有很大差异,大部分倾向于保守,但适应证选择并不严格,由手术者根据患者情况决定,例如同样程度的眩晕,有的患者只觉得生活有一些不便,适应后并不特别在意,而另外一些患者每次发作感到极度恐惧,正常生活难以自理。对这两种患者,在决定是否外科治疗的态度上是截然不同的。

　　术前准备按耳神经外科全麻或局麻常规准备外,还需评价患者听力及前庭功能、是否适宜手术治疗。考虑患者在前庭破坏性手术后的代偿能力。对有些患者,如高龄、心血管功能差、视力差、严重的关节炎、严重的神经肌肉病变导致功能障碍等,患者缺乏代偿潜能,手术后会遗留长期的不平衡感,决定是否手术治疗时应慎重。

一、内淋巴囊的外科手术

　　内淋巴囊手术主要用于治疗 MD,其病理基础是膜迷路积水,手术目的是缓解症状,不能使该病停止进展。只有当系统内科治疗(至少 1 年)无效,患者生活工作受到极大干扰而强烈要求手术时;和(或)每次发作均伴有显著听力下降且间歇期不能恢复正常时才考虑外科治疗。手术方式:①内淋巴囊手术,包括:内淋巴囊蛛网膜下隙引流术、内淋巴囊乳突引流术、内淋巴囊减压术;②前庭神经切断术;③迷路切除术;④球囊造口术;⑤星状神经节切断术。

（一）内淋巴囊手术

当 MD 患者有实用听力时，内淋巴囊手术、前庭神经切断术及鼓室内注射氨基糖苷类药物是适宜的治疗方式。由于前庭神经切断术难度较大，极有可能出现严重并发症，如面瘫、听力下降等，由于鼓室内应用氨基糖苷类药物的合适剂量、给药方式还在探索之中且尚有致聋之可能性；内淋巴囊手术自然成为 MD 的首选手术。内淋巴囊手术自 Portmann(1927)首次描述以来，其眩晕控制率达 50％～80％，特别适用于甘油试验阳性者。但也曾有人怀疑过它的有效性，Tokumasu，Goiri 等分别认为 MD 患者，眩晕的自然缓解率及听力转归与内淋巴囊手术所达到的效果无明显区别。可是大部分作者，Silverstein、Stahle、Filipo、Telischi 等，在长期随访中（2～10 年）发现：内淋巴囊手术在眩晕缓解率及保存听力方面均优于保守治疗。

手术时机：对有手术适应证的患者应尽快手术。Maddox 发现在眩晕控制方面，早期手术有 75％的改善率，晚期手术有 55％的改善率，听力改善方面没有区别。Brown 认为早期病变是可逆的。

内淋巴囊手术包括内淋巴囊乳突引流术、内淋巴囊蛛网膜下隙引流术及内淋巴囊减压术三种。

1.内淋巴囊乳突引流术　内淋巴囊乳突引流术顾名思义是在内淋巴囊与乳突腔之间建立引流通道，以缓解内淋巴积水。1927 年 Portmann 首次介绍了这种手术，当时他报道的眩晕改善率是 93％。之后 Paparella 报道了 84％的手术有效率。后来此类文章在 MD 外科治疗中一直占据主导地位。

引流管的种类多种多样：Goldenberg 发明 L 形硅胶引流管，Huang 用扇形硅胶引流管，Morrison 及 Gibson 用尼龙毛细管，Arenberg 的活瓣引流管系从青光眼前房减压装置改进而成，据 Huang 的研究：该活瓣引流管优于其他引流管。

应用解剖内淋巴囊窝位于岩骨后面，乙状窦沟的前方，其前内有一骨裂，即内淋巴囊裂，裂底有一小孔，即前庭小管外口，其内有一条向前内上走向的骨性前庭小管，直通到前庭内壁椭圆囊隐窝的下方，即前庭小管内口。内淋巴囊窝中容纳内淋巴囊，它位于岩骨后面两层硬脑膜之间，骨性前庭小管中有内淋巴管，内淋巴管与球囊相通，在内淋巴囊管的整个行程中又分为近侧部、中间部、远侧部。

从手术位置看，在完成乳突轮廓化后，经水平半规管做一延长线（Donaldson线），在后半规管走行的后方，Donaldson 线下方打开颅后窝脑板，暴露硬脑膜，内淋巴囊 2/3 位于 Donaldson 线的下方，上下径 5.5～12.2mm，平均 8.9mm，前后径 5.5～11.2mm，平均 9mm，内淋巴囊的后外侧为乙状窦，前方为面神经，前上为后半规管，下方为颈静脉球（图 10-1）。正常人内淋巴囊的位置变异很大，相当大一部分患者内淋巴囊偏下偏内,接近颈静脉球。

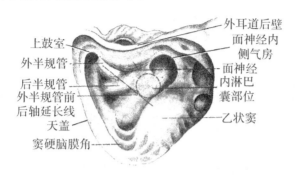

图 10-1 内淋巴囊在乳突腔投影标志(右)

正确识别内淋巴囊是手术成功的关键,尸头解剖中的内淋巴囊颜色偏白,表面有致密的放射状纤维纹理,质地较周围硬脑膜明显厚。在活体上内淋巴囊表面有较多的小血管。

(1)手术步骤

1)全麻后,仰卧,头偏健侧,耳后常规切口。

2)行乳突轮廓化,磨出水平及后半规管轮廓,不必磨出蓝线。

3)在后半规管走行的后方,Donaldson 线下方打开颅后窝脑板,暴露内淋巴囊,贴岩骨后面向前可探到前庭水管的外口。

4)切开内淋巴囊外壁:可做一蒂在前方的瓣,将其向前翻转,压到岩部后方,以保持引流通畅;也可做一前后走行切口,放置各式引流管。

5)放置引流,分层缝合切口,包扎。

(2)主要并发症

1)感音神经性耳聋:一般是后半规管损伤,一旦出现应取筋膜修补;有 $1\%\sim2\%$ 患者后半规管未暴露,手术过程也顺利,最后也出现感音神经性聋,原因不明,可能是切开内淋巴囊后,对内耳有骚扰。

2)脑脊液瘘(3%)、脑膜炎:多为寻找内淋巴囊时,误切脑膜所致,术中脑膜撕裂应缝合修补。

3)面瘫($0\sim4\%$):当乙状窦前移时,内淋巴囊不易找到,向前扩充视野时,易损伤面神经垂直段。术中应注意面神经标志,操作仔细。

4)颈静脉球损伤:在低位内淋巴囊时易发生,一旦出现,用大块明胶海绵塞入撕裂处(勿全部塞入血管中),压迫止血。

2.内淋巴囊蛛网膜下隙引流术 由于内淋巴囊乳突引流术的切口或引流管常

会膜性封闭,House于1962年首先介绍了内淋巴囊蛛网膜下隙引流术,即将内淋巴液从内淋巴囊引流到蛛网膜下隙。而后,Shea(1966)、Brackmann(1987)、Luetje(1988),Gardener和Aglan(1988)相继介绍了此种手术的各种改进型手术。根据Brackmann和Nissen(1987)的分析:内淋巴囊乳突引流与内淋巴囊蛛网膜下隙引流术在眩晕控制、听力保存、改善耳胀满感及耳鸣方面无明显区别。

(1)手术步骤

1)同内淋巴囊乳突引流术1。

2)同内淋巴囊乳突引流术2。

3)同内淋巴囊乳突引流术3。

4)在内淋巴囊上缘切开内淋巴囊外壁,暴露其内壁后,并做一横行切口,此时脑脊液外流,随即放置硅胶引流管,不要伤及小脑表面的血管。

5)回复内淋巴囊外壁,外壁切口用颞肌筋膜覆盖,用脂肪填塞乳突术腔(图10-2)。放置引流,分层缝合切口,包扎。

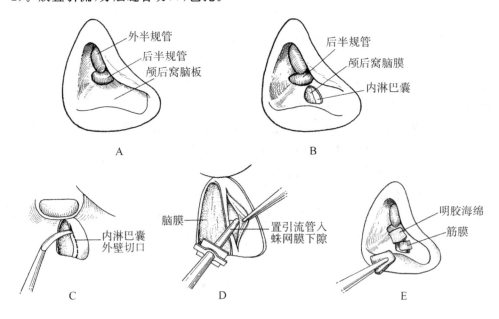

图10-2 内淋巴囊蛛网膜下隙引流术

(2)主要并发症:同内淋巴囊乳突引流术。

3.内淋巴囊减压术 1966年Shambaugh首先介绍了这种手术,即内淋巴囊、乙状窦(从窦脑膜角到颈静脉球)的广泛减压,然后用颞肌填塞术腔.该手术对内淋巴囊缺血的患者取得了较好疗效,机制不明,有以下假说:①内淋巴囊周围压力减轻;②内淋巴囊及周围区域新血管再生;③内淋巴与内淋巴囊及其周围之间的被动扩散吸收增强。该手术的主要优点在于:手术操作相对简单,无须精确定位并切开内淋巴囊,从而避免误切脑膜、后半规管损伤以及感音神经性聋。GrahamKemink(1984)报道了49例减压术:70%眩晕消失,10%眩晕明显减轻,听力改善21%,听力稳定的有65%,没有全聋发生,而内淋巴囊乳突引流术并发全聋的发生率即使在世界最著名的耳鼻喉科也在1%～2%。Wright比较内淋巴囊减压术与内淋巴囊乳突引流术,发现:在控制眩晕方面,后者稍好;在听力改善方面,两种手术效果一致。Brown(1983)比较各种内淋巴囊手术与迷路切除的效果,发现内淋巴囊减压术的手术效果最好。Huang(1987)发现:仅内淋巴囊的局限性减压没有包括乙状窦、颈静脉球广泛的减压效果好。

(1)手术步骤

1)全麻后,仰卧,头偏健侧,耳后常规切口。

2)行乳突轮廓化,磨出水平及后半规管轮廓,不必磨出蓝线。

3)去除内淋巴囊、乙状窦(从窦脑膜角到颈静脉球)表面的骨质,进行广泛减压,然后用带蒂的颞肌填塞术腔,放置引流,分层缝合切口,包扎。

(2)主要并发症:同内淋巴囊乳突引流术。

4.再次内淋巴囊手术　对于内淋巴囊手术失败的患者有必要再次手术,是再次内淋巴囊手术?还是选择迷路切除或前庭神经切断术?目前认为再次内淋巴囊手术简便易行,较之迷路切除或前庭神经切断术效果好,应优先考虑。House(1997)报道:在788例内淋巴囊蛛网膜下隙引流术患者中有81例再次手术,术中发现内淋巴囊内纤维组织增生及胶状物质堵塞引流管,分解黏连后,可换新引流管。再次手术病例中55%眩晕消失,29%改善;30%听力改善,19%听力稳定。Paparella(1988)报道:7%的内淋巴囊乳突引流术患者需再次手术,22例再次手术中12例眩晕完全消失,10例改善,13例听力改善,9例稳定。术中发现骨质增生、囊外瘢痕堵塞内淋巴流入乳突的通道。

二、前庭神经切断术

前庭神经切断术的特点是:①破坏性;②选择性。以清除眩晕及保存听力为目标。但是对于MD保存听力的手术,内淋巴囊手术是首选,而且对于内淋巴囊手术失败的患者可再次手术,而前庭神经切断术在听力保存方面并不优于内淋巴囊手术,因此前庭神经切断术对早期MD并不是通常考虑的。一般在听力很差或在实用水平以下,保守治疗及内淋巴囊手术无效时才考虑。

Frazier(1904)首次通过颅后窝切除第Ⅷ脑神经来治疗 MD。Mckenzie(1931)切除第Ⅷ脑神经的前庭神经部分治疗 MD。Dan-dy(1932)报道了 624 例前庭神经切断术,在当时是最多的,但由于较高的面瘫及耳聋发生率,在 Dandy 之后前庭神经切断术被迷路破坏术取代。Schuknecht(1956)及 Cawthorne(1957)创立了前庭神经切断术的当前式式,大幅度地降低了并发症发生率,使该手术获得了新生。W.House(1961)开创了颅中窝途径前庭神经切断术。Fish(1977)及 Glasscock(1984)改进了颅中窝技术(包括切除 Scarpa 神经节),取得了较好的眩晕改善及听力保存率。由于手术技巧上的极高要求,颅中窝途径前庭神经切断术在美国及欧洲从未受到普遍的欢迎。Silverstein(1979)采用经乳突迷路后入路,1987 年采用迷路后乙状窦后联合入路。目前在美国绝大多数前庭神经切断术通过颅后窝途径完成,

1.适应证 ①单侧 MD,包括复发性前庭神经炎、创伤性迷路炎等其他非 MD性眩晕,当系统保守治疗无效,患者生活工作受到极大干扰,患者强烈要求手术时才考虑外科治疗。②对于不能控制的顽固耳鸣,在做前庭神经切断的同时切断耳蜗神经可缓解 2/3 患者的耳鸣。

2.禁忌证 ①双侧前庭病变所致的眩晕;②由唯一有听力耳侧病变所致的眩晕;③中枢性眩晕;④全身情况差;⑤超过 60 岁不考虑颅中窝入路,颅后窝途径可在较大年龄的患者身上采用。

前庭神经切断术有颅中窝和颅后窝途径,颅后窝途径包括:①迷路后;②乙状窦后;③迷路后乙状窦后联合入路。

(一)颅中窝进路

House(1961)开创了颅中窝途径前庭神经切断术,极大地丰富了前庭神经切断术的内容。Fish(1977)及 Glasscock(1984)改进了颅中窝技术(包括切除 Scarpa神经节),取得了较好的眩晕改善及听力保存率。Silverstein(1972~1978)报道 27例,93%眩晕完全缓解;22%听力减退 10~26dB,8%全聋,92%听力得以保存,其中 78%与术前在一个水平;3 例患者暂时性面瘫,后完全恢复。

1.手术步骤

(1)全麻后,仰卧,头偏健侧,术者位于患者头端,颅中窝途径常规切口:耳轮前 0.5~1.0cm,从颧弓平面垂直向上延伸 7cm。

(2)切开颞肌筋膜,从骨面上连同骨膜一起分开颞肌,暴露颧弓根及颞鳞部,靠近颧弓根水平做骨窗,骨窗的前 2/3 位于骨性外耳道前壁延长线之前,后 1/3 位于

骨性外耳道前壁延长线之后,骨窗 3cm×4cm。骨瓣保存在生理盐水中。

（3）沿颞骨岩面抬起颞叶及脑膜,暴露棘孔、岩大浅神经、弓状隆起。轻磨弓状隆起,露出上半规管蓝线。沿上半规管蓝线走行前 60。角假想线打开内听道的上壁,约占周长的 1/3,勿暴露面神经迷路段,切开硬脑膜,暴露内听道全长。

（4）正常人垂直嵴分隔前上方的面神经与后上的前庭上神经,水平嵴分隔前庭上下神经,前庭神经内段膨大形成 Scarpa 神经节。切断面神经前庭上神经吻合支,切断前庭上下神经,包括切除 Scarpa 神经节,但保留前庭下神经椭圆囊支。如为重度感音神经性聋伴严重耳鸣,可切除一段蜗神经。

（5）用带蒂颞肌筋膜填塞内听道缺损,防止脑脊液耳漏,回复颞叶及骨瓣,放置引流,分层缝合切口,包扎。

2.主要并发症

（1）感音神经性聋:因蜗神经或耳蜗血供受损,发生率为 8%。

（2）脑脊液瘘、脑膜炎:术中带蒂颞肌筋膜填塞内听道缺损,用肌肉或脂肪填塞开放的乳突气房,另外可采取利尿、腰穿放脑脊液来促使瘘口封闭。严格无菌技术,杜绝脑脊液瘘及围手术期预防性抗菌药物的应用,是防止发生脑膜炎的根本措施。

（3）面瘫:多为暂时性,可用激素治疗;如面神经断离可行面神经吻合或移植。

（4）硬脑膜外血肿:术中将硬脑膜固定在骨瓣边缘,关闭术腔之前硬脑膜表面彻底止血。若术后出现头疼、意识障碍,应想到硬脑膜外血肿的可能,及时行 CT 检查,手术止血。

（5）脑水肿:多发生在术后 48h 之内,术中颞叶受压创伤所致,给予甘露醇及地塞米松治疗。

（二）迷路后前庭神经切断术

迷路后前庭神经切断术是从迷路后乙状窦前暴露脑桥小脑角,选择性地切断前庭神经的一种术式,此术式对小脑损伤小,手术安全、直接,不足之处在于视野小,不能直接看到内听道。Silverstein1972～1978 报道 78 例,88% 眩晕完全缓解,7% 部分缓解;37% 的术后纯音听力保存在术前听力 10dB 以内,语言识别率保存在术前识别率 15% 以内,另外 23% 有大于 10dB 的纯音听力改善或 15% 的语言识别率改善,在 60% 的患者听力保存在术前水平。

1.手术步骤

（1）全麻后仰卧,头偏健侧,耳后切口。

（2）行乳突轮廓化,磨出水平及后半规管轮廓,不必磨出蓝线。

(3)在后半规管后方,去除内淋巴囊、乙状窦表面的骨质。

(4)在乙状窦前缘切开硬脑膜,放脑脊液,放置特制的颅后窝牵开器,暴露脑桥小脑角及进入内听道的耳蜗、前庭神经及面神经。

(5)鉴别耳蜗、前庭及面神经:脑桥小脑角到内听道蜗神经、前庭神经及面神经的位置发生了转位,从术者的角度,后方为耳蜗前庭神经,蜗神经在上,前庭神经靠下,它们粗看像一根神经,在显微镜下可看清两者之间的缝隙,但越靠近脑干两者越难分;两者之间颜色也有细微区别,前庭神经更灰暗,也有人用面神经刺激器、ABR 来鉴别神经。前方为面神经,在 3 束神经之间有一较细的中间神经。

(6)靠近内听道分开前庭蜗神经,切断前庭神经。

(7)严密止血后缝合硬脑膜,乳突腔填以脂肪,放置引流,分层缝合切口,包扎。

2.主要并发症

(1)感音神经性耳聋:误伤蜗神经或耳蜗血供受损。

(2)脑脊液瘘:发生率较高,约 10%,主要是硬脑膜缝合时张力较大所致,必要时可用颞肌筋膜修补,手术结束时,必须严密封闭鼓窦入口,并用肌肉或脂肪填塞乳突术腔,术区加压包扎 1 周以上。另外可采取利尿、腰穿放脑脊液来促使瘘口封闭。

(3)面瘫:多为暂时性,可用激素治疗。如面神经断离可行面神经吻合或移植。

(4)小脑前下动脉后下动脉及 Dandy 静脉出血:会导致严重后果,术中谨慎操作,切勿损伤。

(5)硬脑膜外血肿:关闭术腔之前硬脑膜表面彻底止血。若术后出现头疼、意识障碍,应想到硬脑膜外血肿的可能,及时行 CT 检查,手术止血。

(6)脑水肿:多发生在术后 48h 之内,给予甘露醇及地塞米松治疗。

(三)乙状窦后前庭神经切断术

乙状窦后进路相对迷路后进路有以下优点:①视野大,能看到内听道开口;②硬脑膜缝合时张力小,脑脊液漏发生率低。该进路更适合慢性乳突炎、硬化乳突及乙状窦前移的患者。在 1990 年以前在美国通常还将内听道后壁磨到单孔神经管处,前庭上及单孔神经在此平面被切除。但术后 75% 常遗留头疼,估计是骨渣进入蛛网膜下隙引起蛛网膜炎所致,目前已较少应用。Silverstein 1972～1978 报道 14 例,90% 眩晕完全缓解,71% 的患者听力保存在术前水平。

1.手术步骤

(1)全麻后,仰卧,头偏健侧,耳后切口。

(2)在乙状窦投影以后,横窦投影以下做 3cm×3cm 的骨窗。

(3)切开硬脑膜,放脑脊液,将小脑半球推向后内方,暴露脑桥小脑角池及进入内听道的耳蜗、前庭及面神经。

（4）靠近内听道口分开前庭蜗神经，切断前庭神经。如不能分开蜗神经及前庭神经，可进一步磨开内听道后壁到单孔神经管处，再切断前庭神经；也可在靠近脑干处切断第 8 对脑神经的上半部。

余同迷路后前庭神经切断术。

2.主要并发症　本术式显露小脑半球较多，术中须推压之，有损伤小脑表面血管及脑组织，引起出血及脑组织肿胀之可能性，应特别警惕，其他同迷路后前庭神经切断术。

（四）迷路后乙状窦后联合入路

1987 年 Silverstein 开创，目的是希望能紧密缝合硬脑膜，暴露内听道，使手术过程更顺畅。Silverstein 报道 124 例，眩晕控制效果与迷路后进路相同，而听力保存效果更好，85％保持在术前水平，另外 7％听力有较大改善。

1.手术步骤

（1）全麻后，仰卧，头偏健侧，耳后切口.

（2）行乳突轮廓化，去除乙状窦表面的骨质；从横窦到颈静脉球，乙状窦后硬脑膜暴露 1.5～2.0cm。

（3）距乙状窦后缘 3mm，平行乙状窦切开硬脑膜，放脑脊液，牵拉乙状窦前移，暴露脑桥小脑角及进入内听道的蜗神经、前庭神经及面神经。

余同乙状窦后前庭神经切断术。

2.主要并发症　同迷路后前庭神经切断术。

三、迷路切除术

1895 年 Jasen 首先介绍了迷路切除术，当时他在给一例慢性中耳炎的患者行乳突根治时，通过打开外半规管去除了迷路的神经上皮，1900 年，Lake 及 Milligan 也报道了通过外半规管去除迷路神经上皮的操作。1903 年 Crockett 报道了经耳道，取出镫骨，经前庭窗去除部分迷路上皮的操作。1948 年 Lempert 提倡取出镫骨后吸出前庭内容物。以上为迷路切除术开创初期的原始术式，迷路切除术的现代术式是由 Schuknecht（1957）及 Puleck（1969）开创的。Schuknecht 开创了经耳道途径，先行镫骨切除术，再行迷路切除术。Puleck 开创了乳突径路迷路切除术。这两种术式至今未有改变。从理论上说迷路切除术如有神经上皮残留可能形成创伤性神经瘤，会复发眩晕，为避免这一理论上的并发症，目前很多作者在行迷路切除的同时切断第Ⅷ对脑神经。迷路切除术(包括或不包括神经切除)的眩晕治愈率为90%～97%。

1.手术适应证 单侧MD,也包括复发性前庭神经炎、创伤性迷路炎等其他非MD性眩晕,伴重度感音神经性听力下降,系统保守治疗无效,患者生活工作受到极大干扰,强烈要求手术时才考虑选用迷路切除术治疗。

听力下降的手术指征,不同的作者有差异。普通为:言语识别阈须高于50dB,语言识别率须小于50%。有些作者提出了更严格的标准:Nadol和Mckenna言语识别别高于75dB,语言识别率小于20%,Silverstein言语识别阈高于80dB,语言识别率小于20%。

2.禁忌证

(1)双侧前庭病变所至的眩晕。

(2)由唯一听力耳病变所至的眩晕。

(3)中枢性眩晕。

(4)全身情况差。

(5)估计术后无代偿能力的患者,如高龄、视力差、严重的关节炎、严重的神经肌肉病变导致功能障碍等。

(一)经耳道途径迷路切除术

该手术不须凿开乳突和打开半规管,创伤小,术后不遗留术腔,无须经常换药,是最直接、最简便的手术。

1.手术步骤

(1)全麻后仰卧,头偏健侧,耳内式镫骨手术切口。

(2)翻开皮瓣,进入鼓室,磨除上鼓室盾板及部分外耳道后壁,暴露卵圆窗、圆窗及鼓岬。

(3)摘除砧骨和镫骨,亦可只摘除镫骨,磨除卵圆窗及圆窗间的骨质,广泛暴露前庭池。

(4)切除球囊及椭圆囊斑神经上皮,然后用直角钩伸入前庭,向前上破坏前半规管壶腹,正上破坏外半规管壶腹,后下破坏后半规管壶腹。因后半规管壶腹不易达到,国外一些作者常同时行后壶腹神经(单孔神经)切断:磨除圆窗龛,暴露圆窗膜,紧靠圆窗下壁向后下内磨一圆盘状凹陷,深度1～2mm即可见到单孔神经,予以磨除。

(5)切除神经上皮后,内耳可滴入无水乙醇,或放入蘸以氨基糖苷类抗生素的明胶海绵,再用中胚叶组织充填前庭术腔。

(6)回复外耳道皮瓣,碘仿纱条填塞耳道。缝合切口,包扎。

2.主要并发症

(1)眩晕:迷路切除术如有神经上皮残留将导致创伤性神经瘤,眩晕会复发,为避免这一并发症,目前很多作者在行迷路切除的同时切断第Ⅷ对脑神经。

(2)脑脊液瘘:术中刮除球囊斑时应小心,前庭内壁较薄,易于损伤。一旦穿破,则发生脑脊液漏。如发生,用肌肉或脂肪填塞开放的前庭。

(3)面瘫:迷路切除时面神经水平及垂直段易损伤,术者应熟悉面神经标志,术中谨慎操作,如面神经被断离可行面神经吻合或移植。

(二)乳突径路迷路切除术

1.手术步骤

(1)全麻后,仰卧,头偏健侧,耳后常规切口。

(2)行乳突轮廓化,磨出水平、前及后半规管轮廓。

(3)磨开3个半规管,在面神经管深面进入前庭池,剔除膜半规管及前庭池内之神经上皮。

(4)用带蒂的颞肌填塞术腔。放置引流,分层缝合切口,包扎。

2.主要并发症　同经耳道途径迷路切除术。

(三)经耳道途径迷路及第Ⅷ脑神经切除术

1.手术步骤

(1)全麻后,仰卧,头偏健侧,耳内式镫骨手术切口。

1)轮廓化乳突腔。

2)磨开三半规管,切除膜迷路。

3)切除前庭池内之球及椭圆囊斑,暴露前庭底

(2)翻开皮瓣,进入鼓室,磨除上鼓室盾板及部分外耳道后壁,暴露卵圆窗、圆窗及鼓岬。

(3)摘除砧镫骨,磨除卵圆窗及圆窗间鼓岬的骨质,广泛暴露前庭池。

(4)切除球囊及椭圆囊神经上皮,然后用直角钩伸入前庭,前上破坏上半规管壶腹,正上破坏外半规管壶腹,后下破坏后半规管壶腹。

(5)磨除圆窗龛,暴露圆窗膜,紧靠圆窗下壁向后下内磨一圆盘状凹陷,深度1～2mm即可见到后壶腹神经(单孔神经),跟踪它到内听道,显露和切除水平嵴,磨开内听道后下部,打开耳蜗基底转以鉴别蜗神经,打开硬脑膜,切断蜗神经及前庭神经。

(6)用颞肌填塞前庭术腔,防止脑脊液漏。

(7)回复外耳道皮瓣,碘仿纱条填塞耳道。缝合切口,包扎。

2.主要并发症　此术式有损伤面神经迷路段的可能,应注意防范,此外同经耳

道途径迷路切除术。

四、良性阵发性位置性眩晕的外科治疗

1921 年 Barany 首先把 BPPV 作为一种特殊的疾病来描述。1962 年 Schuknecht 发现 BPPV 患者患耳的后半规管壶腹有嗜碱性的物质沉积,1969 年他提出了壶腹嵴顶结石症的假说。Hall(1979)及 Epley(1980)修正了 Schuknecht 的理论,提出了半规管结石症的假说。

BPPV 通常是一种自限性疾病,病程从数星期到 6 个月不等。但是有 15%~20% 的患者会发展成为顽固的反复发作的眩晕。在 BPPV 的治疗上,药物治疗收效甚微;"前庭体操"是主要的治疗方法。对于少部分系统保守治疗 12 个月无效的患者,患者生活工作受到极大干扰强烈要求手术时,才考虑外科治疗。

1972 年 Gracek 介绍了第一例单孔神经切断术,从理论上说是一理想的手术方式,但是在技术上难度较大。在其后的大宗病例报道上,Silverstein 和 White 获得了 79% 的眩晕完全缓解率,感音神经性聋的发生率为 9%;Meyerhoff 报道:眩晕完全缓解率 88%,感音神经性聋的发生率为 9%。1990 年 Parnes 和 McClure 首次报道了 BPPV 的另一变通手术:后半规管堵塞术。随后 An-thony(1993)、Hawthorne(1994)、Kartusch(1995)等陆续报道后半规管堵塞术的手术效果,眩晕缓解率接近 100%。在所有报道的病例中,仅 Anthony 报道 1 例感音神经性聋,总发生率为 1.8%。疗效明显优于单孔神经切断术。

(一)单孔神经切断术

单孔神经即后壶腹神经,是前庭下神经的分支,其远段平行于圆窗膜的后半部,在圆窗龛的内面。有学者通过对颞骨的连续切片进行三维重建发现:后壶腹神经长 6.32mm,圆窗龛的后下方后壶腹神经距圆窗龛最近,是暴露神经的最佳部位,此点距圆窗膜中点的平均距离是 1.7mm,两点的连线与圆窗膜下边缘的夹角是 38.07°。圆窗龛到圆窗膜的距离:上 1.43mm,后 2.41mm。Rudolf(1996)通过颞骨解剖发现:后壶腹神经长 4.2mm,直径 0.6mm,7/25 不能通过耳道途径暴露后壶腹神经,因此他认为经耳道途径单孔神经切断术只能在部分病例上实现。

手术治疗适用于病程在 1 年以上,保守治疗无效、活动严重受限者。病史不到 1 年者仍宜继续观察,采用保守治疗,除非症状明显、严重影响患者工作和生活,并经 Hallpike 位置试验、脑 CT 及 MRI 排除其他病变者可行手术治疗。

1.手术步骤 后壶腹(单管)神经切断术其具体操作方法如下(图 10-3):在局

麻下按耳内式镫骨手术切口,掀起皮肤鼓膜瓣,进入鼓室,暴露鼓室后下部。必要时磨去外耳道近鼓室处部分骨壁以暴露圆窗龛,若露出面神经乳突段的鞘膜,应注意避免损伤。用微型 1mm 金钢钻小心磨除龛上缘的悬垂部骨质,直至能完全看清圆窗龛为止。圆窗龛的后上部比较隐蔽,因为它与手术者的视线是平行的,轻晃镫骨可见圆窗膜同步运动有助识别。龛内细小的黏膜皱襞应尽量清除。用微型钻头在紧靠窗膜后上缘的略下方将鼓岬骨壁钻一小洞,钻磨的方向应指向后半规管的壶腹和内听道之间,深 1.5~2mm,即可暴露单管和其内的神经。磨除龛窝骨质的高度切勿超过圆窗水平,以免误入耳蜗基底周,造成感音神经性聋。当用电钻磨除龛底暴露神经时,患者可感到眩晕和(或)疼痛。用小直角钩针探入单管,借患者对刺激神经的反应,可判断神经的位置并将其完全切断。最后恢复耳道皮肤鼓膜瓣的位置,骨性耳道内填以明胶海绵及碘仿纱条,缝合切口,用小纱块填压包扎 1 周。

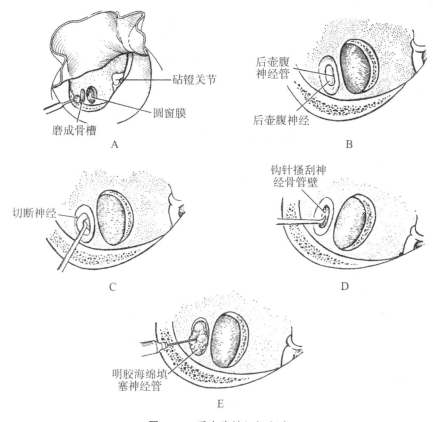

图 10-3　后壶腹神经切断术

术后患者有不同程度的眩晕和自发性垂直眼震,兼有旋转性成分,一般 24h 后消失,Hallpike体位试验呈阴性。大部分患者遗留有非疲劳性眼震和不稳感,可能是后半规管失能后小脑蚓部的代偿性表现。术后患者可在2~4d后出院,2~3周后即可恢复工作,治愈率可达94%。以下原因可能引起手术失败:①诊断有误,常将中枢性位置性眼震误为BPPV;②适应证选择有误,对上半规管或外半规管性BPPV做了后壶腹神经切断术。目前许多学者认为本手术虽然有效,但手术技术难度大,失败率与并发症发生率均较高,在个别患者甚至不能找到后壶腹神经,这与该神经的位置变异较大有关。

2.主要并发症

(1)感音神经性耳聋:误伤圆窗膜所致。

(2)脑脊液瘘:搔刮后壶腹神经管时,易发生脑脊液漏。如发生,用骨蜡填塞神经管。

(3)面瘫:磨除部分外耳道后下壁时,易损伤面神经垂直段。术者应熟悉面神经标志,术中谨慎操作,如面神经被断离可行面神经吻合或移植。

(二)后半规管堵塞术

由Parnes等于1990年创用。其目的在于通过封闭嵴顶与阻塞部位间的液体空间,使嵴顶处于生理学固定状态。术前常规行听力学检查,本手术不宜用于仅一侧耳听力保存者或听力相对较好耳。颞骨高分辨率CT扫描有助于确定解剖结构,排除并发症,并利于确定是否能经乳突径路到达后半规管。有中耳炎病史者术前应用广谱抗生素,而急性或亚急性中耳炎是本手术的禁忌证。

手术步骤:病人经全麻,仰卧位,头转向健侧45°,耳后皮肤切口暴露并开放乳突,勿须确定天盖或二腹肌嵴。找到后半规管后,用电钻画出其轮廓。从外半规管向后画一假想线,在与后半规管(PSC)相交处,用微型金钢钻(0.7~1mm)开一1mm×3~4mm的骨窗。选择此点是因为它距壶腹和椭圆囊均相对较远,不易伤及它们。开窗时不应直接磨穿骨壁,要先从周围磨起以出现"蓝色"窗框线为度,然后将磨出的"骨岛"揭除。外淋巴腔开放后宜用细棉条吸除淋巴液,切勿用吸引器直接对骨窗吸引。此时膜迷路的轮廓和边界不易分清,吸除外淋巴液后可见到膜半规管塌陷。看清膜半规管后,将用纤维蛋白胶合均匀的骨屑团或筋膜块经骨窗填满PSC管腔,将膜半规管紧压在窗孔对面的骨壁上。膜半规管韧性很强,只要不施以剪切力,一般不易破裂。填入管腔内的骨屑将会骨化而引起半规管内的完全而永久的阻塞。若没有纤维蛋白胶,可用骨膜、筋膜、骨蜡或凝血块代替。最后另用一筋膜片盖在骨窗外,其周边用生物胶粘合以防发生外淋巴漏。部分患者术后有短暂的不同程度的听力下降,数天后即恢复,另有部分患者则出现眩晕及水平性眼震,1周内即有显著改善,6～8周内完全消失,这可能与局部轻微的迷路炎或迷路部分失能后的代偿有关。患者平均住院2～5d。

Anthony(1990)用氩激光行半规管开窗阻塞术,经动物实验证实,其作用是通过烧灼骨半规管,由其热效应造成膜半规管局部纤维化而闭塞,从而减少内淋巴流动而实现的,不过存在着半规管闭塞不完全的可能。为此,Kartush等(1995)应用CO_2激光行半规管开窗阻塞术,即在用电钻磨除半规管骨质形成开窗后,用0.5w,0.1s,$600\mu m$点径的CO_2光直接烧灼膜迷路,使膜半规管皱缩闭塞。此法在术中即可迅速、完全地闭塞膜半规管,且降低了膜半规管穿孔和内淋巴漏的危险,减小了迷路创伤和术后发生感音神经性聋的可能。

五、微血管减压术

MVD治疗眩晕的理论基础是根据其他脑神经微血管压迫综合征如:半面痉挛、三叉神经痛推断出来的。MVD治疗眩晕的历史可追溯到20世纪初,1928年Dandy报道一MD患者:在其第8对脑神经上有一异常血管横过。1年后另一神经外科医生将这条血管夹闭,患者症状无改善,这是有记录的第一例MVD。6年后Dandy第一个推测三叉神经痛与微血管压迫有关。36年后由于Janetta的工作(1970),脑神经微血管减压术成为治疗半面痉挛、三叉神经痛及舌咽神经痛的一个有效的手段。1975年Janetta首次报道了MVD治疗眩晕的大宗治疗结果。Janetta提出了一个新的眩晕综合征,即失能性位置性眩晕(简称为DPV),认为这类眩晕是由于微血管搏动性压迫、刺激位听神经易感区所致。

但这一推理始终没有得到广泛接受。Adams(1989)提出正常人中血管襻与脑神经相接触的情况是普遍存在的。Sunderland(1948)报道面神经在神经根进入区与微血管接触的比例是12%。Hardy和Rhoton(1978)对无三叉神经痛的患者的尸检发现:60%的三叉神经有血管压迫,20%是双侧压迫。

但MVD的支持者提出了如下理论:脑神经微血管压迫综合征的原发病变在中枢,可能在前庭核,主要表现为中枢截断性抑制的降低。由于神经元传递的易化,使受微血管波动性压迫的前庭神经产生的活动信号异常放大、畸变,从而产生眩晕。还提出神经根进入区是脑神经最易受血管压迫的区域,也是脑神经中枢部与周围都髓鞘相交的区域,三叉神经的神经根进入区距脑干0.5～1.0cm,而第8对脑神经的神经根进入区延伸到整个颅内段。

Moller(1990)报道41例第8对脑神经微血管减压术患者:48%的患者效果

好,28%改善,14%轻微改善,10%无变化。

1.DPV 的诊断　持续存在的严重的位置性眩晕或不稳感,使患者生活不能自理,其他的伴随症状包括:恶心、耳鸣等。ABR 示Ⅱ波潜伏期延长或Ⅱ波分裂,Ⅲ～Ⅴ波潜伏期正常。

它与良性阵发性位置性眩晕(BPPV)有明显区别。BPPV 是头偏向一侧时发生的短暂的、强烈的眩晕。而 DPV 是任何方向的头部移动都能诱发,持续性、无疲劳性是其特点。

2.手术步骤

(1)全麻后,仰卧,头偏健侧,耳后切口。

(2)在乙状窦投影以后,横窦投影以下做一3cm×3cm 的骨窗。

(3)切开硬脑膜,放脑脊液,将小脑半球推向后内方,暴露脑桥小脑角池及进入内听道的蜗神经、前庭神经及面神经,检查有无小脑前下动脉血管襻压迫前庭神经;

(4)将明胶海绵或筋膜隔于血管与神经之间,若为静脉可凝固、切断,余同迷路后前庭神经切断术。

3.主要并发症　同迷路后前庭神经切断术。

六、听神经瘤伽玛刀治疗

听神经瘤是桥小脑角最常见的良性肿瘤,传统的治疗是开颅手术。自 1988 年开始运用伽玛刀这一手段治疗听神经瘤以来,全世界已治疗 11201 例病例。取得了良好的效果。目前对于 3cm 左右的听神经瘤,伽玛刀和显微外科已成为一种交替治疗方法。

1.病人的选择

(1)肿瘤最大直径 3cm 左右。有部分囊变者可适当放宽。

(2)年龄较大和全身情况不能承受全麻开颅者,可首选伽玛刀治疗。

(3)术后残瘤、术后复发者且无明显脑干受压者。

(4)欲保持面、听神经功能者。

(5)伴有严重三叉神经痛者建议显微外科手术。

2.定位方式选择

(1)MR+CT(骨窗位)。

(2)CT(骨窗位):安装头架时注意避免伪影。

3.计量计划原则　根据病灶大小选择不同大小准直器。一般采用 50％等剂量曲线覆盖肿瘤,不主张使用太高的等剂量曲线。合理运用准直器数量及权重大小,才能获得满意的计量计划,并最大限度发挥放射生物效应。最终产生一个满意的类似病灶容积的放射灶(三维像)周边剂量 10.5～15Gy(参考剂量)。内听道为骨性管道,无代偿空间,建议内听道内剂量略低。

4.术后处理

(1)伽玛刀结束后用 20％甘露醇 250ml＋地塞米松 5mg 静滴一次,以减轻急性放射反应。

(2)预防性抗菌素:例:林可霉素 0.6g 肌肉注射一日二次×2 天。神经营养剂。对症治疗。

5.随访　二年内每半年对病人随访一次,详细对病人进行神经系统检查,尤其是面、听及三叉神经的评分。并做影像学检查。(建议做头颅 MR 平扫＋增强)。若二年后肿瘤缩小或大小不变者,一年后再随访影像学检查。若三年后肿瘤仍缩小或大小不变者可二年、四年、八年、十六年间隔随访。不少病人(尤其是肿瘤有部分囊变者),伽玛刀治疗后 6 个月左右,影像学检查显示肿瘤中心强化减弱,体积可明显增大是属正常的病理变化过程,只要病人症状没有明显加重、不伴有颅内压增高。不必视为"肿瘤增大、治疗无效,而行外科手术治疗",可继续随访。一般判断治疗是否有效的界线为伽玛刀治疗后 2 年。

6.并发症

(1)面神经:术后不同程度的面神经瘫痪一般发生在治疗后 3～6 个月期间。一旦发生尽早治疗(激素、神经营养剂、理疗等,多数能不同程度恢复),实际的永久性面瘫发生率 2％左右。

(2)听神经:术后听力可能下降 10～20 分贝,听力保持率取决于术前听力水平,听力保存约 51％左右。

(3)三叉神经:术后面部感觉减退、麻木者约 6％左右,通常症状较轻,一般三叉神经运动支不受累及。

(4)耳鸣:难题小脑症状交通性脑积水:约 5％的病人可发生交通性脑积水,主要与本病特点脑脊液蛋白增高、吸收障碍有关。可行 v-p 分流。

第十一章　前庭康复治疗

早期的前庭康复,多以群体性平衡运动的方式进行,始于半个世纪之前。现代的前庭康复是随着科学技术的进步和基础研究的发展,在深入认识康复机制的基础上,产生的新一代前庭康复治疗技术。由于更具针对性且前庭功能恢复的疗效显著,近十几年来得到广泛的认同,成为一种广为接受的非药物性、非创伤性、物理性康复治疗方法。

大量随机研究通过不同治疗方法的对比,发现前庭康复治疗比药物治疗和一般通用性运动效果更显著。前庭康复治疗(VRT)的疗效和价值在大量的临床实践中不断得到肯定。下面从几个方面介绍前庭康复治疗。

第一节　前庭康复的基础和机制

随着科学技术的进步基础研究的发展,对于促使前庭系统经过康复训练的方式得以恢复和改善功能的机制和原理有了深入认识。理解前庭康复的基础和机制对在康复治疗过程取得良好的康复效果有重要意义。

一、运动的重要性

前庭系统除了维持静态平衡之外,更重要的是维持人们在运动中的视敏度、头眼协调以及躯体平衡的系统。因此前庭系统不仅是感觉系统的一部分,也是运动系统的一部分,是人们日常生活不可缺少的一部分。生命在于运动,前庭系统的生命力也在于运动。动物实验发现,单侧前庭神经切除后,限制活动的动物比自由活动的动物,不但开始恢复的时间滞后,而且恢复过程也大大延长了。Igarashi 等发现(1989),单侧前庭神经切除后,运动的动物比不运动的动物前庭代偿产生的快,运动可加快前庭功能的恢复。人们的日常生活是由一系列活动构成的,没有这些活动,人们也就丧失了日常生活的很多功能。日常生活的活动需要前庭系统,前庭系统需要在日常活动中加强。怕晕、怕跌倒,避免运动的结果是限制了前庭功能的健康发展,形成恶性循环。头眼协同运动和身体运动是前庭康复的主要方式之一。为了在运动中达到强化前庭系统的作用,常常采用屏蔽其他系统的方式,以强化对前庭的刺激和训练。

二、频率特性

运动具有频率性,例如日常活动的频段范围在 $1\sim5Hz$,步行时头部运动的谐波可高达 12Hz 以上。人体不同系统对运动的反应也具有不同频率范围(图 11-1)。大多数系统作用于低频运动,因此在低频区,前庭与其他系统能够之间有较多重叠作用。但是高频运动主要依赖前庭系统,而且没有太多重叠。前庭系统的频率覆盖范围相对较宽,这种频率特性决定了前庭适应也具有频率特性。

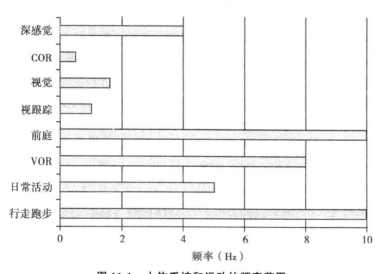

图 11-1　人体系统和运动的频率范围

人们日常生活的各种不同活动通常跨度较大,因此发生在较宽的频率范围,这样才能满足生活的各种需要。如果只在某个特定的频率进行康复训练,VOR 系统就只在这个特定频率产生适应。只有在不同速度、加速度和频率范围进行康复,并逐步增大速率和频率,产生较大范围前庭适应,才能更好地适应人们日常生活各种活动的需要,这是前庭康复的频率特性。高频容易产生较大的视网膜物像移动误差,可较大限度刺激 VOR 适应性。因此,高频段单侧损害对高频率性康复效果尤其好。

三、多系统模态交叉适应性代偿

人体平衡是多个系统共同作用的结果,一个系统损害了,可以通过其他系统的交叉适应性代偿,得到某种程度功能恢复,这是前庭康复的重要基础。参与平衡维持的反射和机制主要有:前庭反射、颈反射、视反射和认知机制。

1.前庭反射　是由前庭系统构成的反射,主要有以下 3 种反射:

(1)前庭眼动反射(VOR):是前庭终末器官经前庭核至眼动核团之间的反射,以维持固视,达到在运动中还能看清目标的目的。

(2)前庭脊髓反射(VSR):是前庭终末器官经前庭核至脊髓前角运动神经元之间的反射,达到在运动中维持躯体平衡的目的。

(3)前庭颈反射(VCR):是前庭终末器官经前庭核(VO 神经元)至颈丘之间的反射,产生头动反应,达到在运动中维持头位稳定的目的。

前庭反射系统的特点如下:①具有较多重叠结构:这是产生代偿的物质结构基础,例如,VOR 和 VSR 除对侧传导通路为主外,还有同侧传导通路为辅。前庭联合是连接两侧前庭核之间的传导通路,两侧的前庭核可以通过这个通路得到对侧的信息,以维持两侧前庭结构间的协同作用。因此,一侧的前庭结构损害了,还可以从另一侧前庭结构得到有关信息,这是交叉偶联性适应发生的基础。因此,单侧前庭损害比双侧前庭损害更容易通过康复得到功能恢复。②前庭介导的交叉偶联性适应:研究发现,两侧迷路毛细胞失活后,只对一侧前庭神经通过慢性电刺激提供外周运动信息,两侧前庭功能可同时得到恢复,这说明一侧的信息可以通过交叉偶联作用使另一侧也得到适应性变化。这种经前庭中枢介导的交叉偶联性适应,不仅可以发生在两侧前庭之间,3D 之间、还可发生在半规管与耳石之间。促进交叉偶联性适应也是前庭康复要达到的目的之一。③VOR 与 VCR 的协同作用:人们在日常活动或运动中,常常需要在转动头部的同时转动颈部以扩大固视的范围,此时需要 VOR 与 VCR 协同维持头位和固视。研究发现,VOR 损害后,前庭至颈丘的 VO 神经元活动增加,可能起到某种代偿作用。促进前庭颈反射的功能,是 VOR 康复的环节之一。

2.颈反射　颈反射是由颈部肌肉本体觉介导的反射,主要有:

(1)颈眼反射(COR):是通过颈肌本体觉传导产生的眼动反应。动物实验发现,刺激 $C_2 \sim C_3$ 背根时同侧外展核神经元兴奋性增高,麻醉 $C_2 \sim C_3$ 关节时这种反应消失。COR眼动远低于日常生活头动的常见频率。COR在正常人中几乎测不到,在单侧前庭功能病变时也很低,但在双侧前庭功能完全丧失时增高具有某种程度代偿作用,通常只在低频(0.5Hz)时起作用。但是切除 $C_1 \sim C_6$ 颈根后这种增高就消失了。不过与正常对照组比较,COR在鞭击综合征患者显著增高。

(2)颈脊髓反射(CSR):是由颈肌本体觉驱动的肢体反应,以及躯体位置改变导致的反应。CSR在某些情况下,可以辅助VSR起到调节运动张力的作用。但在头部可以自由活动时,两者趋向于互相抵消,以保证姿势平稳。

(3)颈颈反射(CCR):是颈部牵张反射,由颈肌深感觉引发肌肉收缩,抑制过度伸张造成的头部转动,以维持头相对于身体的位置。

本体觉介导的颈反射大都具有某些深感觉的特点:①颈部深感觉-前庭交互反应:研究发现,颈部深感觉与前庭之间存在着交互反应,前庭外周传入性损害后,前庭核内介导VOR反射的PVP神经元对颈部深感觉传入信号的敏感性升高,颈活动性增高,通过颈部深感觉传递的信息促进代偿性眼动。主动式头眼协调性前庭康复,可增加颈肌活动,提高颈反射参与机会。②深感觉大多对低频运动频率起反应:颈反射大多作用于低频反应区,只有CCR可对3~4Hz的运动频率起反应。高频运动还主要依靠前庭反射。

3.视反射　由视觉诱发或者与视觉相关的反射。例如,视-眼动反射和视-前庭交互反应等。

(1)反射性视眼动:是指通过脑干视眼动中枢,经视觉信号诱发的非随意性眼球运动。例如,经过脑干的跟踪运动前核团启动的视跟踪。在某种条件下可替代或代偿VOR。由于视跟踪大多在<1Hz发生作用,最好的跟踪速度为600/s。所以多在低频范围代偿,而不能在高频范围代偿。

(2)视眼动-前庭眼动系统间的交互反应:视眼动通路与前庭眼动通路共享脑干某些结构,因此两系统之间有交互反应。实验发现,VOR增益在光线等视觉刺激下可大幅提高。在黑暗中受损的VOR恢复延迟。这与视觉介导的视觉-前庭交叉偶联适应机制有关。因此视觉在前庭功能康复过程中起重要作用。

视反射的特点大多由视觉特性决定:①视觉介导的视-前庭交叉偶联适应是前庭代偿的重要机制之一。这种机制主要由视网膜影像误差信号驱动。②前庭误差信号介导的代偿性扫视。这种扫视与前庭眼动慢相方向一致,以提高有缺陷低下的VOR慢相,称之为前庭代偿性扫视(VCUS)。经过训练,VCUS可形成固化性反射,在VOR启动后的30~50ms内即可产生,代偿低下的VOR增益,使滞后眼速能跟上头速,保持清晰的动态视敏度。

4.认知机制 大脑皮质有巨大的可塑性,皮质区的功能扩展或传导通路的重组可使某些感觉模态保持正常。

(1)前庭-认知交互反应:实验证实,前庭与知觉认知间存在交互反应。研究发现,当头动的时候,即使在黑暗中,如果想象或记忆正前方有一个固定视靶,眼睛一直盯住这个想象或记忆中的视靶,可使头眼匹配程度得到调节,从而改善 VOR 增益。知觉利用外部环境信息反馈,建立一个可反映外部环境的内在模板,通过不断训练改善内在模板的运动功能状态,也可使 VOR 功能得到改善。这是经过知觉作用发生的代偿。

(2)传出信号副本的预测作用:前庭眼动反射或是视眼动反射,神经冲动在反射通路中传导至效应器的过程中,同时也把这个神经冲动的信号副本传至其他相关中枢,其他相关中枢可根据传出信号副本调节效应器的状态。如果在两个视靶间,按照一个固定的频率或模式,反复的扫视或跟踪,经过一定时间后,即使在视靶还没有出现,眼睛就会出现超前眼动,这即是在传出信号副本的基础上高级中枢发生的预测作用。前庭功能受损时,这种预测信号活动增加,以期起到代偿的作用。

(3)空间定位知觉:前庭信息是皮质空间定位知觉的重要信息来源。皮质尤其顶叶与前庭间的纤维联系在其中起重要作用。通过皮质空间知觉定位进行某些程度的代偿也是训练代偿的方法之一,例如,在一定空间内的视搜索。

四、视网膜影像误差

视网膜影像误差是眼动速度(实线)与头动(虚线)速度之间的落差。运动的时候,视网膜随头动也在运动之中,如果 VOR 低下,就会使反射到视网膜上的物体影像速度与视网膜移动速度之间产生误差。视网膜影像误差在$2°\sim4°/s$内时,能够获得最佳的动态视敏度,大于 $2°\sim4°/s$ 时,就会产生视觉模糊,动态视敏度降低。同理,如果视觉介导的眼动速度跟不上视觉目标的运动速度,也会产生视觉模糊,看不清要看的东西。对于前庭功能障碍者来说,这个误差信号也是引发 VOR 适应的主要驱动因素。误差越大,驱动力越大,以便保持适当的动态视敏度,即在运动中看清楚的能力。因此,视网膜影像误差对于保持前庭功能动态平衡极为重要。VOR 适应过程就是脑中枢通过增加 VOR 增益来试图减小视网膜物像误差的动态过程(图 11-2)。

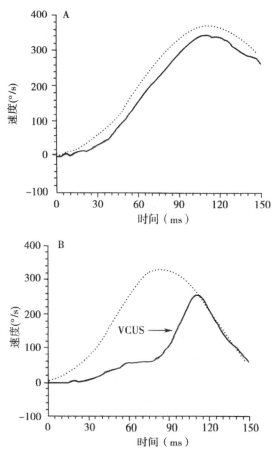

图 11-2　视网膜影像误差

研究发现,VOR 适应可在动物一侧迷路切除之后的第三天发生。前庭康复的机制之一,就是设法加大眼动与头动的落差,增加视网膜物象移动误差,驱动 VOR 适应的产生。能够提供视网膜误差刺激信号的康复方法,才能促进 VOR 适应调节的发生。短暂的误差刺激,即使只有 1~2 分钟,也有利于促使或诱发 VOR 适应。从小误差刺激开始逐步达到大误差刺激的方法,比一下子用大误差刺激的康复效果更好。其二,VOR 适应的动态过程就是经过中枢神经系统调节在运动中能看清楚的动态过程。是否能看得清视靶,是这个过程能否达到调节目标的重要指标。因此,前庭康复的视靶效应与康复效果直接相关。此外,视觉刺激是产生视网膜影像误差和引发 VOR 适应的必要前提,决定 VOR 动态功能状态的恢复程度。实验发现,一侧迷路切除后,暗室里的动物比术后即刻处于视觉刺激的动物,VOR

动态功能的恢复严重滞后并受到限制。即使只有 4 天,也对病侧的高频高速 VOR 动态功能恢复造成严重影响。固视和视觉刺激极为重要,越早给予视觉刺激,越早开始启动 VOR 和 VOR 适应,康复效果越好。

五、中枢神经系统的可塑性和 VOR 的适应性

研究发现,戴不同放大倍数的眼镜,经神经系统可塑性作用,VOR 增益可以发生相应的改变。戴上左右倒置的棱镜,经过一段时间,视觉左右倒置引起 VOR 反应的方向发生倒转。戴上放大镜片 15 分钟,50% 正常人的 VOR 增益随之发生适应性改变。戴上望远镜可逐步改变 VOR 初始反应。大量实验证明,神经系统具有很强的可塑性,可通过中枢调节使 VOR 发生适应性变化。例如,小脑通过绒球与前庭内侧核间的反馈环路在可塑性适应调节中起重要作用;小脑通过视束-下橄榄核-绒球通路接受视网膜影像误差信号,再通过降低或提高对前庭内侧核的抑制程度来提高或降低 VOR 增益。切除小脑绒球或者切断绒球与前庭内侧核间的通路,可导致 VOR 增益增高以及丧失 VOR 增益适应的能力。

经过适当的训练,这种可塑性可以转化为某种适应性。前庭 VOR 适应的特点是具有条件依赖性,也就是说,与给予什么样的训练有很大的相关性。实验发现,在某个频率的训练,只能产生某个频率的适应性。除了频率相关性,还可表现为位置相关性、重力相关性、运动类型相关性,等等。这个特点决定了主动式全身协调性前庭康复的特点:多元性、多系统性、互动性。这是达到主动式全身协调性前庭康复效果的条件。

六、前庭信息介导的前庭交叉偶联适应

通过视觉可诱发前庭适应,那么通过改变前庭传入信息是否也可诱发前庭适应呢?最新研究发现,前庭终末器官失活后,通过电刺激一侧的壶腹前庭神经,两侧受到损害的前庭功能得到了逐步恢复。这说明,利用前庭传入信息,中枢神经系统的可塑性可产生前庭交叉偶联性适应,达到恢复前庭功能的作用。

第二节　前庭康复分类和适用范围

一、疾病之后遗留的前庭功能障碍

许多眩晕疾病在病因治疗去除病因之后,病因造成的前庭功能损害所带来的功能障碍却不能完全消失,继续困扰人们的正常日常生活,使生活质量遭受严重影响。前庭康复治疗(VRT)是针对病因治疗后所遗留的前庭功能障碍,使用专业化的康复训练手段,促进前庭适应和代偿的建立,从而达到改善和恢复前庭功能的目的。因此,前庭康复所面对的是各不相同的病因治疗之后功能恢复的共同性问题,具有巨大普遍性和广泛使用价值。

前庭损害性质大致分为两种:毁损性前庭功能障碍和非毁损性前庭功能障碍。不同性质的损害需要不同性质的康复,因此前庭康复治疗前的基线评估非常重要,需要根据康复诊断提供的信息选择适当康复方法。①毁损性前庭功能障碍是指各种疾病造成了前庭系统器质性损害,前庭功能出现失代偿性异常。毁损性前庭功能障碍可有多种分类,例如病变部位分类和病变程度分类等。需要根据分类选择适当的康复方法才能达到较好的康复效果。②非毁损性前庭功能障碍是指前庭系统没有器质性损害,前庭功能基本没有失代偿,但是存在着某些非特异性异常。非特异性异常是指一些高敏感性飘忽不定的不恒定性异常变化,通常不具备确定器质性功能障碍的特异性。例如,某些精神源性因素或者其他刺激性因素造成的对某种刺激的高敏状态,多种信息冲突造成的过度反应等。需要针对不同因素造成的非毁损性前庭功能障碍选择适当的康复方法。

二、前庭康复的方式

1.主动式全身协调康复模式　　这种模式主要适用具有一定自身活动能力的人,对不完全性前庭功能损害,特别是高频性不完全性损害效果较好(Gan,2002)。眩晕诊治中大量面对是这些不完全性功能障碍者,以及他们所面临的提高生活质量的需要,这个人群群体对主动式全身协调性康复模式需求潜力较大,特别是那些具有某种程度跌倒潜在风险,但还没有形成实质性跌倒损害的患者群体。人们正常的生活,离不开参与日常生活所涉及的各种活动,通过高度专业化的、针对性很强的头眼和全身协调性运动训练,可有效改善和强化前庭功能,提高日常生活能力。对于自身行为受到较大限制的患者,例如,DHI>60%,ABC<50%,VADL>4,具有跌倒高风险者不适合主动式全身协调康复模式。从安全角度出发,这些患者需要先进行一些被动式局部性康复,待条件具备后,再考虑主动式康复模式。

2.被动式局部性辅助康复模式   对前庭功能受到严重损害,自身活动受到较大限制,不能独立维持平衡的患者,首要因素是安全,因此不适合主动式模式。例如,DHI>60%,ABC<50%和VADL>4是高跌倒风险指标,适合被动式局部性康复,先通过这种康复模式逐步改善自身活动能力和条件,待具备条件后,再考虑接受主动式全身协调性康复模式的训练。

三、病因治疗对前庭康复的重要性

去除病因的治疗非常重要,这样才能从根本上去除造成前庭功能损害的原因。如果处于疾病活动期或者疾病进行性发展期,应在积极治疗病因和稳定病情发展的条件下,寻求前庭康复治疗,否则不易建立前庭代偿机制。

四、前庭康复的组成部分

前庭康复由两大部分组成,前庭眼动反射(VOR)康复(VRT)和前庭脊髓反射(VSR)康复(BRT)。

（一）VRT

主要通过头眼协调性固视机制进行康复,VRT康复方法类别如下:

1.外周性康复。

2.中枢性康复。

3.替代性康复。

4.视觉强化康复。

（二）BRT

主要由步态平衡训练构成。主要涉及躯体和下肢的康复治疗如下:

1.肌力康复。

2.重心康复。

3.步态康复。

4.平衡康复。

BRT 的适用范围以及康复内容基本与防跌倒康复治疗类似。

第三节 前庭康复诊断和方案选择

前庭康复的效果与很多因素有关。前庭康复诊断和选择适当的康复方法均是其中的重要因素。因此,前庭康复治疗前的基线评估非常重要,需要根据康复诊断提供的信息选择适当康复方法。

一、前庭康复诊断

通过前庭康复基线评估,前庭康复诊断需要了解以下方面的前庭功能损害状态:损害性质、损害系统、损害部位、损害程度、代偿潜力、情绪状态、主观感觉等方面。同时还要了解原发病治疗情况,是否有其他合并症等。才能根据这些信息制订康复治疗方案。

二、外周性康复

器质性前庭疾病造成的外周功能障碍主要表现为前庭功能低下或前庭功能丧失。适合于累及到 VOR 初级反射弧的疾病损害,可根据患者情况选择外周性前庭康复。单侧不完全性外周前庭损害时,外周性前庭康复通常效果较好。双侧完全性损害如果程度严重,单靠外周性前庭康复效果有限,还需要其他康复方法,如替代性康复等。

1.摇头固视 水平或垂直方向转动头(或者根据水平或垂直 VOR 损害的情况重点选择水平或垂直头动)时,眼睛要一直注视正中位固定静止视靶,头眼方向相反。持续转头 1～2 分钟,尽可能快速,不要停止,除非看不清视靶上的字或感觉很晕。如果视靶上的字逐渐变得看不清了,可以试着减慢头动速度,适应后再加速。

2.交替固视 在两个固定静止视靶之间水平或垂直方向转头(可根据水平或垂直 VOR 损害情况有重点的选择)时,眼睛要随着头动交替注视两个不同方向的视靶,头眼方向相同对准视靶。持续 1～2 分钟,尽可能快速,不要停止,除非看不清视靶上的字,或感觉很晕。如果视靶上的字逐渐变得看不清了,可以试着减慢头动速度,适应后再加速。

3.分离固视　两个固定静止视靶可以是远距离（墙上）或近距离（两手），头眼同时对准一侧视靶（以能看清视靶为准）。然后头保持不动，只有眼睛转向另一侧视靶固视，造成头与眼之间的分离距离。在能看清视靶并停留片刻之后，再把头快速转过来，在转动头的时候要保持能看清视靶。当头和眼再次同时对准这个视靶片刻后，再以相同的方式重复。持续1～2分钟，尽可能快速，不要停止，除非看不清视靶上的字，或感觉很晕。如视靶上的字逐渐变得看不清了，可以试着减慢头动速度，适应后再加速。

4.反向固视　手持视靶沿水平或垂直方向移动时，眼睛固视视靶随之移动，头向视靶移动方向相反的方向移动，直到超出视野范围。再换一个方向移动视靶，眼睛固视移动视靶随之移动，头向视靶相反的方向移动。反复训练1～2分钟，不要停止，除非移动过程中看不清视靶上的字，或感觉很晕。头和视靶的相反方向移动可从慢速开始，逐渐加快。视靶和头的移动距离，也可从小距离开始，逐步增大。如果视靶上的字逐渐变得看不清了，可试着减慢移动速度，适应后再加速。反向固视造成的VOR视网膜影像误差量为固定视靶的2倍，训练难度增加了1倍，又称VOR2X训练（2倍于以上VOR1X训练的意思）。需要在患者完全适应了VOR1X的前提下，再开始VOR2X的训练。

视靶在外周性前庭康复时非常重要。①视靶上要有字，以能看清视靶上的字为好。②视靶距离两种：远视靶可在1～2m处的墙壁上或物体上，近视靶可以拿在患者的手上，把手臂伸直的一臂长度。分别利用远近视靶进行康复训练。③视靶间距：如有两个视靶，视靶间从较小距离开始逐步增大，直到最大视野范围。④视靶移动方向：水平或垂直方向，根据患者受损害。

先易后难的训练步骤。以上4种康复方法可以在以下几种难度条件下进行训练，但先从患者可以接受和适应的难度开始。①坐位训练：分别选择进行上述康复训练。②站位训练：设定两脚间距，逐渐从宽变窄。③海绵垫上站位训练：设定两脚间距，逐渐从宽变窄。④视靶变化训练：由远距离逐步到近距离。⑤行走训练：从慢速开始，逐步增加速度和频率。同时增加头动速度和频率（在不同频率和头速下训练）。⑥可先进行水平方向训练再进行垂直方向训练。也可以根据前庭损害情况有重点的选择。

三、中枢性康复

器质性前庭疾病造成的中枢功能障碍主要表现为前庭功能亢进、前庭眼动调节功能异常或其他中枢性异常。

1.VOR 抑制　双手指交叉握住一个视靶或双大拇指竖起作为视靶,缓慢向水平或垂直方向移动视靶。头眼同时同步缓慢跟踪视靶,或者头眼同时跟踪注视移动的大拇指,视靶头眼之间不留任何距离。最好能看清视靶上的字,或大拇指看得清、不模糊。反复训练 1～2 分钟,不要停止,除非看不清视靶上的字,或感觉很晕。可从慢速开始,适应了再逐渐加快速度。

2.反扫视　随机示意两个视靶中一个视靶(远距离或近距离视靶),头静止不动,眼睛向示意视靶相反位置的视靶快速扫视,以能看清这个反向视靶为好。训练抑制反射性扫视和启动随意扫视的能力。可在水平和垂直两个方向练习。

3.记忆 VOR　中心视靶可远距离(墙上)或近距离(手持),头眼同时对准视靶,以能看清视靶的字为好。然后闭目,将头转向一侧,想象眼睛注视着那个记忆中的视靶。然后再睁开眼睛,看一看眼睛是否还在视靶上,偏离视靶多少。下次调整,尽可能更准确,每次睁开眼时距离视靶越近越好。转头可从小幅度开始,逐步增大。反复训练 5 分钟,除非感到疲劳。可在左右、上下不同方向和位置进行训练,并逐步加快速度。

4.记忆扫视　可在正中位置各个方向和位置设置多个视靶,可以设远距离或近距离视靶。头眼同时对准视靶时,以能看清视靶的字为好。记住后闭目,头眼同时转动至正中位。在闭目条件下,头静止不动,通过眼动扫视重新固视记忆中的视靶。然后睁开眼睛,看一看眼睛是否在视靶上,是否可以看清视靶。如有偏离视靶,下次调整,尽可能更准确,每次睁开眼时距离视靶越近越好。视靶与正中位的距离,可从小幅度开始,逐步增大。反复训练 5 分钟,除非感到疲劳。可在左右、上下不同方向进行这种训练,并逐步加快速度。

记忆视靶的作用:利用高级中枢的认知功能启动传出副本信号,并经过知觉内部模板将传出副本信号传递至相关结构,诱发前庭适应和代偿机制。通过高级中枢的调节作用,进行 VOR 适应和代偿训练。视靶上要有字,以能看清视靶上的字为好。视靶距离有两种:远视靶可在 1～2m 处的墙壁上或物体上,近视靶可以拿在手上,把手臂伸直的一臂长度。分别利用远近视靶进行康复训练。

先易后难的训练步骤。以上 4 种康复方法可以在以下几种难度条件下进行训练,但先从患者可以接受和适应的难度开始。①坐位训练:分别选择上述各种康复训练。②站位训练:设定两脚间距,逐渐从宽变窄。③远视靶和近视靶相间使用。④根据情况,在左右上下不同方向进行。⑤逐步增加速度。

四、替代性康复

主要用于完全性损害也用于混合性损害。对于完全性前庭功能丧失的患者，由于缺乏残存的前庭功能，单纯的外周性康复效果通常有限，需要替代性康复。通过视眼动系统、颈反射系统、高级知觉和认知功能来进行 VOR 替代康复。对于有混合性损害的患者，可能需要结合几种不同的方案同时进行。

1. 反射性扫视　两个固定静止视靶可以是远距离（墙上）或近距离（手持视靶，一臂长度），视靶上要有字，以能看清视靶上的字为好。两视靶间最好从小距离间隔开始，逐步增大。头不动，眼睛快速交替向两个视靶扫视，扫视到位后要能看清视靶。从慢速开始，逐渐加快。先从持续练习 1～2 分钟起，逐步增加时间，除非感到疲劳。

2. 颈眼反射（COR）　远距离视靶（墙上，眼睛水平）或近距离视靶（手持视靶，一臂长度），以能看清视靶为佳。两个视靶间最好从小距离间隔开始，逐步增大。在两个视靶间转颈，转颈后头先对准视靶，眼睛随后跟进同一固视视靶，以能看清视靶为好。可在水平或垂直等不同方向上进行，连续 1～2 分钟不要停止，除非看不清视靶或头晕加重。颈部活动受限者不适宜进行。利用缓慢转颈驱动颈眼反射进行 VOR 替代性训练。VOR 正常时，颈反射的作用不大。但当 VOR 完全性损害不起作用时，转颈提高颈活动性，刺激颈肌本体觉介导的颈眼反射，促进 COR 来替代低频 VOR。

3. 记忆 VOR　中心视靶可远距离（墙上）或近距离（手持），头眼同时对准视靶，以能看清视靶的字为好。然后闭目，将头转向一侧，想象眼睛注视着那个记忆中的视靶。然后再睁开眼睛，看一看眼睛是否还在视靶上，偏离视靶多少。下次调整，尽可能更准确，每次睁开眼时距离视靶越近越好。转头可从小幅度开始，逐步增大。反复训练 5 分钟，除非感到疲劳。可在左右、上下不同方向和位置进行训练，并逐步加快速度。

4. 记忆扫视　可在正中位置各个方向和位置设置多个视靶，可以设远距离或近距离视靶。头眼同时对准视靶时，以能看清视靶的字为好。记住后闭目，头眼同时转动至正中位。在闭目条件下，头静止不动，通过眼动扫视重新固视记忆中的视靶。然后睁开眼睛，看一看眼睛是否在视靶上，是否可以看清视靶。如有偏离视靶，下次调整，尽可能更准确，每次睁开眼时距离视靶越近越好。视靶与正中位的距离，可从小幅度开始，逐步增大。反复训练 5 分钟，除非感到疲劳。可在左右、上下不同方向进行这种训练,并逐步加快速度。

记忆视靶的作用:利用高级中枢的认知功能启动传出副本信号,并经过知觉内部模板将传出副本信号传递至相关结构,进行替代性康复训练。

先易后难的训练步骤。可在以下条件选择适当康复方法进行训练,但先从患者可以接受和适应的难度开始。①坐位训练:分别选择不同康复训练。②站位训练:设定两脚间距,逐渐从宽变窄。③相间使用远视靶和近视靶。④根据情况,在左右上下不同方向进行。⑤逐步增加速度。⑥慢步行走转颈。

五、视觉冲突（视觉强化）性康复

视觉信息与其他感觉信息冲突可导致眩晕头晕和不稳。原因主要有两大类:器质性疾病和非器质性疾病。器质性疾病常见于前庭器质性疾病,视觉、眼动系统器质性疾病。非器质性疾病常见于:①视觉信息与前庭信息不相称。②视觉与其他感觉信息冲突而过分依赖视觉信息,引发对复杂视觉刺激环境高敏感性头晕反应。③行为因素对前庭系统的影响形成对视觉等感觉信息的高度敏感状态,例如川流不息或运动不止的视觉环境背景,以及需要高度精细视觉的工作情况,产生头晕感觉。视觉强化康复可通过视觉背景提供视觉冲突:增强 VOR 反应和视-前庭交互反应能力,降低对运动和视觉刺激敏感性。

六、前庭康复方案选择要点

综上所述,在选择康复方案前,首先需要进行康复评估和康复诊断,明确损害性质、损害系统、损害部位、损害程度、代偿潜力、情绪状态和主观感觉。重要的是在此基础上,根据患者情况进行选择和组合有针对性的适当康复方法。例如,根据病变部位可分为外周性和中枢性损害,如果 VOR 增益不同,需根据 VOR 增益低下还是增高选择不同康复方法。根据损害程度可分为不完全性和完全性损害,康复方法也有所不通。不完全性外周性损害主要使用外周性康复（VOR1X 和 VOR2X）基础训练。不完全性中枢性损害用 VOR 抑制和记忆 VOR 康复训练。外周完全性损害仅靠外周性康复很难完全代偿,多用替代性康复训练,通过其他系统达到部分替代性代偿。例如通过视、眼动系统、颈眼反射（COR）高级中枢的可塑性代偿、交叉偶联性适应,等等。患者的情况多种多样,因此根据患者情况可组合成多种康复方案。但生活中,大量存在的还是不完全性损害问题,因此临床大量面对的还是不完全性损害的康复问题。大约 85％患者症状可得到完全缓解，75％患者前庭功能残障可得到改善。

随着科学技术的不断发展，更多现代技术手段用于康复治疗。虚拟现实技术开始用于前庭康复。但是随机双盲小样本研究发现，除训练兴趣增高外，虚拟现实前庭康复与传统前庭康复之间在效果上没有显著差异。感觉增强性技术，例如前庭电刺激，电触觉刺激，声和振动传感器生物反馈刺激也开始用于前庭康复。这方面的前景还在不断探索中。

七、早期进行前庭康复的重要性

疾病急性期或者早期，患者通常由于眩晕不愿意活动或避免活动，以免加重眩晕。除非特别严重可考虑给予症状性药物治疗，一般不主张使用。由于这类药物会抑制前庭代偿机制的建立，使用不宜超过 48 小时。患者越早开始康复效果越好。早期康复时可能会带来眩晕或头晕加重，但是只要坚持康复，建立代偿机制，这种情况很快就会过去，恢复正常生活状态。回避行为会阻碍发展正常代偿机制，甚至导致病态代偿，患者可因此症状长期存在，影响生活质量。

第四节　前庭康复效果评估和注意事项

一、前庭康复基线评估

在进行前庭康复治疗之前需要进行全面的基线评估。康复基线评估非常重要，基线评估的目的在于：

1.根据基线评估　分析前庭损害类型和识别前庭功能状态，建立康复诊断。这对于选择适当的前庭康复治疗方法，建立有针对性的前庭康复方案，举足轻重。前庭康复的方法和方案选择不适当或者不对症，直接影响前庭康复的结果。

2.根据基线评估　提出前庭康复的量化指标，建立本阶段康复治疗要达到的现实性目标。防止预期值高于客观性指标，对康复效果产生的负面影响。以分阶段逐步达到整体效果。这对复杂案例，重症案例，混合性案例尤其具有实际意义。临床经常会遇到一些混合了各种因素的慢性疾病患者，长期形成的问题需要分阶段逐步达成，急于求成反而欲速不达，影响效果。

3.根据基线评估　提供前庭康复前的前庭功能基本状态,建立前庭康复治疗再评估的对比依据。这是建立信息反馈式调节的重要环节,有了反馈系统才能实施反馈调节。针对前庭康复前后指标的对比,评估效果。对于效果不理想者或未达到预期者,可根据数据指标,追踪分析可能的原因,防止可能的诊断误差,及时调整康复方案,提高康复效果。

二、前庭康复基线评估内容

前庭康复基线评估内容前庭康复流程图(图 11-3)。如果患者在就诊过程中,经过眩晕病史-眩晕查体-前庭功能检测流程,已经做了相关内容的检测后,只需将这些评估项目填入前庭康复评估表即可。如果没有进行这些相关评估,则需要在康复前,完成基线评估的基本内容。

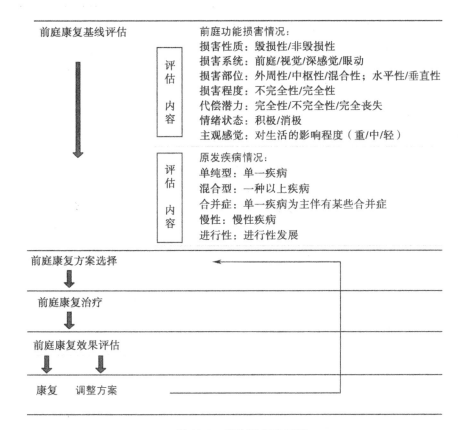

图 11-3　前庭康复流程图

三、前庭康复后再评估

前庭康复治疗后,一般4~6周为一个周期,应进行康复后再评估。康复后再评估的内容与前庭康复基线评估的基本内容相同。康复后评估的目的在于:

1.建立康复治疗效果评估 通过比较和对照前庭康复前基线评估和前庭康复后再评估的结果,评估前庭康复的效果。

2.根据前庭康复治疗的效果决定是否继续 对效果不理想的案例应寻找原因,以防误诊,同时对康复治疗方案进行调整。

3.前庭康复后再评估有利于建立康复数据库 评估详细内容见前庭康复评估表。

四、影响前庭康复效果的因素

前庭康复效果受很多因素的影响,其中康复治疗剂量和患者参与程度需要引起更多注意。

1.康复治疗剂量 前庭康复治疗既然是治疗,也存在治疗剂量的问题。康复治疗剂量适当对康复效果是很重要的因素。主要遵循以下原则:

(1)安全与效果之间的平衡:既要保持一定的挑战性和难度,使前庭系统得到应有的训练,又要注意安全,不要太激进,一下子进行超出患者负荷能力太多的治疗量,使患者过于疲劳。一般每次训练后,不要太累,至少在20分钟后,可以消除疲劳症状,以利恢复。

(2)逐步与及时之间的平衡:治疗剂量太大(尤其在一开始的时候)可能难以负荷,治疗剂量太小起不到作用。应注意先易后难,循序渐进,待患者逐渐适应后及时增加强度。例如,每次最好能持续1~2分钟。特别困难的患者可先从1分钟开始,逐渐增加。直到能坚持5分钟;一个位置适应了,再进入下一个位置;从患者可接受或可适应的最小频率和速度开始逐步增加。但又要掌握逐步与及时之间的平衡,所谓及时是指患者一旦适应某种频率、速度、时间、强度,在头眼协调训练中能保持固视能力,就要及时的提高频率、速度,不要过久的停留在一个固定强度。当然每次增加的强度不要过大。例如,某些训练在最初时,一次只要能坚持1~2分钟就能达到刺激作用,达到目的了,再增至5~10分钟,或由每天2~3次增至每天

3～5次。

（3）自练与他练之间的平衡：自练指根据医生/康复师的处方，患者在家自己进行相应训练。他练指在医院或专业门诊等部门，由医生/康复师指导下或使用康复设备进行的康复训练。可根据功能损害的程度来决定，两者的比例，轻者以自练为主，重者以他练为主，辅以自练。两者结合：由医生/康复师给予专业性评估指导强化训练，由自己在家练来巩固效果。最后逐步实现完全性自练。每周到医院的次数可以根据轻重程度来决定，中度者每周1～2次。重度者每周2～3次，每次45～60分钟。简单或轻度案例可能4～6周为一个疗程，复杂案例7～10周为一个疗程。根据患者的情况决定需要坚持几个疗程。

2.患者参与的程度　　患者参与的主动性和积极性程度对康复效果有直接影响。于20世纪70年代流行起来的健康控制点理论认为，一个人的健康行为以及因此产生的健康结果在很大程度上与一个人的健康信念有关。如果患者相信自己能够影响自己康复的走向和结果，愿意积极主动参与，效果会好很多。研究发现，眩晕平衡疾病造成的障碍多与信念控制点偏低有关，而障碍的恢复则与信念控制点较高相关。因此，如何提高患者在康复治疗过程中参与的积极性和主动性是一个重要问题。在康复中加入促进平衡信念的因素是一个可以尝试的方法，例如，向患者说明具体方案，便于患者参与。花一点时间了解患者自练的感受体验，及时肯定进步，即使是微小的改善。鼓励患者参与的主动性和积极性。

参 考 文 献

1.苏维霞.头痛眩晕对证自疗.北京：人民军医出版社,2010

2.田军茹.眩晕诊治.北京：人民卫生出版社,2016

3.张素珍.眩晕症的诊断与治疗.北京：人民军医出版社,2010

4.(英)普朗斯坦.眩晕和头晕.北京：华夏出版社,2012

5.钟利群.眩晕与耳鸣.北京：中国纺织出版社,2016

6.权博源.眩晕病诊断治疗.陕西：陕西科学技术出版社,2013

7.田军茹.眩晕诊治问与答.北京：人民卫生出版社,2017

8.(英)巴尔.眩晕.北京：北京大学出版社,2014

9.吴子明,刘博.实用眩晕诊疗手册(第2版).北京：科学出版社,2017

10.杨志宏.眩晕头痛.北京：中国医药科技出版社,2016

11.薛海龙,肖文,李仓霞.周围性眩晕和中枢性眩晕电生理特点的比较.临床神经病学杂志,2015,(04):262-264

12.杨旭.国内神经科眩晕诊断现况及对策.中国卒中杂志,2015,(05):373-381

13.张道宫,樊兆民.耳源性眩晕疾病诊治新进展.临床耳鼻咽喉头颈外科杂志,2014,(19):1453-1457

14.黄一军,周莲.周围性眩晕的诊治进展.现代医药卫生,2014,(17):2606-2609.

15.单书健.眩晕卷(重订古今名医临证金鉴).北京：中国医药科技出版社,2017